NICKLAS BRENDBORG

Quallen altern rückwärts

Das Buch

»Ein großartiges Buch. Brendborg schlüsselt verständlich auf, wie der Mensch jung – das heißt: gesund – bleibt und auf diese Weise so spät wie möglich stirbt.«
Hella Kemper, *ZEIT Wissen*

»Mit Sprachwitz, großer Erzähllust und auf amüsante Weise beschreibt Nicklas Brendborg, was wir von der Natur über ein langes Leben lernen können.«
Aus der Jurybegründung zum Wissensbuch des Jahres 2022

»Brendborg schreibt nicht nur faktenreich und informativ, sondern auch amüsant und nimmt die Leser genau an den fachlichen Stellen mit, an denen sie sonst vielleicht aufgegeben hätten.«
Katrin Führer, *Münchner Merkur*

Der Autor

Nicklas Brendborg ist Postdoktorand für Molekularbiologie an der Universität Kopenhagen. Brendborg ist Absolvent des Novo Nordisk International Talent Program und des Novo Scholarship Program. Sein Buch *Quallen altern rückwärts* war ein phänomenaler Erfolg in Dänemark und die Übersetzungsrechte wurden in über zwanzig Länder verkauft, darunter auch Großbritannien und die USA.

Der Übersetzer

Justus Carl studierte Skandinavistik, Romanistik und Politikwissenschaften in Frankfurt a. M. Heute arbeitet er als Literaturübersetzer aus dem Schwedischen, Norwegischen und Dänischen und lebt mit seiner Familie an der hessischen Bergstraße.

NICKLAS BRENDBORG

QUALLEN ALTERN RÜCKWÄRTS

Was wir von der Natur
über ein langes Leben lernen können

Übersetzung aus dem Dänischen von Justus Carl

eichborn

Die Bastei Lübbe AG verfolgt eine nachhaltige Buchproduktion. Wir verwenden Papiere aus nachhaltiger Forstwirtschaft und verzichten darauf, Bücher einzeln in Folie zu verpacken. Wir stellen unsere Bücher in Deutschland und Europa (EU) her und arbeiten mit den Druckereien kontinuierlich an einer positiven Ökobilanz.

MIX
Papier | Fördert gute Waldnutzung
FSC® C014496

Eichborn Verlag

Titel der dänischen Originalausgabe:
»Gopler ældes baglæns«

Umschlaggestaltung: Massimo Peter-Bille unter Verwendung eines Designs von Rasmus Funder; Motive: © Anna Kutukova / Shutterstock; white snow / Shutterstock; boromvit tatasai / Shutterstock
Satz: Dörlemann Satz, Lemförde
Gesetzt aus der Minion Pro und der Avenir
Druck und Verarbeitung: GGP Media GmbH, Pößneck

Printed in Germany
ISBN 978-3-8479-0153-2

5 4 3 2 1

Sie finden uns im Internet unter eichborn.de

Die Arbeit des Übersetzers am vorliegenden Text
wurde vom Deutschen Übersetzerfonds gefördert.

Inhalt

Teil 3 Gute Ratschläge

EINLEITUNG
Der Jungbrunnen

Im Jahr 1493 machte sich Christoph Kolumbus auf zu seiner zweiten Amerikareise. Zu seinem Gefolge gehörte ein ehrgeiziger junger Spanier namens Juan Ponce de León. Auf der Insel Hispaniola gründeten die Seefahrer ihre erste Kolonie in der neuen Welt, und hier ließ sich Ponce de León nieder. Damals wussten die Spanier nicht viel über das, was sie da entdeckt hatten. Oder wo sie überhaupt gelandet waren. Womöglich in Indien?

Von der tropischen Insel aus zogen sie immer wieder auf Entdeckungsreisen – und dabei war es im Prinzip unmöglich, nicht auf etwas Unbekanntes zu stoßen. In der neuen Siedlung in der Karibik, aber auch zu Hause in Spanien rankten sich Gerüchte um diese Reisen, über fantastische Welten, fremde Völker und unvorstellbaren Reichtum.

Eines Tages hörte Ponce de León ein solches Gerücht über ein neues Land nördlich von Hispaniola. Sofort trommelte er eine Mannschaft zusammen und machte sich auf den Weg, um der Geschichte auf den Grund zu gehen. Gemeinsam mit seinen Männern segelte er entlang der Bahamas – die man zu dieser Zeit bereits kannte – und erspähte als erster Europäer das unbekannte Land: Aufgrund der von Blumen übersäten Landschaft taufte er es auf den Namen *La Florida.*

Bei ihrer Erforschung Floridas begegneten die Spanier irgendwann einem Stamm Eingeborener. Während des Aufeinandertreffens verhielten sich die Stammesmitglieder diplomatisch und erzählten den Neuankömmlingen von einer recht sonderbaren Quelle, die sie »Jungbrunnen« nannten: einer Quelle, deren Wasser Heilkräfte besäße und die selbst den ältesten Mann wieder jung mache. Aber, darauf beharrten sie, niemand in ihrem Stamm könne sich daran erinnern, wo die Quelle lag. Und nein, das sei ganz sicher kein Ablenkungsmanöver, um von den Spaniern in Frieden gelassen zu werden. Es gebe sie wirklich.

In den folgenden Jahren segelte die spanische Expedition die Küste Floridas auf und ab und durchkämmte die hintersten Winkel nach der berüchtigten Quelle. Aber wie wissen, ob man sie auch gefunden hat? Die hoffnungsvollen Spanier badeten in jeder Quelle, in deren Nähe sie kamen. Ein reichlich mutiges Unterfangen, in Anbetracht der Alligatorenpopulation Floridas. Den Jungbrunnen fanden sie natürlich nie – stattdessen fand der Sensenmann sie irgendwann alle.

Wenn Sie einen seriösen Historiker fragen, dann ist diese Episode vor allen Dingen eine Legende. Da ich aber kein solcher bin, kann ich es mir erlauben, mein Buch mit dieser kleinen Abenteuergeschichte einzuleiten.

In Wirklichkeit suchten Ponce de León und seine Männer wahrscheinlich nach denselben Dingen wie alle anderen ihrer Zeitgenossen: Land, Gold, eventuell Sklaven und wohl auch Frauen. Dennoch finden sich Berichte dieser Art in den unterschiedlichsten Zivilisationen wieder, von Alexander dem Großen über das antike Griechenland und die Kreuzritter bis hin zum alten Indien, China und Japan. Es gibt zahlreiche Erzählungen über verjüngende Quellen und magische Elixiere.

Unsere eigene Zeit bildet dabei keine Ausnahme. Ständig hören wir Geschichten über Anti-Aging-Hokuspokus. Parallel zum Vormarsch der Wissenschaft ist es heute eben die Forschung, die die meisten Vorschläge unterbreitet, wo die Quelle der ewigen Jugend denn zu finden sei. Auf den ersten Blick mag das wie ein Fortschritt klingen, aber selbst die Suche der Wissenschaft nach einem Wundermittel gegen das Altern war nicht immer von Glück geprägt.

Zu Beginn des 20. Jahrhunderts glaubten einige Forscher zum Beispiel, dass man Extrakte aus Tierdrüsen dazu verwenden könne, Menschen jünger zu machen. Einer dieser Wissenschaftler, der Chirurg Serge Voronoff, baute diese etwas bizarre Theorie weiter aus: Er war überzeugt davon, dass man nicht nur Extrakte der Tiere verwenden sollte; nein, man müsse den Menschen das Drüsengewebe direkt transplantieren, das funktioniere garantiert. Und nachdem er in Ägypten kastrierte Männer untersucht hatte, schlussfolgerte er, dass Hoden einen besonders verjüngenden Effekt hätten.

Darauf begann Voronoff mit der Transplantation kleiner Stücke von Affenhoden auf seine Patienten. Es war gerade skurril genug, dass gewöhnliche Menschen einen großen Bogen um ihn machten. Doch die Reichen und Berühmten waren verrückt danach. Sie standen Schlange, um endlich auch Voronoffs Anti-Aging-Transplantation ausprobieren zu dürfen. Das Interesse war in der Tat so riesig, dass Voronoff Unsummen verdiente, und schon bald hatte er Schwierigkeiten, genügend Affenhoden herbeizuschaffen. Er war gezwungen, ein Gehege für die armen Geschöpfe zu errichten – auf seinem neugekauften Schloss –, und stellte einen Zirkustrainer ein, um die Tiere selbst zu züchten.

Voronoffs Patienten endeten logischerweise als historischer Witz. Sowohl sie als auch Voronoff selbst wurden mit der Zeit älter und bekamen Falten, wie auch Ponce de León und seine Männer. Und wie wir heute – es sei denn, die Wissenschaft findet eine bessere Lösung als bisher.

In diesem Buch soll es genau darum gehen: jung zu sterben, und das so spät wie möglich. Es geht um die Antworten der Wissenschaft auf die Frage, wie wir so lange wie möglich ein gesundes Leben führen können. Ich verspreche Ihnen, Sie müssen keinerlei Drüsen an Ihr bestes Stück nähen, und Sie brauchen auch nicht mit menschenfressenden Reptilien zu baden. Eine Reise wird es trotzdem.

Die Jagd nach einem längeren Leben war schon immer von Übertreibungen und Betrügereien begleitet. Heutzutage hat sich das natürlich gebessert, nachdem die Wissenschaft den Platz von Magie und Religion eingenommen hat – und sich seit den Zeiten Serge Voronoffs glücklicherweise erheblich weiterentwickelt hat. Aber es ist immer noch schwer zu durchschauen, was wahr und was falsch ist. Es gibt viele Hochstapler dort draußen, und nicht wenige der besten wissenschaftlichen Erkenntnisse verbergen sich in für normale Menschen unbekannten Zeitschriften hinter fachsprachlichen Ausdrücken. Die große Frage lautet nun: Was wissen wir heute über Anti-Aging, und was davon kann man bedenkenlos für das eigene Leben nutzen?

Die Zustände heute *sind* nämlich andere. Früher war alles, was mit Verjüngung zu tun hatte, ausnahmslos Schwindel und Scharlatanerie. Das ist es heute erwiesenermaßen nicht mehr: Wir können auf nachweisbare, solide wissenschaftliche Erkenntnisse aus dem Labor und aus der realen Welt zurückgreifen, die beweisen, was tatsächlich wirkt. Es ist Routine, das Leben von Labortieren erheblich zu verlängern, und wir stehen an der Schwelle dazu, diese vielversprechenden Resultate auf den Menschen zu übertragen. Unsere Zeit ist die erste, in der wir eine echte Chance haben, die Menschheit von der Geißel des Alterns zu befreien.

***

Man kann Anti-Aging als einen natürlichen Teil des langen und langwierigen Vormarschs der modernen Medizin ansehen:

- Zuerst kämpften wir darum, dass die meisten von uns überhaupt überleben und erwachsen werden konnten.
- Als Nächstes gingen wir zum Angriff auf die vielen Viren und Bakterien über, die einst ganze Gesellschaften auf einmal lahmlegen konnten – und dies mitunter bis heute tun, wie wir aus aktuellem Anlass wissen.
- Dann haben wir es mit den altersbezogenen Erkrankungen aufgenommen: Krebs, Herz-Kreislauf-Erkrankungen, Demenz. Auch gegen sie kämpfen wir noch immer. (Im Lauf dieses Buchs werden wir sehen, wie weit wir schon gekommen sind.)
- Inzwischen unternimmt die Wissenschaft schon den nächsten Schritt: den Kampf gegen das Altern selbst.

Doch auch wenn wir die schlimmsten Krankheiten, die es gibt, besiegen und loswerden könnten, kommen wir nicht darum herum, mit steigendem Alter körperlich immer schwächer zu werden.

Den Großteil unseres Lebens verbringen wir mit einem Körper, der sich in ständigem Verfall befindet. Und darüber hinaus ist unser Älterwerden die Ursache dafür, dass uns Alterserkrankungen zu schaffen machen. Junge Menschen bekommen eben äußerst selten Thrombosen und erkranken nicht an Demenz. Natürlich können wir Behandlungsmethoden gegen diese Erkrankungen entwickeln, aber wem wir in Wirklichkeit zu Leibe rücken wollen, ist der Alterungsprozess. Wir brauchen Anti-Aging.

Wenn es uns gelänge, die Zeiger unserer biologischen Uhr zu bremsen – oder sie sogar zurückzudrehen –, könnten wir nicht nur zwei, sondern alle Fliegen mit einer Klappe schlagen: Wir könnten länger leben, wären dabei gesünder und fitter, und wir würden das Risiko für die meistgefürchteten Krankheiten minimieren.

So weit sind wir selbstverständlich längst nicht. Wir können niemandem garantieren, dass er oder sie über 100 Jahre alt werden wird. Betrachtet man die Sache allerdings als großes Puzzle, können wir dank der enormen Fortschritte in der Anti-Aging-Forschung schon die ersten Teile zusammenfügen.

Mit dem, was wir zum jetzigen Zeitpunkt wissen, ist es uns bereits möglich, den Alterungsprozess bedeutend zu verlangsamen. Und das ist eigentlich alles, was nötig ist. In der Anti-Aging-Wissenschaft arbeitet man mit dem Begriff der *longevity escape velocity*, der besagt, dass wir das Wunderheilmittel nicht jetzt sofort und auf der Stelle finden müssen. Alles, was wir brauchen, sind kleine, schrittweise Verbesserungen. Jedes Mal, wenn wir das Altern nur ein winziges bisschen aufhalten, erkaufen wir uns Zeit. Und in dieser Zeit erreichen wir neue Verbesserungen, die uns noch mehr Zeit einbringen, und so weiter.

Wenn wir irgendwann an dem Punkt ankommen, an dem die Wissenschaft das durchschnittliche Leben schneller verlängert, als die chronologische Zeit abläuft – zum Beispiel jedes Jahr um anderthalb Jahre –, dann könnte man argumentieren, dass das eine Art Unsterblichkeit ist.

Jetzt verfolgt dieses Buch aber nicht die Absicht, uns alle unsterblich zu machen. Vielmehr geht es darum, die neuesten Erkenntnisse der Wissenschaft zu präsentieren, die *Ihnen* dabei helfen können, so lange wie möglich jung und gesund zu bleiben. Auf unserer gemeinsamen Reise werden wir allen Ecken der Welt einen Besuch abstatten, in die Vergangenheit und in die Zukunft schauen.

Dieses Buch gibt Ihnen die besten Ratschläge für ein langes und gesundes Leben an die Hand. Und eine gute Portion Skepsis.

TEIL 1

WUNDER DER NATUR

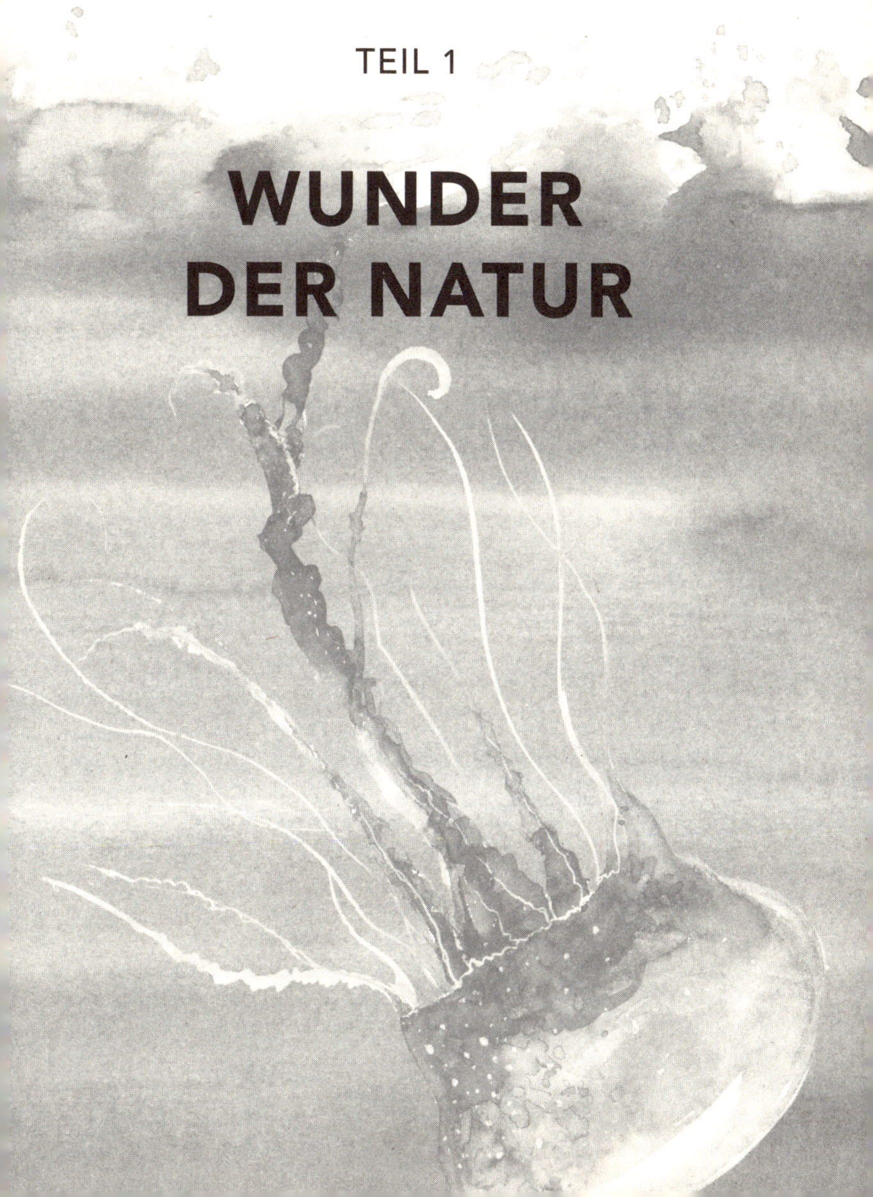

ALTERSREKORDE

Unter der Oberfläche der eisblauen Grönlandsee gleitet ein enormer Schatten vorüber. Der sechs bis sieben Meter lange Riese hat es nicht eilig, seine Höchstgeschwindigkeit liegt bei 2,7 Stundenkilometern.

Sein lateinischer Name lautet *Somniosus microcephalus* – »der Schlafwandler mit dem kleinen Hirn«. Auf Deutsch trägt er den etwas neutraleren Namen Grönlandhai oder Eishai. Wie sein wissenschaftlicher Name vermuten lässt, ist dieser Hai weder schnell noch besonders intelligent. Trotzdem hat man in seinem Magen Reste von Robben, Rentieren und sogar Eisbären gefunden.

Unser mysteriöser Begleiter lässt es ruhig angehen, denn er hat Zeit. Als die Titanic sank, war er 286 Jahre alt, bei der Gründung der Vereinigten Staaten von Amerika war er älter, als es je ein Mensch geworden ist. Vor Kurzem hat er seinen 390. Geburtstag gefeiert. Dennoch schätzen Forscher, dass er noch etwa 100 Jahre zu leben hat. Was nicht heißen soll, der Grönlandhai litte nicht unter Beschwerden. Auf seinen Augen haben sich selbstleuchtende Parasiten eingenistet, die ihn langsam erblinden lassen.

Und obwohl er eine beeindruckende Größe besitzt, teilt der Grönlandhai einen Feind mit allen anderen nicht essbaren Fischen: Isländer. Das Fleisch des Grönlandhais enthält so große Mengen des Gifts Trimethylaminoxid, dass einem beim Verzehr extrem schwindelig wird – man wird sozusagen »haigh«. Aber die Isländer haben trotzdem eine Möglichkeit gefunden, das Fleisch zuzubereiten.

Der Grönlandhai ist genau das richtige Tier für den ersten Platz in diesem Buch: Unter den Wirbeltieren wurde bisher kein anderes entdeckt, das länger lebt als er. Tatsächlich ist er sogar ein Verwandter des Menschen – zwar sehr weit entfernt, aber vor mehreren Millionen von Jahren hatten wir einen gemeinsamen Vorfahren. Aus diesem Grund mutet der Grundbauplan bekannt an: ein Herz, eine Leber, ein Darmtrakt, zwei Nieren und ein klitzekleines Gehirn.

Trotz aller Gemeinsamkeiten trennen uns auf dem Evolutionsbaum dann doch ziemlich viele Äste vom Grönlandhai. Als Säugetier zeichnen uns Menschen einige fundamentale Eigenschaften aus, die wir mit keinem Fisch teilen. In der Biologie gilt die Faustregel, je dichter wir rein evolutionär mit einem Tier verwandt sind, desto mehr können wir von ihm über uns selbst lernen. Das heißt, von Fischen können wir mehr als von Insekten lernen, aber weniger als zum Beispiel von Vögeln und Reptilien – ganz zu schweigen von unseren nächsten Verwandten, den Säugetieren.

Zufälligerweise ist der Grönlandhai am selben Ort zu Hause wie einer unserer nächsten Verwandten, das am längsten lebende Säugetier der Welt. Mit ein wenig Glück begegnet einem der 18 Meter lange und 1 000 Tonnen schwere Grönland*wal* in den Meeresgewässern rund um Grönland. In Alaska gehen die Iñupiat auf die Jagd nach Grönlandwalen – wie sie es seit jeher tun – und stoßen in den Fettschichten der Tiere dabei manchmal auf Harpunenspitzen aus dem 19. Jahrhundert. Unter anderem dank solcher alten Funde geht man davon aus, dass Grönlandwale über 200 Jahre alt werden können.

Im Vergleich zum Grönlandhai ist das vielleicht nicht allzu lang, aber für ein Säugetier immer noch enorm. Die Tendenz zu einem langen Leben hat der Grönlandwal übrigens mit vielen anderen Walen gemein. Nach Tieren, die besonders lange leben, muss man also im Meer suchen.

***

Wollen wir stattdessen aber langlebige Säugetiere in unserem eigenen Lebensraum, auf dem Land, finden, werden wir weder in der Savanne noch in den Baumwipfeln fündig. Die langlebigsten Landsäuger kommen tatsächlich in Altersheimen vor.

Selbst ohne technische Hilfsmittel können wir Menschen im Vergleich zu anderen Säugetieren ein sehr hohes Alter erreichen. Sofern wir Unfällen und Krankheiten aus dem Weg gehen. Unsere Ahnen in der Steinzeit konnten bereits gut und gern über 80 werden, und mit Hilfe der modernen Medizin haben wir im Alterswettbewerb der Säugetiere inzwischen souverän den ersten Platz eingenommen. Es ist sehr gut möglich, dass die Französin Jeanne Calment, mit 122 Jahren der Mensch mit dem höchsten je erreichten Alter, gleichzeitig auch das älteste je dokumentierte Landsäugetier ist.

Dass wir länger leben als andere Säugetiere, bedeutet allerdings nicht, dass unsere Lebenszeit, verglichen mit der von anderen *Organismen*, in irgendeiner Weise beeindruckend wäre. Im Vergleich zu einigen Lebensformen, mit denen wir uns diesen Planeten teilen, sind wir nichts weiter als lächerliche Eintagsfliegen. Hier kann nicht einmal der Grönlandhai mithalten.

Die besten Beispiele stammen aus der Welt der Pflanzen, denn gerade bei Bäumen scheint das Phänomen des Alterns nicht zu existieren. Zumindest in der Hinsicht, dass das Risiko zu sterben für Bäume mit steigendem Alter zunähme. Im Gegenteil. Parallel dazu, dass Bäume kräftiger werden und in die Höhe wachsen, gewinnen sie an Widerstandsfähigkeit, und das Sterberisiko nimmt mit jedem Jahr weiter ab. Bis sie irgendwann so groß sind, dass sie bei einem Sturm umstürzen. Aber durch einen Unfall zu sterben hat nichts mit dem Altern zu tun.

Daraus folgt, dass einige Bäume existieren, die *wirklich* alt sind. Einer der ältesten allein stehenden Bäume überhaupt heißt Methuselah, ist eine fast 5 000 Jahre alte Langlebige Kiefer (der Name ist also Programm) und steht in Kalifornien. Als Methuselah den kalifornischen Waldboden durchstieß, wurden die Pyramiden von Gizeh gerade noch gebaut, und auf der Wrangelinsel im Arktischen Ozean vor Sibirien tummelten sich die letzten Mammuts.

Selbst wenn 5 000 Jahre schon nach viel klingt, gibt es andere Baumarten, die noch älter werden können. 500 bis 600 Kilometer nördlich von Kalifornien, im Fishlake National Forest in Utah, gibt es eine Amerikanische Zitterpappel namens Pando. Dabei ist Pando eigentlich gar kein einzelner Baum, sondern eine Art Superorganismus – ein riesiges Wurzelgeflecht, das sich über ein Gebiet so groß wie das Münchener Oktoberfest erstreckt und über 14 000 Jahre alt ist. Aus den Wurzeln sprießen immer noch neue Bäume.

Zum jetzigen Zeitpunkt besteht Pando aus ungefähr 40 000 Bäumen, von denen jeder einzelne »nur« um die 130 Jahre alt ist – hin und wieder sterben einige ab, weil sie umstürzen, bei Waldbränden beschädigt oder vom Blitz getroffen werden und dergleichen. Die Wurzeln allerdings leben seit über 14 000 Jahren.

Die unglaubliche Geschichte einer Strahlenschildkröte

Selbstverständlich dürfen Schildkröten in einem Kapitel über langlebige Tiere auf keinen Fall fehlen. Eine der ältesten Schildkröten aller Zeiten, die Strahlenschildkröte Tu'i Malila, lebte bei der königlichen Familie des tropischen Inselstaats Tonga und starb 1965 als sehr alte Dame. Tu'i Malila war ein Geschenk des britischen Entdeckers James Cook an den König von Tonga, das dieser 1777 erhielt, also ein Jahr nach Gründung der Vereinigten Staaten von Amerika. Damit betrug ihre Lebensspanne etwa 188 Jahre – Altersrekord unter den Schildkröten, deren Alter wir mit Gewissheit verifizieren können.

Andere Organismen sind nicht nur dazu in der Lage, weitaus länger als wir zu leben, die Natur steckt darüber hinaus voller anderer *Methoden*, alt zu werden. Wir Menschen altern exponentiell: Nach der Pubertät verdoppelt sich unser Sterberisiko ungefähr alle acht Jahre, während unser Körper parallel dazu immer schwächer wird. Zwar ist dies eine sehr gewöhnliche Form des Alterns, aber bei Weitem nicht die einzige.

Besonders eigentümlich ist die Gruppe von Tieren, die sich reproduzieren, anschließend in Rekordzeit altern und dann sterben. Diese Form des Alterns kennen wir beispielsweise von Pazifischen Lachsen. Vielleicht haben Sie einmal in einer Naturdokumentation gesehen, wie die Lachse in Alaska sich geradezu heroisch vom Meer aus durch die Flüsse kämpfen. Sie schwimmen gegen den Strom, springen Wasserfälle hinauf und müssen dabei aufpassen, nicht von Bären, Reihern oder Adlern erwischt zu werden, um letztlich ihre Laichgewässer zu erreichen. Eine wilde Reise.

Wie auch die Lebensgeschichte der Lachse. Nach den Strapazen der Elterntiere wachsen die Nachkommen in kleinen Wasserläufen heran. Hier leben sie in Sicherheit – bis auch sie sich aufs Meer hinausbegeben und einige Jahre später selbst geschlechtsreif werden.

Wenn die Zeit gekommen ist, machen sich die Lachse auf die atemberaubende Reise zurück zu den Wasserläufen ihrer Kindheit. Unmengen an Stresshormonen werden durch ihre Körper gepumpt, sie hören auf zu fressen und plagen sich Tag und Nacht flussaufwärts gegen die Strömung ab. Es ist ein unermüdlicher Kampf gegen Mutter Erde. Die wenigen, die es unversehrt schaffen, setzen ihren Laich schließlich im selben Wasserlauf ab, in dem alles begann.

Man würde davon ausgehen, dass sich die Tiere anschließend wieder in Ruhe und Frieden Richtung Meer aufmachen könnten, *flussabwärts* und *mit dem Strom*. Aber daran scheinen sie nicht interessiert. Nach dem Ablaichen kollabieren sie komplett. Wie eine Pflanze, die auf der Stelle verwelkt. Schon ein paar Tage nachdem die befruchteten Fischeier im Sandboden des Flusses eingegraben sind, geht die gesamte Elterngeneration ein.

Doch bizarre Lebensgeschichten dieser Art sind gar nicht so selten, wie man meinen könnte:

- Weibliche Kraken zum Beispiel sterben, nur kurz nachdem ihre Eier ausgebrütet sind. In der Zeit davor tun sie alles, um ihre Brut zu beschützen – und verzichten dafür komplett auf die Nahrungsaufnahme.
- Die Männchen der Stuart-Breitfußbeutelmaus aus Australien sind durch den Paarungsakt so gestresst, aggressiv und sexuell erschöpft, dass sie wenig später das Zeitliche segnen.
- Zikaden verbringen mehr oder weniger ihr gesamtes Leben (bis zu 17 Jahre) unter der Erde und kommen erst an die Oberfläche, wenn sie ihre Eier ablegen. Kurze Zeit später sterben sie.
- Eintagsfliegen leben nicht länger als ein oder zwei Tage, nachdem sie aus den Eiern geschlüpft sind. Es gibt sogar eine Tagesfliegenart, die keine Mundwerkzeuge besitzt und nur etwa fünf Minuten lebt.
- Selbst im Pflanzenreich lassen sich vergleichbare Phänomene feststellen: unter anderem bei Agaven, die mehrere Jahrzehnte

leben können, aber bald nach ihrer ersten und einzigen Blüte absterben.

Im direkten Gegensatz dazu gibt es aber auch Tiere, die im Großen und Ganzen überhaupt nicht altern. Jedenfalls nicht nach unserer gängigen Definition. Ein Beispiel dafür sind Hummer, die im Alter weder schwächer werden noch an Fruchtbarkeit einbüßen. Stattdessen wachsen sie ihr gesamtes Leben lang einfach weiter. Was allerdings nicht bedeutet, dass Hummer ewig leben. Die Natur ist grausam, und mit der Zeit fallen sie Raubtieren, Konkurrenten, Krankheiten oder Unfällen zum Opfer. Und falls nicht, kann ihre enorme Größe irgendwann potenziell tödliche körperliche Probleme verursachen. Allerdings ist das Altern eines Hummers ganz und gar nicht mit dem schrittweisen Verfall zu vergleichen, den wir von uns Menschen kennen.

***

Und dann gibt es die Tiere, bei denen es noch verrückter zugeht als bei den ewig wachsenden Hummern. Die Tiere, die *rückwärts* altern. So als hätten sie tatsächlich Zugang zu einer Art Jungbrunnen.

Eines dieser Tiere ist *Turritopsis* – eine Quallenart, die in warmen Meeresgewässern lebt und ungefähr so groß ist wie der Nagel eines kleinen Fingers. Für das ungeübte Auge gleicht sie einer ganz gewöhnlichen, langweiligen Qualle: Sie tut nichts anderes, als langsam herumzuschwimmen und Plankton zu fressen. Aber diese kleine Qualle ist in Wahrheit sehr viel interessanter, als man auf den ersten Blick vermuten würde.

Fühlt sich *Turritopsis* bedroht, zum Beispiel aufgrund von Hunger oder plötzlichen Temperaturänderungen im Wasser, geschieht etwas Sonderbares. Sie entwickelt sich in ihr Polypenstadium zurück – wie ein Schmetterling, der wieder zur Larve wird. Danach

»wächst« sie von Neuem heran. Das entspricht einem Menschen, der von seiner Arbeit gestresst ist und dann einfach wieder zum Kind wird, um von vorn zu beginnen. Zudem deutet bisher nichts darauf hin, dass diese Zaubernummer von *Turritopsis* eine einmalige Angelegenheit wäre. Sie kann sie beliebig oft wiederholen.

Turritopsis' Fähigkeiten sind außergewöhnlich, aber wie bei allen guten Ideen sind auch andere darauf gekommen. Dass Lebewesen rückwärts altern, kommt im Tierreich häufiger vor, wie zum Beispiel bei dem winzigen Plattwurm *Planaria*. Hat er genügend zu fressen, führt er wie *Turritopsis* ein nur mäßig beeindruckendes Leben. Wird das Futter aber knapp, hat er ein ganz besonderes Ass im Ärmel. Dann beginnt er, sich selbst zu fressen – zuerst die weniger wichtigen Teile, bis zuletzt nichts mehr außer dem Nervensystem übrig ist.

Dieses Fressen des eigenen Körpers ermöglicht es *Planaria*, auf bessere Zeiten zu warten. Wenn er wahrnimmt, dass etwas Gutes im Anflug ist, regeneriert er sich wieder. Danach ist es, als würde sein Leben von vorn beginnen. Jedenfalls verhält er sich wieder wie ein Jungtier. Während seine Wurmgenossen an Altersschwäche sterben, schwimmt diese Art immer noch herum und strotzt vor jugendlicher Energie. Die Regenerationsfähigkeit des *Planaria*-Plattwurms ist sogar so ausgeprägt, dass man ein Exemplar in zwei Hälften teilen kann und anschließend nicht etwa einen toten zweigeteilten Plattwurm in der Hand hält, sondern zwei neue, lebende Würmer.

Ein solches Tier zu töten ist schwer. Stellen Sie sich vor, wir wären in der Lage zu lernen, wie es das anstellt.

Eine Million Jahre langer Schlaf

Manche Bakterien beherrschen einen ganz besonderen Anti-Aging-Trick: Verspüren sie Stress, können sie sich zu einer kompakten Struktur zusammenpacken, die an einen Samen erinnert.

Dieser Samen oder Endospore, wie sie genannt wird, ist eine Art Ruhezustand. Eine Endospore ist extrem widerstandsfähig gegen alle möglichen Einflüsse der Natur. In ihr gibt es keinerlei Aktivität, aber trotzdem spürt sie, wenn die Krise überstanden ist. Dann entfaltet und reaktiviert sie sich wieder vollständig, als wäre nichts geschehen.

Wie lange genau diese Bakterien in ihrem Ruhezustand verharren können, ist schwer zu sagen. Möglicherweise gibt es keine echte Begrenzung dafür. Im Labor ist es Routine, Endosporen zu reaktivieren, die über 10 000 Jahre alt sind. Es gibt sogar Berichte über Endosporen, die nach mehreren Millionen Jahren im Ruhestadium aufgeweckt wurden.

Im Allgemeinen gilt, je größer ein Tier, desto länger lebt es. Elefanten sind ein gutes Beispiel: Sie sind nicht nur das größte Landsäugetier, sondern gleichzeitig auch eines der am längsten lebenden. Für Wale gilt Ähnliches, denn der riesige Meeresbewohner hält die Rekorde bei den Säugetieren, sowohl in puncto Größe als auch bei der Lebensspanne.

Der Zusammenhang zwischen Größe und Lebensdauer eines Tieres hat jedoch einen interessanten Haken. *Innerhalb* jeder Art ist nämlich das Gegenteil der Fall. Kleine Individuen leben im Durchschnitt länger als ihre großen Artgenossen. Vielleicht kennen Sie dieses Phänomen von Hunden, bei denen beispielsweise eine Deutsche Dogge selten älter als zehn Jahre wird, während Chihuahuas, Jack Russell Terrier oder Lhasa Apsos zu den Rassen zählen, die ein besonders hohes Alter erreichen können.

Mit anderen Worten: Die Tier*arten*, die am längsten leben, sind sehr groß, die am längsten lebenden Tier*individuen* hingegen sehr klein.

Warum genau große Tierarten langsamer altern, lässt sich nur schwer beantworten. Eine plausible Erklärung ist, dass Arten mit weniger Fressfeinden generell länger leben. Die Sache mit dem Gefressenwerden verkürzt das eigene Leben nämlich ungemein.

Aber Tiere mit einer geringeren Anzahl an Fressfeinden entwickeln auch über Generationen hinweg eine längere Lebensdauer. Wenn das Risiko gering ist, zum Abendbrot eines anderen zu werden, lohnt es sich eher, einen gemächlichen Lebensstil zu führen. Denn genügend Zeit hat man ja. Befindet man sich stattdessen ständig in Lebensgefahr, erscheint ein rasches Leben sinnvoller: Da kommt man besser schnell aus den Startlöchern und beeilt sich, so viele Nachkommen wie möglich in die Welt zu setzen, bevor man irgendwem oder irgendetwas zum Opfer fällt.

Das Gleiche trifft im Übrigen auf Arten zu, die einem großen Risiko unterliegen, unvermittelt aus anderen Gründen zu sterben, wie zum Beispiel durch Infektionen oder Unfälle – auch für sie erscheint ein schnelles Leben lohnender.

Das stärkste Geschlecht?

Bei Säugetieren leben weibliche Individuen fast immer länger als männliche – ob es nun Löwen, Hirsche, Präriehunde, Schimpansen, Gorillas oder wir Menschen selbst sind. Was mit der Theorie über Größe und Lebensspanne übereinstimmt. Weibliche Säugetiere sind im Allgemeinen nämlich immer kleiner als ihre männlichen Artgenossen. Bei Menschen liegt der Unterschied in der Körpergröße bei circa 15 bis 20 Prozent, und im Durchschnitt leben Männer ein paar Jahre weniger als Frauen.

Bei den seltenen Arten, deren Weibchen und Männchen gleich alt werden – was beispielsweise auf Hyänenhunde zutrifft –, haben beide Geschlechter in etwa die gleiche Körpergröße.

Ein Beispiel für Tiere, die Gefahr laufen, einen plötzlichen Tod zu erleiden, und sich daher an ein kurzes Leben angepasst haben, sind Beutelratten. Der Wissenschaftler Steven Austad von der University of Alabama at Birmingham wunderte sich während eines Forschungsaufenthalts in Südamerika darüber, dass die von ihm eingefangenen Beutelratten so schnell alterten. Fand er dieselbe Beutelratte innerhalb von wenigen Monaten erneut, gab es deutlich erkennbare körperliche Unterschiede.

Austad kam zu dem Schluss, dass dies einer Anpassung an das harte Leben der Beutelratten geschuldet sein müsse. Auf Bildern gleicht der Regenwald möglicherweise einem Paradies, in Wirklichkeit ist er aber ein tropischer Albtraum. Hinter jedem einzelnen Baumstamm lauert eine neue Gefahr. Für die Beutelratten in Südamerika gilt es also, alles Nötige zu erledigen, bevor jemand oder etwas sie selbst erledigt.

Es gibt allerdings auch Beutelratten, die an einem weitaus weniger bedrohlichen Ort leben. Austad fand heraus, dass die kleine Insel Sapelo Island vor der Küste Georgias die Heimat einiger besonders glücklicher Beutelratten ist. Auf Sapelo Island gibt es keine Raubtiere, sodass sich die ansonsten scheuen Tiere vollkommen sorglos auf der Erde liegend sonnen. Austads Entdeckungen auf Sapelo Island bestätigten seine Theorie: Die dort heimischen Beutelratten leben bis zu 25 Prozent länger als ihre Artgenossen auf dem Festland Georgias.

Dass ein gefahrenarmes Leben einer Art helfen kann, eine längere Lebensdauer zu entwickeln, ist möglicherweise auch die Erklärung für unseren eigenen Sonderstatus: Menschen leben länger, als man ausgehend von unserer Körpergröße erwarten würde. Wir stellen die absolute Spitze der Nahrungskette dar, und um sich mit einer Gruppe bewaffneter Menschen anzulegen, bedarf es schon außerordentlicher Dummheit. Heutzutage meiden uns die meisten wilden Tiere – wohl deshalb, weil die Tiere, die einst keine Angst vor den Steinzeitmenschen hatten, es auf die harte Tour lernen mussten. Ebenso trauen sich nur die allerwenigsten Raubtiere, es mit einem Elefanten oder einem Wal aufzunehmen.

Trotzdem gibt es auch andere kleine Tiere, die relativ lange leben. Sogar solche, die wesentlich kleiner sind als wir Menschen. Viele von ihnen haben eine alternative Möglichkeit gefunden, nicht gefressen zu werden. Sie können fliegen. Ziemlich clever, da sie auf diese Weise sehr viel schwerer zu fangen sind. Die meisten Raubtiere ziehen es zum Beispiel vor, Nager anstelle von Vögeln zu jagen – Sie wissen wahrscheinlich selbst, wie frustrierend der Versuch geraten kann, eine Fliege zu erschlagen.

Daher ergibt es definitiv Sinn, dass Vögel im Schnitt länger leben als Säugetiere mit vergleichbarer Körpergröße. Unter den Säugetieren selbst ist es nicht anders. Fledermäuse sind zwar recht klein, leben dafür aber sehr lange. Im Durchschnitt dreieinhalbmal so lange wie andere Säugetiere mit entsprechender Größe.

Das Lieblingstier der Anti-Aging-Forscher

Es gibt da noch ein äußerst bemerkenswertes Tier, mit dem wir es bisher versäumt haben, Bekanntschaft zu machen. Einen waschechten Anti-Aging-Allstar.

Wir begegnen ihm im Osten Afrikas. Lässt man den Blick über die Savanne schweifen, ist unser neuer Liebling nicht unmittelbar zu erblicken. Ein paar Zentimeter unter der Erde flitzt er allerdings in kilometerlangen, schmalen Tunnelgängen umher, die er selbst gegraben hat.

Der Nacktmull, so der Name dieses Tieres, ist unglaublich interessant, gleichzeitig aber unfassbar hässlich. Stellen Sie sich die Ratte ihrer schlimmsten Albträume vor: die Haut hellrot und faltig. Einzelne, lange Haare stehen vom Körper ab. Die Grabwerkzeuge des Nacktmulls, die Schneidezähne, sitzen außerhalb des Munds. Und die kaum funktionalen Augen sind nichts als klitzekleine Pünktchen.

Wie erwähnt lebt der Nacktmull in weitläufigen Tunnelsystemen unter der Erde Ostafrikas. Diese Tunnel werden von Nacktmullkolonien, die aus 20 bis 300 Mitgliedern bestehen, gegraben und primär dazu genutzt, Yams und andere Pflanzenknollen zu finden. Wenn Nacktmulle nicht mit der Nahrungssuche oder mit Wachehalten beschäftigt sind, hält sich die Kolonie im Hauptquartier auf. Hier gibt es ausreichend Platz, um Nahrung zu lagern, aber auch für Schlafnester und sogar Bereiche, in denen sie ihre Notdurft verrichten oder Abfälle entsorgen.

Im Hauptquartier einer Kolonie trifft man auf ein ganz besonderes Nacktmullexemplar: die Königin. Denn eine Nacktmullkolonie funktioniert nicht wie eine gewöhnliche Säugetierherde. Diese kleinen Nager sind fast die einzigen eusozialen Säugetiere. Eine solche Art des Zusammenlebens kennen wir beispielsweise von Bienen und Ameisen. Die Königin ist das einzige Individuum der Nacktmullkolonie, das Junge bekommt, während der Rest ihres Staats aus zeitweilig sterilen Arbeitern und Soldaten besteht. Mit Ausnahme von einigen wenigen Männchen, die sie zu ihren Liebhabern auserwählt.

Allerdings ist mit den Besonderheiten der Nacktmulle weder bei ihrem alienartigen Aussehen noch bei der insektenähnlichen Lebensweise Schluss.

Der Grund, weshalb Nacktmulle für uns Menschen von so großem Interesse sind, liegt darin, dass sie die Gesetze des Alterns brechen: Nacktmulle sind klein, leben aber lang. Ein erwachsener Nacktmull wiegt ungefähr 35 Gramm – nicht viel mehr als eine Maus. Trotz dieses Gewichts liegt der Altersrekord dieser Tiere ein gutes Stück über 30 Jahre. Zum Vergleich: Die längste Lebensspanne einer Maus beträgt etwa vier Jahre.

Und Nacktmulle haben nicht nur ein längeres Leben – sie erkranken auch so gut wie nie an Krebs, bleiben ihr gesamtes Leben lang aktiv, können sich enorm lang fortpflanzen und besitzen sowohl außergewöhnlich robuste Knochen sowie ein gesundes Herz.

Um die Brisanz all dieser Fakten zu verstehen, stellen Sie sich Folgendes vor: Sie sind eine Forscherin, die mehr darüber erfahren will, wie man länger lebt. Wo fangen Sie an? Eine naheliegende Option wäre es, ein Tier zu studieren, das lange lebt. Eventuell können Sie ja einige der Geheimnisse des Tieres lüften.

Sie überlegen. Tiere, die lange leben … Wale? Eher nicht, da vermutlich ein wenig zu umständlich für die Arbeit im Labor. Elefanten? Selbes Problem. Vögel in kleinen Käfigen? Tierquälerei (und außerdem sind sie nicht einmal Säugetiere). Wie wäre es mit Nacktmullen? Langlebig? Check. Kann man sie in einem Labor halten? Check. Säugetiere wie wir? Check. So weit, so gut.

Die nächste Herausforderung, die sich einem als Forscherin stellt, besteht darin, eine passende Vergleichsgröße zu finden. In diesem Fall läge es auf der Hand, einen kurzlebigen Artverwandten zu nehmen. Dann könnten Sie untersuchen, welche Unterschiede zwischen den beiden Verwandten ihre so verschiedenen Lebensspannen erklären. Hier zeigt sich erneut, was für eine clevere Wahl der Nacktmull ist. Die beiden am meisten erforschten Labortiere überhaupt sind nämlich mit ihm verwandt – Mäuse und Ratten. Und sie zählen nicht nur zum engeren Familienkreis, sondern sind auch noch extrem kurzlebig.

Glücklicherweise müssen wir nicht einmal einen Laborkittel

überziehen. In Laboren rund um den Globus steckt man bereits mitten in der Erforschung der Geheimnisse des Nacktmulls. Nacktmullforscher berichten unter anderem, dass es nahezu unmöglich ist, junge von alten Nacktmullen zu unterscheiden. Hier sei mir vielleicht die Anmerkung gestattet, dass die Latte für gutes und junges Aussehen bei Nacktmullen nicht gerade hoch liegt: Es genügt ein runzliges und haarloses Äußeres. Trotzdem ist die Sache erstaunlich. Nicht nur die Tests zeigen, dass Nacktmulle langsam altern – wir können es sogar *sehen*.

Eine weitere Superkraft von Nacktmullen ist ihre Fähigkeit, Krebserkrankungen aus dem Weg zu gehen. Bei den Tausenden von untersuchten Nacktmullen hat man lediglich sechs Tumore entdeckt. Für ein so kleines Tier ist das besonders bemerkenswert. Zum Vergleich findet man bei 70 Prozent aller Labormäuse nach ihrem Tod Anzeichen für Krebs. Und alles in allem ist es völlig normal, dass 20 bis 50 Prozent einer Art an Krebs erkranken. Inklusive uns selbst: In Dänemark hat Krebs gerade erst Herz-Kreislauf-Erkrankungen als häufigste Todesursache überholt. In Deutschland rangiert Krebs mit etwa 231 300 Toten im Jahr 2020 an zweiter Stelle und ist für ungefähr ein Viertel aller Todesfälle verantwortlich.

Deshalb ist es fantastisch, dass ein skurriles kleines Nagetier aus Ostafrika einen Weg gefunden hat, diese Krankheit zu bändigen. Selbst wenn Forscher versuchen, Nacktmulle künstlich mit Krebs zu infizieren (was bei Mäusen ein simples Unterfangen ist), geschieht nichts. Statt sich zu einem aggressiven und schnellwachsenden Krebsgeschwür zu entwickeln, sterben die betroffenen Zellen einfach ab.

SONNE, PALMEN UND EWIGES LEBEN

An einem warmen Donnerstag rollt um die Mittagszeit ein umgebauter Schulbus in den Busbahnhof der costa-ricanischen Stadt Nicoya – dem Hauptort der nördlichen Provinz auf der gleichnamigen Halbinsel. Mit Hilfe von Gesten und meinem Touristenführerspanisch erhalte ich die Bestätigung, dass es der Bus ist, auf den ich warte.

Ich reihe mich in die Warteschlange aus Einheimischen ein: junge Mütter mit kleinen Kindern, feixende Schülerinnen und Schüler, Senioren und Gruppen aus mittelalten Frauen. Wir nehmen alle im Bus Platz, und mit ein wenig Verspätung bahnt er sich seinen Weg durch den Betondschungel Nicoyas hinaus auf das fruchtbare costa-ricanische Land. Entlang der kaum befahrenen Straße liegen kleine, farbenfrohe Häuschen mit dazugehörigen Feldern, ehe am Horizont eine tiefgrüne Landschaft in Sicht kommt.

Als einziger Gringo *im Bus ziehe ich natürlich schnell die Aufmerksamkeit auf mich.* »No hablo español«, *muss ich die anderen Fahrgäste leider enttäuschen. Ein Gespräch, wenn auch ein primitives, entwickelt sich trotzdem zwischen uns. Mittels einer Mischung aus Handbewegungen, auswendig gelernten Sätzen und ein klein wenig Google Translate gelingt es uns zu kommunizieren. Nach einer Weile fragt eine Frau vorsichtig und in gebrochenem Englisch: »Sind Sie auf dem Weg nach Hojancha?«*

Das bin ich. Nicht, dass ich damit auf großes Verständnis stieße.

Ob ich wandern will? Nein, nicht wirklich. »Ich fahre wegen der Blauen Zone hin«, erkläre ich. Die Frau lacht und übersetzt für einige andere neben ihr. Dann bedenkt sie mich mit einem etwas ernsteren Blick: »Es stimmt, was man darüber erzählt.«

Eine halbe Stunde später biegt der Bus auf den zentralen Platz des verschlafenen Örtchens Hojancha. Als ich aussteige, begleitet mich ein Ortsansässiger in das beste Restaurant der Stadt, bedankt sich mehrfach für meinen Besuch und zieht dann weiter. Während ich mein casado *genieße, geht der Alltag um mich herum unbeeindruckt seinen Gang.*

***

Wir wissen inzwischen ja, dass Tiere schnell, langsam, schrittweise, plötzlich, vorwärts, rückwärts oder auch überhaupt nicht altern können. Was uns spannende Perspektiven für die Zukunft eröffnet. Für den Moment ist es aber am aufschlussreichsten, wenn wir uns die Lebensweisen anderer Menschen ansehen.

Hier kommt die Nicoya-Halbinsel ins Spiel. Dieser bergige Teil Costa Ricas ist ein beliebter Anlaufpunkt für Touristen, vor allem wegen der fantastischen Natur: unberührter Regenwald, herrliche Sandstrände und ein warmes, angenehmes Klima. Darüber hinaus nimmt die Nicoya-Halbinsel eine zentrale Rolle im Buch *The Blue Zones* des amerikanischen Journalisten Dan Buettner ein. Darin besucht Buettner fünf Regionen unserer Erde, in denen die Menschen der Lokalbevölkerung außergewöhnlich lange leben, und er versucht zu ergründen, worin ihre Geheimnisse bestehen. Diese Regionen nennt Buettner Blaue Zonen.

Neben der Nicoya-Halbinsel in Costa Rica nennt er vier weitere Blaue Zonen: die Barbagia auf Sardinien (Italien), die Insel Ikaria (Griechenland), die Präfektur Okinawa (Japan) und die Stadt Loma Linda in Kalifornien (USA). Die Gemeinsamkeit dieser fünf Gebiete besteht darin, dass ihre Einwohner ziemlich irre Statistiken aufweisen, was die Lebensdauer betrifft. Nehmen wir zum Beispiel Menschen, die im Jahr 1900 geboren wurden: Frauen aus Okinawa hatten damals eine siebeneinhalbmal höhere Wahrscheinlichkeit, über 100 Jahre alt zu werden, als dänische Frauen – bei den Männern lag die Wahrscheinlichkeit sechsmal so hoch.

Woran mag es liegen, dass Menschen in diesen auf den ersten Blick willkürlich ausgewählten Regionen unserer Erde so eine erstaunliche Lebenserwartung aufweisen? Hierzu lohnt es sich, zwei Möglichkeiten unter die Lupe zu nehmen: Entweder sind die Menschen dort besonders, oder aber es ist ihre Umwelt, die für außergewöhnliche Lebensbedingungen sorgt.

Zunächst fällt auf, dass alle fünf Blauen Zonen isoliert liegen. Sogar heute bestehen noch viele der Transportwerge auf Nicoya aus schmalen Dschungelpfaden oder Schotterstraßen, die nur mit Quads einigermaßen befahrbar sind. Historisch gesehen haben die Einwohner also in ihrer eigenen Welt gelebt, was wiederum eine genetische Erklärung liefert. Man hat untereinander geheiratet, und nur wenige Außenstehende haben sich dort niedergelassen. Alle Einwohner sind demnach eng miteinander verwandt. Trotzdem liefern die Gene allein keine hinreichende Erklärung. Wenn auf Nicoya geborene Menschen nämlich von dort wegziehen, leben sie kürzer, als wenn sie geblieben wären.

Dan Buettner versucht das mit der Kultur zu erklären, die man in den jeweiligen Regionen vorfindet. Es hat mit der Art zu tun, wie man als Familie zusammenlebt, welches Essen man zu sich nimmt, und ganz allgemein damit, wie man überhaupt lebt. Die Bewohner der Zonen haben starke soziale Bande, ernähren sich gesund, sind sehr aktiv und führen ein für sie sinnerfülltes Leben. Es scheint, als hätte Buettner recht.

Nachdem die langen Finger der Globalisierung die Blauen Zonen inzwischen aber fest im Griff haben, wird es immer schwieriger, die kulturellen Eigenheiten der Regionen zu erkennen. Auf der Nicoya-Halbinsel gibt es heute massenweise Fastfood, einfachere Transportmöglichkeiten, man arbeitet viel häufiger im Sitzen, und es gibt generell viel mehr von all dem, was für uns zu einem modernen Lebensstil gehört. Übergewichtige Menschen sind längst keine ungewöhnliche Erscheinung mehr.

In den entlegenen Bergdörfern hingegen stößt man immer noch auf Spuren der Lebensweise, die die Insel einmal so speziell machten, aber auch an diesen Orten zieren Satellitenschüsseln die Hausdächer und Autos die Einfahrten.

Ein besonders gutes Beispiel für den Niedergang der Blauen Zonen ist die Präfektur Okinawa in Japan. Bis zum Beginn der 2000er lebten die Bewohner Okinawas im Durchschnitt am längsten von allen Japanern. Und das will einiges heißen, sind die Japanerinnen und Japaner doch notorisch gut im Lange-Leben. Seitdem hat sich die dortige Blaue Zone aber vor unseren Augen quasi in Luft aufgelöst: Heute essen die Menschen in Okinawa öfter bei KFC als in irgendeiner anderen Präfektur, und Okinawa musste in Bezug auf die Lebenserwartung einen drastischen Absturz auf einen der letzten Plätze unter den japanischen Präfekturen verzeichnen. Im Großen und Ganzen ist diese Entwicklung in Okinawa natürlich hauptsächlich mit Fortschritt verbunden – Zugang zu medizinischer Versorgung, sauberes Trinkwasser, weniger hungernde Menschen –, aber gleichzeitig ist es durch diesen Prozess sehr viel schwerer zu erkennen, worin das eigentliche Geheimnis der Blauen Zonen besteht. Beziehungsweise bestand.

***

Dänemark, die unglückliche Ausnahme

Bevor wir weiterziehen und die Blauen Zonen verlassen, machen wir einen kurzen Zwischenstopp in einer ganz bestimmten Region unseres Erdballs, das eine Art Anti-Blauzone darstellt. Also ein Land, in dem die Bevölkerung *kürzer* lebt, als man erwarten würde. Es ist ein reiches Land mit einem guten Gesundheitswesen, das von Ländern umgeben ist, die zu den langlebigsten weltweit zählen.

Ja – leider ist die Rede von Dänemark. Mit einer erwarteten Lebensdauer von 80,9 Jahren nehmen wir Dänen den traurigen 30. Platz hinter Großbritannien, Slowenien und Zypern ein. Zum Vergleich liegt Schweden auf Platz 11, Norwegen auf 14 und Island sogar auf dem achten Platz derselben Liste. Mit 81,3 Jahren belegt Deutschland den 26. Platz.

Die niedrige Lebenserwartung in Dänemark ist besonders verwunderlich, gehören wir bei sämtlichen internationalen Vergleichen ansonsten doch stets zu den Klassenbesten. Gemeinsam mit den anderen Ländern des Nordens stehen wir immer an der Spitze der wichtigen Ranglisten: BIP pro Einwohner, Lebenszufriedenheit, gegenseitiges Vertrauen, geringstmögliche Korruption und so weiter. Selbst im Hinblick auf Nobelpreise und Medaillen bei Olympischen Spielen pro Einwohner zählen wir zu den Allerbesten. Wenn es aber um die Lebenserwartung geht, tummeln wir uns außerhalb der guten Gesellschaft – während die anderen Vorzeigeländer wie erwartet auf den vorderen Plätzen rangieren. Was also ist faul im Staate Dänemark?

Zuerst sollte vielleicht erwähnt werden, dass wir die aktuelle schlechte Platzierung nicht schon immer innehaben. In den 1960ern führten wir gemeinsam mit den anderen nordischen Ländern die Lebenserwartungsstatistiken an. Seitdem haben wir uns aber im Vergleich mit den anderen Vorzeigeländern kaum bewegt – und sind ein ums andere Mal überholt worden.

Einer der Gründe scheint Krebs zu sein. In Dänemark gibt es zahlreiche Krebserkrankungen – eine ärgerliche Spitzenplatzierung, die den vielen verschiedenen Krebsformen geschuldet ist. Läuft man mit offenen Augen durch dänische Städte, ist es nicht schwer, eine der Ursachen zu erraten: Hierzulande leben wesentlich mehr Raucher als bei unseren nordischen Nachbarn, und wir zählen zu den Ländern mit den meisten Lungenkrebserkrankungen weltweit. Allerdings gibt es Länder, in denen mehr geraucht wird als bei uns und wo die Menschen trotzdem länger leben.

Vielleicht denken Sie – wie ich – als Nächstes an Alkohol. Schließlich sind wir bekannt dafür, viel und oft zu trinken. Und wieder trinken wir mehr als unsere lang lebenden nordischen Nachbarn. Aber es gibt auch Länder auf der Liste, in denen tiefer ins Glas geschaut wird als bei uns und wo die Menschen gleichzeitig ein im Durchschnitt längeres Leben führen. Das gilt unter anderem für Australien, Frankreich und Südkorea.

Woran könnte das also liegen? An zu wenig Bewegung? Oder vielleicht gar an unserer Ernährung? Es ist kein Geheimnis, dass gebratener Schweinebauch mit Petersiliensoße, Schweinebraten und viele andere typisch dänische Gerichte nicht unbedingt förderlich für eine schlanke Figur sind.

Aber das Essen, das der durchschnittliche Däne im Alltag zu sich nimmt, ist in Wahrheit sehr viel gesünder. Zum Beispiel deutet vieles darauf hin, dass wir mehr Gemüse essen als die Einwohner in den anderen Ländern des Nordens. Und wir sind eines der Industrieländer, die am wenigsten Probleme mit Fettleibigkeit haben. Gemeinsam mit den Schweizern haben wir Dänen im Durchschnitt den niedrigsten BMI Europas.

Was uns mit einem etwas diffusen Bild zurücklässt: Zweifellos führen uns unsere Rauchgewohnheiten und unsere Trinkkultur in eine falsche Richtung. Weniger von beidem wäre allemal hilfreich. Gleichzeitig haben wir aber nicht ausschließlich ungesunde Angewohnheiten. Zurück bleibt das Gefühl, dass es einen unbekannten Faktor gibt. Nur leider wissen wir nicht so richtig, worum es sich dabei handeln könnte.

Die Länder der Welt, deren Einwohner am längsten leben (2020)

PLATZIERUNG	LAND	LEBENSERWARTUNG
1	Hongkong	84,9
2	Japan	84,6
3	Schweiz	83,8
4	Singapur	83,6
5	Spanien	83,5
6	Italien	83,4
7	Australien	83,4
8	Island	83,0
9	Israel	83,0
10	Südkorea	83,0
11	Schweden	82,8
12	Frankreich	82,7
13	Malta	82,5
14	Norwegen	82,4
15	Kanada	82,4
...	...	...
26	Deutschland	81,3
30	Dänemark	80,9

Quelle: Human Development Report 2020 (hdr.undp.org)

WIESO GENE ÜBERSCHÄTZT WERDEN

Wir Menschen unterscheiden uns sehr, was unsere Eigenschaften und Merkmale betrifft: Manche sind in sich gekehrt, während andere quasi niemals aufhören zu reden. Manche sind schnell, andere langsam. Einer hat blaue Augen, eine andere grüne, wieder ein anderer braune.

Innerhalb der Sozialwissenschaften trennt man zwischen Anlage und Umwelt, wenn man diese Unterschiede zu erklären versucht. Unsere Eigenschaften können angeboren sein, also in unseren Genen angelegt, oder sie können erlernt sein und sind damit etwas, das sich aus unseren Erfahrungen, unserer Umwelt, ergeben hat. So ändert sich unsere Augenfarbe nicht durch die Art, wie wir aufwachsen, und umgekehrt kommt man nicht mit seiner Muttersprache auf die Welt.

Dieser Gegensatz ist jedoch ein wenig konstruiert, denn die allermeisten Eigenschaften sind *sowohl* auf Anlagen *als auch* auf die Umwelt zurückzuführen. Wie zum Beispiel unsere Persönlichkeit: Manche Neigungen sind uns von Natur aus gegeben – wenn man beispielsweise ein wenig temperamentvoll ist –; sie können jedoch stärker (oder schwächer) werden, je nachdem, wie man aufwächst und in welchen Umgebungen man verkehrt.

Es gibt mehrere unterschiedliche Methoden, um abzuschätzen, wie groß der Einfluss der Gene respektive der Umwelt auf unsere persönlichen Eigenschaften ist.

Also ob ein bestimmtes Merkmal den Genen (wie die Augenfarbe), der Umwelt (wie die Muttersprache) oder beidem (wie die eigene Persönlichkeit) geschuldet ist.

Eine der hierzu am meisten genutzten Methoden sind Zwillingsstudien. Dabei machen sich Forscherinnen und Forscher ein Geschenk der Natur zunutze. Nämlich, dass eineiige Zwillinge dieselbe DNA besitzen. Aus genetischer Sicht sind sie Klone, denn sie stammen beide aus *einer einzelnen* Samenzelle, die *ein einzelnes* Ei befruchtet hat. Also der ganz normale Ablauf. Doch kurz nach der Befruchtung teilt sich der neu entstandene Zellhaufen bei Zwillingen im Gegensatz zum Normalfall in zwei Teile. Diese beiden neuen Zellhaufen haben eine identische DNA, trotzdem werden aus ihnen zwei unterschiedliche Personen.

Zweieiige Zwillinge hingegen besitzen nicht dieselbe DNA – sie stammen aus zwei Eiern, die mit jeweils einer eigenen Samenzelle befruchtet wurden. Das bedeutet, dass zweieiige Zwillinge genauso eng miteinander verwandt sind wie gewöhnliche Geschwister.

Den Unterschied zwischen ein- und zweieiigen Zwillingen kann man für die Erforschung der Frage nutzen, wie wichtig Gene für die unterschiedlichen Eigenschaften von uns Menschen sind. Beide Arten von Zwillingen wachsen in den allermeisten Fällen in nahezu identischen Umgebungen auf – gleiches Zuhause, gleiches Alter und so weiter. Aber sie sind nicht gleich miteinander verwandt – eineiige Zwillinge teilen ihre gesamte DNA, zweieiige nur die Hälfte. Wenn sich genetische Klone (eineiige Zwillinge) im Hinblick auf eine bestimmte Eigenschaft also ähnlicher sind als zweieiige Zwillinge, dann spricht das dafür, dass die Gene für diese bestimmte Eigenschaft eine große Rolle spielen.

Eine der bekanntesten Studien zu Zwillingen und Lebensdauer wurde an dänischen Zwillingen durchgeführt, die zwischen 1870 und 1900 geboren wurden.

Dabei errechnete man eine sogenannte Heratibilität von 0,26 bei Männern und 0,23 bei Frauen. Zu ähnlichen Ergebnissen kamen später auch weitere Studien: Bei den Amischen lag der Wert bei 0,25, im Bundesstaat Utah bei 0,15 und in Schweden bei 0,33. Die exakte Zahl ist hierbei weniger wichtig als die Tatsache, dass die Heratibilität einen niedrigen Wert hat.

Der Begriff Heratibilität klingt relativ technisch, aber wir können uns darunter Folgendes vorstellen: Liegt die Heratibilität für eine Eigenschaft bei 1, sind die Gene der Grund für alle Unterschiede zwischen Individuen. Wenn der Heratibilitätswert für Körpergröße 1 ist und eine Person größer ist als eine andere, bedeutet das, dass der Größenunterschied ausschließlich an den unterschiedlichen Genen dieser beiden Personen liegt. Beträgt dieser Wert für eine Eigenschaft 0, dann sind Unterschiede einzig und allein der Umwelt geschuldet und haben folglich nichts mit Genetik zu tun.

Wenn die Heratibilität für die Lebensdauer einer Person also zwischen 0,15 und 0,33 liegt, zeigt das, dass ein großer Teil der Variation in Bezug auf die Lebensdauer eines Menschen auf etwas anderem als den Genen beruht.

***

In einer berühmten Zwillingsstudie, der Minnesota-Zwillingsstudie, begleitete man ein- und zweieiige Zwillinge, die adoptiert wurden und daher getrennt voneinander aufwuchsen. Am verblüffendsten war das Ergebnis, wie ähnlich sich eineiige Zwillinge entwickeln können, obwohl sie einander nicht kennen und obwohl sie an unterschiedlichen Orten aufwachsen.

Nancy Segal, eine der Wissenschaftlerinnen hinter der Studie, hat das Zwillingspaar James Lewis und Jim Springer als Beispiel hervorgehoben. Die beiden lernten sich erst kennen, als sie über 40 Jahre alt waren, hatten bis dahin aber ein jeweils erstaunlich ähnliches Leben geführt: Sie verbrachten ihren Urlaub häufig an ein und demselben Strand in Florida, kauten beide Fingernägel, fuhren hellblaue Chevrolets, litten an derselben Form von Kopfschmerzen und hatten beide einen Teilzeitjob im Büro eines Sheriffs und bei McDonald's gehabt. Der eine taufte seinen Sohn auf den Namen James Alan, der andere nannte seinen Sohn James Allan. Beide Zwillinge waren zuerst mit Frauen namens Linda verheiratet, ließen sich scheiden und heirateten anschließend Frauen namens Betty.

Natürlich ist der Name einer zukünftigen Ehefrau nicht in den Genen verankert, aber diese beiden Brüder sind anschauliche Beispiele dafür, wie bedeutend Erblichkeit im Zusammenhang mit unseren Eigenschaften ist.

Heutzutage werden noch immer ähnliche Zwillingsstudien wie die aus Minnesota durchgeführt, inzwischen sind die Forscherinnen und Forscher aber auch dazu in der Lage, andere kluge Methoden anzuwenden, um solche Studien zu erstellen.

Insbesondere machen sie sich die riesige Menge an Daten zunutze, die allmählich durch das Internet verfügbar ist. So hat sich hierfür zum Beispiel die zu Google gehörende California Life Company (Calico) mit Ancestry.com zusammengetan (Ancestry ist eine Internetseite für Ahnenforschung, die ihren Ausgangspunkt in DNA-Tests nimmt und auf der bereits über 100 Millionen Stammbäume registriert sind). Die vielen Stammbäume, die die Nutzer selbst erstellt haben, liefern den Wissenschaftlern eine enorme Datenmenge über die Lebensdauer in verschiedenen Familien. Und diese Daten kann man natürlich analysieren.

Die große Studie von Calico und Ancestry.com hat vor allen Dingen die bisherigen Erkenntnisse zur Heratibilität der Lebensdauer bestätigt: dass unsere Gene nämlich für die meisten unserer menschlichen Eigenschaften und Merkmale eine Schlüsselrolle spielen, aber offenbar nicht für unsere Lebensdauer.

Im Rahmen der Studie machte man außerdem eine sonderbare Entdeckung: Ehepaare, die für gewöhnlich ja nicht miteinander verwandt sind, haben eine ähnlichere Lebensdauer als gemischtgeschlechtliche Geschwisterpaare. Insgesamt zeigte sich – im Hinblick auf die Lebensdauer – ein Zusammenhang zwischen einer Familie einerseits und andererseits denjenigen, die in sie einheiraten. (Vielleicht vermag dieser Umstand Sie zu trösten, falls Ihre Schwiegermutter Ihnen auf die Nerven geht und sich weigert, das Zeitliche zu segnen.)

Dieser Zusammenhang, fanden die Forscherinnen und Forscher heraus, gründet sich darauf, dass wir dazu neigen, Menschen zu heiraten, die uns selbst ähneln. Jedenfalls im Hinblick auf diejenigen Eigenschaften, die die Länge unseres Lebens beeinflussen.

Es ist klar, dass man die Lebensdauer seines zukünftigen Lebensgefährten nicht im Voraus kennt. Aber Ehepartner haben möglicherweise ein gemeinsames Interesse an Ernährung und Sport (oder sie können sich für keins von beidem begeistern), das gleiche Wohlstandsniveau oder ähnliche körperliche Eigenschaften.

Die Pointe dieses Umstands liegt darin, dass man glauben könnte, die Lebensdauer sei stärker von den Genen bestimmt, als es in Wahrheit der Fall ist. Berechnen die Forscher den Effekt mit ein, dass wir oft mit Menschen zusammenkommen, die uns ähneln, dann fällt der Heratibilitätswert für die Lebensdauer auf unter 0,1. Mit anderen Worten: Gene haben in diesem Fall so gut wie gar nichts zu melden. Und das ist natürlich eine tolle Nachricht für alle, die gern selbst Einfluss darauf nehmen möchten, wie lange sie leben.

Auf die Zeiten kommt es an

Ein Problem bei der Suche danach, welche Bedeutung die Gene für unsere Lebensdauer haben, ist die Wartezeit. Die Menschen in den erwähnten Studien wurden zu einer völlig anderen Zeit geboren als Sie und ich. Und das könnte das Ergebnis maßgeblich beeinflussen.

Die Körpergröße ist ein gutes Beispiel. Früher war die Größe eines Erwachsenen stärker von seiner Umwelt beeinflusst als heute. Wurde man reich geboren, nahm man genügend Kalorien zu sich, aß viel Fleisch, ernährte sich abwechslungsreich und so weiter. Umgekehrt durchlebten viele arme Menschen Hungerperioden, ernährten sich einseitig und wurden öfter krank. Heute leben wir alle besser als damals selbst die Reichsten. Deshalb werden Menschen oft so groß, wie ihre Gene es zulassen.

Vielleicht passiert das Gleiche auch mit der Lebensdauer: Je mehr Menschen einen Zugang zu optimalen Bedingungen für ein langes Leben erhalten, umso wichtiger wird die Rolle der Gene.

Es gibt darüber hinaus noch andere Hinweise darauf, dass wir selbst mitbestimmen können, wie lange wir leben. Eines der besten Beispiele ist der Zusammenhang zwischen Persönlichkeit und Lebensdauer.

Wie Persönlichkeitsforscherinnen und -forscher herausgefunden haben, ist das, was man im Englischen »conscientiousness« nennt, einer der wichtigsten Parameter, um die Lebensdauer einer

Person vorherzusagen. Der Begriff bedeutet im Deutschen so viel wie »Gewissenhaftigkeit« oder »Ordentlichkeit« – wie organisiert man ist, wie viel man plant und wie viel Selbstdisziplin man besitzt. Dass ausgerechnet diese drei Eigenschaften so bedeutend sind, überrascht nicht. Je größer die eigene Selbstdisziplin und je besser man es schafft, sein Leben zu organisieren, desto wahrscheinlicher ist es, dass man gesunde Angewohnheiten pflegt. Menschen, die besonders »conscientious« sind, treiben mehr Sport, ernähren sich gesünder, rauchen weniger, nehmen weniger Drogen und so weiter.

Interessanterweise ist es für ein längeres Leben auch förderlich, ein klein wenig neurotisch zu sein: Es hilft, sich Sorgen zu machen, falls damit gemeint ist, dass man auf seine Gesundheit achtet und sich topfit hält.

***

Selbst wenn die Gene keinen allzu großen Einfluss auf unsere Lebensdauer haben, ist ihre Bedeutung nicht gleich null. Wir können trotz allem etwas aus ihnen lernen: Wenn wir die Genetik eines langen Lebens entschlüsseln können, können wir sie auch nachbilden.

Gene sind nämlich weder Magie noch Schicksal, sondern lediglich ein Proteinrezept. Eine genetische Veränderung bedeutet zum Beispiel, dass ein Protein seine Form ändert oder dass in unseren Zellen ein bisschen mehr oder ein bisschen weniger davon produziert wird. Mehr ist gar nicht dran an der Sache. Und wenn wir erst einmal herausgefunden haben, wie genau verschiedene genetische Variationen mit einer langen Lebensdauer zusammenhängen, steht einem Medikament, das diesen Effekt nachahmt, nichts mehr im Wege.

Stellen Sie sich einmal vor, wir fänden heraus, dass eine winzige Veränderung des fiktiven Gens GEN1 dazu führt, dass dieses Gen weniger seines eigenen Proteins (GEN1-Protein) produziert.

Gleichzeitig entdecken wir, dass diese veränderte Version des Gens die Wahrscheinlichkeit erhöht, ein Alter von über 100 Jahren zu erreichen. Zusammengefasst: Weniger GEN1-Protein gleich längeres Leben. Jetzt müssen wir diesen Effekt nur noch künstlich nachbilden. Das könnten wir beispielsweise, indem wir das GEN1-Protein in den Zellen direkt abbauen oder durch ein Medikament, das eine Produktion dieses Proteins verhindert.

Irgendwann einmal war es ein reiner Wunschtraum, überhaupt durchschauen zu können, welche der vielen Millionen kleinen genetischen Unterschiede zwischen uns Menschen auf unsere verschiedenen Merkmale einwirken. Durch die Fortschritte auf dem Gebiet der sogenannten Gensequenzierung – dem Ablesen der Gene von Menschen – ist es inzwischen möglich, Dinge wie genomweite Assoziationsstudien (GWAS) durchzuführen. Klingt kompliziert, und das sind die Berechnungen hinter diesen Studien auch.

Das Konzept hingegen ist leichter zu verstehen: In diesen Studien wird eine ganze Menge menschlicher DNA ausgelesen, ehe man dann Verbindungen zwischen den Merkmalen der Menschen und ihren Genvarianten zu finden versucht. Gibt es beispielsweise eine spezielle Genform, die sich bei allen grünäugigen Deutschen findet, nicht aber bei braunäugigen, könnte das darauf hindeuten, dass diese Genvariante etwas mit der Augenfarbe zu tun hat. Wissen wir schon im Voraus, dass dieses Gen irgendwie für Pigmentproduktion oder für die Entwicklung der Augen zuständig ist, haben wir einfach eine neue Erkenntnis gewonnen.

Nur ist es in der Realität leider selten so simpel. Man hat nämlich herausgefunden, dass die meisten unserer Merkmale nicht auf einer einzigen oder einigen wenigen Genvariationen beruhen, sondern auf mehreren tausend. Allein die Körpergröße eines Menschen hängt an vielen tausend genetischen Unterschieden, und jeder Mensch trägt Genvariationen in sich, die mit einer größeren und mit einer kleineren Körpergröße als dem Durchschnitt zusammenhängen. Um etwas über eine Person aussagen zu können, muss man den *zusammengefassten* Effekt errechnen. Dies geschieht mit Hilfe einiger statistischer Werkzeuge, das Ergebnis nennt man einen polygenetischen Score.

Nehmen wir ein simples Beispiel, um das Verfahren verständlicher zu machen: Stellen wir uns einmal vor, wir wären eine Gruppe unterforderter Wissenschaftler, die die für Rastlosigkeit verantwortlichen Gene untersuchen wollen. Wir machen eine GWAS mit einer großen Menge von Menschen, und dabei entdecken wir, dass die Unterschiede bei der Rastlosigkeit auf Tausende verschiedene Genvarianten zurückzuführen sind.

Jetzt schauen wir uns Sie und mich an. Wir nutzen dafür ein ganz einfaches Modell: Macht uns eine Genvariante rastloser, rechnen wir +1, ist das Gegenteil der Fall, rechnen wir –1. Wenn wir all die Tausenden Genvarianten addieren, bekomme ich einen Risikoscore von +600 – ich habe also ein großes Risiko, mich rastlos zu fühlen –, während Ihr Score bei 0 liegt. Daher schreibe ich besser an diesem Buch hier weiter, und Sie können es sich auf der Couch bequem machen und es lesen.

Zurück zu den echten Forscherinnen und Forschern. Denen, die einen polygenetischen Score für die Lebensdauer errechnet und dabei eine interessante Entdeckung gemacht haben.

Als man die Probanden der Studie nach der Höhe ihrer Scores sortierte, erkannten die Forscher einen Unterschied von fünf Jahren zwischen den zehn Prozent an der Spitze und den zehn Prozent am Ende der Liste. Das bedeutet, dass die Forscher allein durch das Ablesen der Gene der Menschen ein klein wenig voraussagen konnten, wie lange sie leben würden – im Durchschnitt.

Ziemlich beeindruckend, wo wir doch eigentlich gelernt haben, dass Gene keine große Rolle im Hinblick auf unsere Lebensdauer spielen.

***

Neben dem Ausrechnen von Wahrscheinlichkeiten für ein langes Leben lohnt es sich bei GWAS auch, diejenigen Genvarianten im Auge zu behalten, die man während einer solchen Untersuchung identifiziert. Denn was haben die Genvarianten, die einem zu einem längeren Leben verhelfen, gemeinsam? Wenn wir das herausfinden, finden wir auch eine Möglichkeit, diesen Effekt mit Medikamenten nachzuahmen. Und dann profitieren wir alle von den genetischen Superkräften.

Zum Glück hat die Forschung bereits eine ganze Menge an interessanten Genvarianten identifiziert, die unsere Lebensdauer beeinflussen. Darunter auch diese beiden:

Apolipoprotein E

Das allererste Gen, dem man eine Verbindung mit der Lebensdauer von uns Menschen nachgewiesen hat, heißt Apolipoprotein E oder abgekürzt APOE. Es produziert ein Protein, das beim Transport von Fetten, Vitaminen und Cholesterin aus dem Lymphsystem zurück ins Blut hilft. Außerdem ist es wichtig für unser Nervensystem und bei der Regulation der Immunabwehr.

Es gibt drei Varianten von APOE, und eine davon ist ein schwarzes Schaf: ε4. Erbt man ausgerechnet diese Variante von einem Elternteil – zusammen mit einer normalen Variante vom anderen Elternteil –, besitzt man ein erhöhtes Risiko, an Alzheimer zu erkranken. Hat man das Pech, die ε4-Variante von *beiden* Eltern vererbt zu bekommen, potenziert sich das Alzheimer-Risiko um ein Vielfaches.

Forkhead-Box-Protein O3

Ein anderes Gen, von dem oft die Rede ist, wenn man die Zusammenhänge zwischen Genen und Lebensdauer erforscht, trägt den eingängigen Namen Forkhead-Box-Protein O3 (FOXO3).

Dieses Gen ist in Laboren seit Langem aus Modellorganismen bekannt: Beispielsweise kann man das Leben des kleinen Fadenwurms *Caenorhabditis elegans* verlängern, indem man Veränderungen in einem ähnlichen Gen vornimmt. Im Grunde ist die Feststellung, dass dieses Gen einen Einfluss auf die Lebenszeit von Menschen hat, daher keine große Überraschung mehr. (Obwohl es schon ein wenig abgefahren ist, dass wir uns genetische Mechanismen mit einem primitiven Wurm teilen.)

Nur ist FOXO3 leider ein Gen, das seine Geheimnisse für sich behält, da es ein hervorragendes Beispiel für die Wiederverwertungskünste der Evolution ist. FOXO3 hat unzählige verschiedene Funktionen. Dabei springt einem aber sofort ins Auge, dass FOXO3 in eine Art Signalübertragung involviert ist, die von den beiden Hormonen Insulin und seinem engen Verwandten *insulin-like growth factor-1* (IGF-1) ausgeführt wird.

Beide Hormone hängen unter anderem mit Wachstum zusammen – sowohl bei der Körpergröße als auch bei Muskeln und Übergewicht. Auf beide werden wir im Lauf des Buchs noch öfter treffen.

***

Diese Art von Genen, die ganz allein einen großen Unterschied bewirken, ist äußerst selten. Meistens sind die Effekte beziehungsweise Unterschiede, so geringfügig, dass es keinen Sinn ergibt, die einzelnen Genvarianten überhaupt zu erwähnen.

Stattdessen kann man eine Menge an Genvarianten nach ihrer Funktion gruppieren oder danach, für welche Zellen sie die größte Bedeutung haben. So entdeckt man unter anderem einen deutlichen Zusammenhang zwischen unserer Lebensdauer und denjenigen Genvarianten, die eine wichtige Rolle in unserer Immunabwehr spielen.

Auf diese Verbindung wurde man sogar schon bei den ersten Studien zu Genen und Lebensdauer aufmerksam. Wir wissen nämlich, dass Menschen aus Okinawa, die über 100 Jahre alt sind, einige besondere Genvarianten in einem der Gene tragen, die am wichtigsten für die Immunabwehr sind – dem sogenannten Humanen Leukozytenantigen (HLA).

Zudem weisen die Studien von Genvarianten ein, zugegebenermaßen erwartbares, Muster auf: Die mit der Lebensdauer im Zusammenhang stehenden Genvarianten haben nicht nur einen direkten Einfluss darauf, wie schnell wir altern, sondern auch auf unser Risiko für altersbezogene Erkrankungen. Aus irgendeinem Grund gilt das insbesondere für Genvarianten, die die Gefahr für eine Herz-Kreislauf-Erkrankung erhöhen. Andere Varianten erhöhen beispielsweise das Risiko für Alzheimer oder Lungenkrebs.

Darüber hinaus beeinflusst eine der identifizierten Genvarianten, wie leicht man nikotinabhängig wird.

***

Das Geheimnis von Berne

Wenn man GWAS anstellt, ist man lediglich dazu in der Lage, Genvarianten zu identifizieren, die viele Menschen in sich tragen. Kommt eine Genvariante zu selten vor, bleibt sie meist unter dem Radar. Das bedeutet aber selbstverständlich nicht, dass seltene Genvarianten unwichtig wären. Es gibt tatsächlich Grund zur Annahme, dass das Gegenteil der Fall ist. Glücklicherweise passiert es gelegentlich, dass diese Sorte von Genvarianten in anderen Studien entdeckt wird.

Machen wir eine kurze Stippvisite in der Kleinstadt Berne im US-Bundesstaat Indiana. Auf den ersten Blick eine Stadt wie viele im Mittleren Westen – ringsum Felder, so weit das Auge reicht. Dieser Eindruck ändert sich aber, sobald man auf die Einwohner trifft. Viele von ihnen tragen altertümliche Kleidung, fahren mit Pferdekutschen herum, und wenn man dicht genug an sie herankommt, hört man sie nicht etwa Englisch sprechen, sondern einen deutschen Dialekt.

Das Gebiet um Berne ist die Heimat einer Gruppe von Amischen, die eine spezielle Form des Christentums praktizieren und ein einfaches Leben führen. Harte Arbeit steht auf der Tagesordnung, und es ist nicht gern gesehen, wenn man aus der Reihe tanzt. Ursprünglich kamen die Amischen im 18. und 19. Jahrhundert aus Deutschland und der Schweiz nach Nordamerika – heute leben sie aber ausschließlich in der Neuen Welt.

Anfangs waren sie eine kleine Gruppe. Vor nur wenigen hundert Jahren lebten um die 5000 Amische in ganz Amerika. Im Jahr 2000 hatte ihre Zahl circa 166000 erreicht – und seitdem ist sie auf über 330000 angestiegen. Diese Zunahme liegt nicht etwa daran, dass es auf einmal wahnsinnig angesagt wäre, Amischer zu sein. Es ist eine seltene Ausnahme, dass sich Außenstehende dieser Glaubensgemeinschaft anschließen. Nein, der Anstieg ist damit zu erklären, dass Amische schlicht und ergreifend sehr viele Kinder kriegen. Obwohl sie inzwischen also eine ganze Bevölkerungsgruppe ausmachen, stammen sie ursprünglich von einem kleinen, exklusiven Club ab.

Die Gemeinde der Amischen in Berne entstand als überschaubare Ansammlung von Familien, die im 19. Jahrhundert aus dem Bundesstaat Ohio dorthin zog.

Ohne es zu wissen, trug eine dieser Zugezogenen eine sehr besondere Genmutation in sich. Hätte diese Person jemanden aus der gewöhnlichen amerikanischen Bevölkerung geheiratet, hätten wir von dieser Mutation vermutlich nie erfahren – die Nachkommen würden heute in alle Richtungen zerstreut leben. Da die Person aber eine Amische war, lebt ein Großteil ihrer Nachfahren immer noch in Berne. Durch Eheschließungen verbreitete sich diese Mutation in der kleinen Gemeinde kreuz und quer. Einige der aktuellen Bewohner besitzen sogar zwei Ausgaben der Mutation, da ihre Eltern beide vom ursprünglichen Träger abstammen.

Die Mutation findet sich in einem Gen, das das Protein PAI-1 herstellt. Es handelt sich um eine sogenannte *loss-of-function mutation* – eine Mutation, die die eigentliche Arbeit des Gens stoppt. Erbt man *eine* mutierte Ausgabe (und *eine* normale), besitzt man weniger PAI-1. Erbt man die mutierte Version aber von *beiden* Eltern, besitzt man sogar überhaupt kein PAI-1.

Der Grund für unsere heutige Kenntnis dieser Mutation ist eine Studie der Northwestern University in Chicago. Die Forscherinnen und Forscher dort arbeiteten zuerst mit PAI-1 in Mäusen. Sie fanden heraus, dass Mäuse mit einem überdurchschnittlichen Level an PAI-1 schnell altern und schwach werden. Indem sie das PAI-1-Niveau wieder senkten, konnten sie die Tiere aber retten. Sie ahnen schon, worauf das hinausläuft, oder?

Einige der Amischen in Berne haben ein sehr niedriges – oder schlicht gar kein – PAI-1-Vorkommen, weil das betreffende Gen nicht arbeiten kann. Ein genetisches Geschenk ihrer Vorfahren. Wenn Mäuse bei einem erhöhten PAI-1-Wert schneller altern, ist es dann möglich, dass die Amischen langsamer altern, da sie einen niedrigen Wert des Proteins haben? Genau das wollten die Wissenschaftler genauer unter die Lupe nehmen.

Sie verglichen drei Gruppen von Amischen aus Berne: erstens all jene, die die Mutation von beiden Eltern geerbt hatten. Zweitens die, die nur eine mutierte Version besaßen, und drittens alle, die zwei normale Ausgaben des Gens in sich trugen. Da die Forscher über die Familiengeschichte der Gemeinde im Bilde waren, konnten sie die lebenden Nachfahren nutzen, um zu recherchieren, welche ihrer verstorbenen Vorfahren die Mutation zu ihren Lebzeiten in sich trugen.

Und tatsächlich: Alle Gemeindemitglieder mit dieser besonderen Mutation lebten im Durchschnitt länger als die »normalen« Amischen. Das klingt zuerst einmal ein wenig absurd. Wir tragen ein Gen in uns, und wir *profitieren* davon, wenn man es zerstört. Wie ein Buch, das wir besser verstehen, wenn wir eine Seite herausreißen.

Dabei sollten wir jedoch bedenken, dass die Natur uns Menschen nicht notwendigerweise auf ein möglichst langes Leben optimiert hat. Forschungen wie die über die Amischen in Berne verschaffen uns jedoch die Möglichkeit, uns selbst zu optimieren. In Japan werden im Rahmen von klinischen Studien bereits Medikamente getestet, die den PAI-1-Wert im Blut senken sollen.

Bis diese Medikamente ordnungsgemäß überprüft sind, können wir unser Wissen über PAI-1 nutzen, um mehr über die Funktionsweisen des Alterns zu lernen. Denn es stellt sich noch immer die Frage, was genau an PAI-1 uns eigentlich altern lässt.

Eine These lautet, dass PAI-1 eine wichtige Rolle bei der Seneszenz spielt. Damit ist ein spezieller Zustand gemeint, den manche unserer Zellen annehmen, wenn wir altern. Sie werden zu einer Art Zombiezellen, die irgendwo zwischen Leben und Tod schweben. Zombiezellen haben die Fähigkeit verloren, sich zu teilen, wie es normale Zellen tun. Doch statt zu sterben (durch

Selbstmord, »Apoptose«, was der Normalfall für diese Zellform wäre), bleiben sie in diesem Zwischenzustand hängen.

Und das nicht etwa auf eine passive Art und Weise. Die Zombiezellen spucken massenweise schädliche Moleküle aus, die im angrenzenden Gewebe für Entzündungen sorgen. Eines dieser Moleküle ist unser bekanntes PAI-1. Was die Sache noch schlimmer macht: Es sieht danach aus, als könnte PAI-1 auch andere Zellen in Zombiezellen verwandeln.

DIE NACHTEILE EINES EWIGEN LEBENS

Bevor wir zum Angriff auf das Altern blasen, sollten wir verstehen, wogegen wir da eigentlich ankämpfen. Natürlich wissen Sie ziemlich gut, was das Altern ist, es in Worte zu fassen ist aber trotzdem schwierig. Ein Blick ins Wörterbuch führt uns nur im Kreis und macht uns nicht schlauer. Es definiert Altern als »das Alt-, Älterwerden«. Und auch die Erklärung »graue Haare und Falten« reicht nicht weit genug.

Mathematisch definiert man das Altern ausgehend von Sterblichkeitskurven – Kurven, die das Risiko angeben, in einem bestimmten Alter zu sterben. Was uns folgende Definition ermöglicht: Altern ist das Nachlassen unserer körperlichen Funktionen, was im Lauf des Lebens unser Sterberisiko erhöht.

Anhand dieser Sterblichkeitskurven können wir erkennen, dass sich unser Risiko zu sterben nach dem Ende der Pubertät etwa alle acht Jahre verdoppelt. Am Anfang unseres Lebens – als Kinder und Teenager – ist dieses Risiko logischerweise sehr gering, und auch in den ersten Jahrzehnten danach bleibt es auf einem niedrigen Niveau. Da wir hier aber von exponentiellem Wachstum sprechen, geht die Kurve bald schon durch die Decke.

Das liegt daran, dass die körperlichen Unterschiede zwischen den Altersgruppen nach der Pubertät stark zunehmen: Es bestehen wesentlich größere Unterschiede zwischen einer durchschnittlichen 70-Jährigen und einer 80-Jährigen als zwischen durchschnittlichen 20- und 30-Jährigen.

Das Nachlassen der körperlichen Funktionen, das wir auch an den Sterblichkeitskurven ablesen können, ist einem insgesamt schrittweisen Verfall geschuldet – also vielen kleinen oder größeren Verschlechterungen, die uns in Summe schwächer machen. Hier sind einige der wichtigsten davon:

Organsystem	Verfall
Sinne und Nervensystem	• Langsameres Denken • Schlechtere Erinnerungsfähigkeit • Schlechteres Gleichgewicht • Die Linse des Auges wird weniger elastisch, was zu einem schlechteren Sehvermögen führt (Alterssehschwäche) • Rückgang des Geruchs- und Geschmackssinns
Herz-Kreislauf-System	• Weniger elastische Blutgefäße, was den Blutdruck erhöht, insbesondere in Verbindung mit Anstrengung • Die Pumpfunktion des Herzens verschlechtert sich • Unregelmäßige Herzrhythmen treten häufiger auf
Muskeln und Knochen	• Verringerte Muskelmasse und Kraft • Geringere Knochendichte, was das Risiko für Knochenbrüche erhöht und in manchen Fällen sogar zu Osteoporose führt
Das Äußere	• Dünnere Haut mit einer dünneren darunterliegenden Fettschicht • Verstärkte Faltenbildung • Graues Haar
Immunsystem	• Verschlechterte Fähigkeit, neue Bakterien und Viren zu erkennen und zu bekämpfen • Vermehrt unpräzise Aktivierung, die dem Körper selbst schadet

Organsystem	Verfall
Hormone	• Rückgang in der Produktion vieler Hormone • Frauen produzieren weniger Östrogen und Progesteron und kommen in die Wechseljahre • Männer produzieren weniger Testosteron
Innere Organe	• Lungen: Geringere Elastizität. Verringerte Aufnahmefähigkeit von Sauerstoff • Leber: Verschlechterte Fähigkeit zur Neutralisation und Ausscheidung von Schadstoffen (wie z. B. Alkohol) • Darm: Schädliche Veränderungen in der Zusammensetzung des Mikrobioms

In unserem Körper funktioniert mit dem Alter alles immer schlechter – es wäre ein Leichtes, die Liste mit Symptomen fortzuführen, bis sie doppelt so lang ist. Nicht jeden treffen die Alterserscheinungen gleich schwer, und nicht jeder leidet an denselben Symptomen – doch früher oder später holt uns alle das Alter ein.

Aber obwohl sich in einem alternden Körper Hunderte Dinge ändern, bedeutet das nicht, dass es dafür auch Hunderte von Ursachen gibt. Wie wir sehen werden, liegt alles an denselben wenigen Problemen in unterschiedlichen Kontexten.

***

Dass man immer schlechter sieht, ist natürlich ärgerlich, und manch einen nimmt es sehr mit, wenn er oder sie tiefe Falten bekommt. Diese Alterszeichen bringen uns jedoch nicht ins Grab. Jedenfalls nicht direkt. Dafür sorgen hingegen die mit dem Alter einhergehenden Krankheiten. Hier eine Liste über die größten Killer Deutschlands:

Platzierung	Todesursache	Prozent
–	Alle Todesursachen	100 %
–	Top 5	77 %
1	Herz-Kreislauf-Erkrankungen	35 %
2	Krebserkrankungen	25 %
3	Krankheiten des Atmungssystems	7 %
4	Psychische und Verhaltensstörungen	6 %
5	Erkrankungen des Verdauungssystems	4 %

Wie Sie sehen, sterben die meisten Menschen an verschiedenen Formen von Herz-Kreislauf-Erkrankungen und Krebs. Daneben ist Demenz – und insbesondere Alzheimer – eine große Bedrohung. Im Folgenden werden wir erfahren, was wir unternehmen können, um diese altersbedingten Erkrankungen zu umgehen. Aber das reicht nicht. Was glauben Sie, um wie viel sich die durchschnittliche Lebenserwartung verlängern würde, wenn es uns beispielsweise gelänge, jegliche Krebsvarianten auszurotten? Zehn Jahre vielleicht?

Tatsächlich gewännen wir nur etwas mehr als drei Jahre. Bei Herz-Kreislauf-Erkrankungen wären es vier Jahre, bei neurodegenerativen Krankheiten wie Alzheimer sogar bloß zwei. Das mag merkwürdig klingen, liegt aber daran, dass die Menschen dann schlicht an etwas anderem sterben würden. Letzten Endes sind es nämlich nicht die Krankheiten allein, die uns das Leben nehmen. Es ist das Altern selbst.

Denken Sie mal darüber nach. Wie viele 20-Jährige bekommen eine Thrombose? Wie viele erkranken an Demenz? Selbst unter 40-Jährigen sind es noch erstaunlich wenige. Die Erklärung dafür ist, dass ein junger Körper einfach widerstandsfähiger ist. Er kann sich gut selbst instand halten und die aufkommenden Probleme schnell wieder in Ordnung bringen.

Mit steigendem Alter wird unser Körper jedoch immer dysfunktionaler, und die altersbedingten Krankheiten bekommen einen Fuß in die Tür. Mit der Zeit öffnet sich die Tür immer weiter, bis sie zum Schluss sperrangelweit offen steht. Womöglich sogar mit einem Schild: »Treten Sie ein!« Denn unsere Sterbewahrscheinlichkeit nimmt Jahr um Jahr exponentiell zu.

Es stimmt natürlich traurig, dass wir auf diese Weise altern, aber es besteht auch Grund zur Hoffnung. Denn selbst wenn mit dem Alter viele körperliche Gebrechen einhergehen, lassen sie sich alle auf dieselbe Hauptursache zurückführen. Wenn wir es schaffen, die Geschwindigkeit, mit der wir altern, zu drosseln, bleiben uns nicht nur mehr Jahre in einem fitten und gesunden Körper, sondern wir halten auch die ernsten altersbedingten Krankheiten so lange wie möglich vor der Tür. Genau so werden die Anti-Aging-Therapien der Zukunft funktionieren. Wir werden nicht einfach ein paar Jahre länger als jetzt wie vergessene Topfpflanzen vor uns hin vegetieren. Im Gegenteil: Wir werden länger leben, und zwar in einem jungen, fitten und gesunden Körper.

Menschen, die extrem schnell altern – oder gar nicht

Es gibt einige besondere genetische Syndrome, die Betroffene sehr viel schneller altern lassen als normal.

Wie zum Beispiel bei Jesper Sørensen, über den der dänische Fernsehsender TV2 mehrere Dokumentationen gedreht hat. Er leidet an einem Syndrom mit dem Namen Progerie, das von einer Mutation im Gen LMNA verursacht wird. Aus Untersuchungen an Betroffenen weiß man, dass die Membran rund um den Zellkern eine fehlerhafte Form hat. Es ist jedoch noch immer nicht geklärt, aus welchem Grund genau dieser Umstand so fatale Folgen hat.

Sozusagen am gegenüberliegenden Ufer gibt es auch Menschen, die oberflächlich überhaupt nicht altern. Betroffene des sogenannten X-Syndroms – an dem nur Frauen erkranken – bleiben ihr Leben lang wie ein Kleinkind. Sie werden nicht besonders alt.

So zu altern, wie wir Menschen es tun, ist keine Selbstverständlichkeit – beziehungsweise überhaupt zu altern. Denken Sie nur ans Tier- oder Pflanzenreich. Warum leben wir also nicht für immer?

Vielleicht haben Sie schon einmal gehört, dass Charles Darwins Evolutionstheorie das eigentliche Fundament der Biologie darstellt. »Nichts in der Biologie ergibt einen Sinn, es sei denn, man betrachtet es im Licht der Evolution«, sagte der Biologe Theodosius Dobzhansky. Damit meinte er, man solle stets durch die Evolutionsbrille schauen, um ein biologisches Phänomen zu verstehen. Will man zum Beispiel wissen, wieso das Fell eines Tigers gestreift ist, hilft es, die Evolution zu Rate zu ziehen: Durch die Streifen ist der Tiger besser getarnt. Die am besten getarnten Tiger sind am erfolgreichsten in der Nahrungsbeschaffung. Daraus folgt, dass sie mehr Nachkommen zeugen können, an die sie diese gute Tarnung weitervererben.

Das Problem dabei ist jedoch, dass sich das Phänomen des Alterns nur schwerlich mit der Evolution in Einklang bringen lässt. Zumindest auf den ersten Blick. Wenn die Gewinner des evolutionären Wettrennens diejenigen Organismen sind, die es schaffen, die meisten überlebenden Nachkommen in die Welt zu setzen – warum entwickeln sich Tiere dann nicht einfach so, dass sie immer länger leben? Das würde ihnen mehr Zeit geben, noch mehr Junge zu bekommen.

Stellen wir uns beispielsweise einen Wettlauf vor, in dem alle Teilnehmer maximal ein Junges pro Jahr bekommen. Die meisten

Nachkommen haben am Ende die, denen es in den meisten Jahren in Folge gelingt, Junge zu bekommen. Natürlich spielen dabei auch andere Faktoren eine Rolle – wie zum Beispiel die Nahrungsbeschaffung –, aber jedenfalls gewinnt man *nicht*, indem man alt und zeugungsunfähig wird, wie es auf die meisten Tiere (inklusive uns Menschen) zutrifft.

Trotzdem leben wir in einer Welt, in der das Altern ziemlich normal ist. Einen ersten Einblick in die dahinterliegenden Gründe hat uns der britische Biologe Peter Medawar gegeben: Selbst wenn die meisten Tiere für immer leben *könnten*, würden sie es nicht tun. Raubtiere, Infektionen oder Unfälle würden früher oder später niemanden ungeschoren davonkommen lassen. Wie nützlich ist Unsterblichkeit also aus evolutionärer Perspektive?

Nehmen wir als Beispiel eine Gruppe Mäuse auf einem Feld. Wie immer besteht die Antriebskraft hinter ihrer Evolution aus zufällig entstandenen Mutationen. Wird eine Maus mit einer Mutation geboren, die dazu führt, dass sie schlechter Nahrung findet, bekommt sie weniger Junge. Dasselbe gilt auch für die Nachkommen, die diese Mutation erben. Innerhalb kurzer Zeit verschwindet die Mutation wieder aus dem Genpool.

Was aber, wenn eine Maus mit einer Mutation geboren wird, deren schädlicher Effekt erst eintritt, wenn die Maus älter als zwei Jahre ist? Solange es genügend Raubtiere auf unserem Feld gibt, erreicht der Großteil der Mäuse nicht einmal ansatzweise ein Alter von zwei Jahren. Sie erfahren niemals, dass sie eine schädliche Mutation in sich tragen. Also kann die Maus mit der spät wirkenden, aber schädlichen Mutation genauso viele Junge bekommen wie die anderen Mäuse (oder zumindest fast genauso viele). Das heißt, diese Mutation kann über einen langen Zeitraum bestehen bleiben und schadet nur den wenigen Mäusen, die das Glück haben, lange genug zu überleben und »alt« zu werden.

Diese Annahme trägt den klangvollen Namen Mutations-Akkumulations-Theorie. Und auch wenn sie ziemlich überzeugend klingt, weisen viele Feldstudien in der Natur darauf hin, dass sie nicht immer zutrifft. Das Altern an sich hat nämlich einen negativen Effekt auf die Reproduktion wilder Tiere. Obwohl sie oft sterben, bevor sie alt werden, könnten sie mehr Nachkommen produzieren, wenn sie nicht altern würden. Wie groß der mögliche Effekt ist, hängt von der jeweiligen Art ab. Aber selbst ein geringer negativer Effekt sollte in der Lage sein, eine Mutation über einen Zeitraum von mehreren Millionen von Jahren verschwinden zu lassen.

Überlegen wir also von vorn. Was wäre, wenn eine Mutation in höherem Alter schädlich ist – dafür aber in jungen Jahren *nützlich?*

Stellen Sie sich zum Beispiel vor, eine Mutation würde dazu führen, dass unsere Maus von eben mit jedem Wurf mehr Junge bekommt, während sie gleichzeitig denjenigen Mäusen schadet, die über zwei Jahre alt werden. Falls die Durchschnittsmaus trotzdem relativ früh stirbt, »gewinnen« die Mäuse, denen es gelingt, mehr Junge pro Wurf in die Welt zu setzen.

Mit anderen Worten: Es kann von Vorteil sein, eine Mutation zu haben, die einem auf kurze Sicht nützt, selbst wenn sie langfristig schädlich ist. Besonders dann, wenn es ohnehin nicht sehr wahrscheinlich ist, dass man überhaupt so lange überlebt.

Dieses Phänomen hat einen mindestens ebenso klangvollen Namen: *antagonistische Pleiotropie.* Lassen Sie sich davon aber nicht abschrecken. Antagonistisch bedeutet lediglich, dass etwas einen entgegenwirkenden Effekt hat. Und Pleiotropie ist der Fachbegriff für ein Gen, das Auswirkungen auf mehrere verschiedene Eigenschaften hat. Mit antagonistischer Pleiotropie ist also gemeint, dass ein Gen entgegenwirkende Auswirkungen auf verschiedene Eigenschaften haben kann.

In unserem Mäusebeispiel trägt die Mutation dazu bei, dass die Mäuse mehr Nachkommen produzieren – allerdings schadet sie ihnen im späteren Leben (zumindest den Mäusen, die alt genug dafür werden).

Wenn die antagonistische Pleiotropie im Zusammenhang mit dem Altern ein wesentliches Konzept darstellt, dann sollten sich auch in der Realität Beispiele für diese Art von Genen finden lassen. Nicht nur in fiktiven Mäuseexperimenten.

Wir suchen also Gene, die bei der Reproduktion von Nutzen sind, im Gegenzug aber das Leben verkürzen. Existieren solche Gene tatsächlich, würde das bedeuten, dass langlebige Individuen im Allgemeinen eher weniger Nachkommen produzieren müssten, da sie weniger Gene in sich tragen, die der Fruchtbarkeit zuträglich sind. Umgekehrt müssten kurzlebige Individuen dann viele dieser Gene besitzen und folglich deutlich mehr Nachkommen haben.

Der amerikanische Wissenschaftler Michael Rose überprüfte diese Theorie über einen Zeitraum von zehn Jahren in der Praxis, indem er künstlich Taufliegen züchtete. Rose wartete, bis 95 Prozent der Fliegen einer Generation tot waren, und nutzte die verbliebenen fünf Prozent für die Weiterzucht. Er züchtete also nur mit den Taufliegen weiter, die besonders lange lebten.

Mit der Zeit stieg die durchschnittliche Lebensdauer unter den Fliegen dadurch drastisch an, sodass die gezüchteten Taufliegen am Ende des Experiments ein viermal so hohes Alter erreichten wie die ersten Generationen.

Wenn die Theorie über die antagonistische Pleiotropie tatsächlich zutrifft, wäre zu erwarten, dass die neuen Fliegengenerationen aus Roses Experiment nur sehr wenige Nachkommen in die Welt setzen. Alle Genvarianten, die das Leben verkürzen – aber die Zahl der Nachkommen ansteigen lassen –, müssten verschwunden sein. Es geschah aber genau das *Gegenteil.* Die langlebigen Taufliegen legten *mehr* Eier als ihre kurzlebigen Vorfahren.

Für eine Theorie ist es nie gut, wenn praktische Experimente ihr widersprechen. Ein Problem an der Theorie über die antagonistische Pleiotropie ist, dass sie vor der Entdeckung der Epigenetik formuliert wurde. Dieses System hilft uns zu steuern, welche Gene unsere Zellen nutzen sollen. Heute wissen wir nämlich, dass unsere Gene an- und ausgeschaltet, hoch- und runtergedreht werden können. Falls uns ein Gen früh im Leben nutzt, später aber schadet – warum schalten wir es nicht ein, solange wir davon profitieren, und schalten es danach einfach wieder ab?

***

Es gibt viele Theorien über die Evolution des Alterns, aber sie sind allesamt falsch. Die beiden, die wir gerade kennengelernt haben, sind die bekanntesten, aber es gibt unzählige weitere Erklärungsversuche. Was nur logisch ist: Wieso wir altern, ist eines der ganz großen Rätsel der Biologie.

Die meisten Theorien über das Altern sehen den Umstand des Älterwerdens als etwas an, das dem Organismus von außen zugefügt wird. Der Körper nimmt Schaden wie ein Auto, das genutzt wird, ohne es ausreichend instand zu halten. Eine kleine Gruppe von Forscherinnen und Forschern allerdings hat Ansätze formuliert, die das Altern aus einer völlig anderen Perspektive betrachten. Denn was wäre, wenn wir uns das Altern selbst zufügen? Wenn es etwas ist, das bereits in uns angelegt oder programmiert ist, wie bei einem Handy, das man absichtlich langsamer laufen lässt, sobald das neue Modell auf den Markt kommt.

Zunächst einmal ergibt das Sinn: Würden alte Tiere nie sterben, sondern ewig leben und gleichzeitig immer wieder neue Nachkommen produzieren, gäbe es irgendwann so viele Tiere, dass das Futter nicht mehr reichen und alle verhungern würden. Nicht gerade eine smarte evolutionäre Strategie.

Die Theorie über das programmierte Altern ist jedoch umstritten, da sie logische und mathematische Lücken aufweist. Dahinter steckt ein klassisches Problem, das man auch *tragedy of the commons* nennt. Auf dasselbe Hindernis stoßen wir Menschen, wenn es um den Umweltschutz geht, ums Zahlen von Steuern oder darum, eine WG-Küche sauber zu halten: Es wird immer einen oder mehrere geben, die versuchen zu profitieren, ohne selbst einen Beitrag zu leisten.

Am besten lässt sich dieses Prinzip an einem Beispiel erklären. Haben Sie sich bei Tierdokumentationen jemals gefragt, wie Löwen es schaffen, mehrere tausend Gnus zu jagen? Völlig egal wie stark die Löwen auch sein mögen, das Kräfteverhältnis ist völlig verzerrt. Die Gnus könnten sich zu Hunderten zusammentun und die Löwen in die Flucht schlagen. Stattdessen aber fliehen sie in Panik – und eines der Gnus endet möglicherweise als Löwenmahlzeit.

Wir könnten versuchen, den Gnus die Situation verständlicher zu machen: »Wenn ihr zusammensteht, gewinnt ihr locker und seid die Nervensägen los.« Sie sehen unser Argument ein und legen sich einen Plan zurecht. Beim nächsten Löwenangriff wehren sich die Gnus. Mehrere von ihnen werden schwer verletzt, aber selbstverständlich gewinnen sie die Schlacht. Euphorie über die neuerlangte Stärke macht sich unter den Gnus breit.

Eines von ihnen ist allerdings ein Feigling und hat nachgedacht. Klar, es findet die Sache mit der Sicherheit vor den Löwen richtig super, aber das mit dem Verteidigen der Herde ist nicht wirklich sein Fall. Das ist schließlich *gefährlich.* Als das nächste Mal ein paar Löwen die Herde angreifen, sorgt unser feiges Gnu dafür, möglichst weit hinten in der Herde zu landen. Auf dieser Position muss es selbst kein Risiko eingehen, während sich seine mutigeren Gnugenossen, die das Gemeinwohl der Herde vor Augen haben, an der vordersten Front abwechseln.

Ab und zu bedeutet das, dass die mutigen Gnus schwere Verletzungen davontragen. Manche von ihnen sterben gar. Unser Feigling aber versteckt sich immer in der hintersten Reihe – und lebt ein langes Leben mit zahlreichen Gnukindern. Aber der Apfel fällt nicht weit vom Stamm. Auch die Nachkommen unseres feigen Gnus drücken sich vor der gefährlichen Frontreihe. Und da die mutigen Gnus über Generationen hinweg einen höheren Preis zahlen müssen, dauert es nicht lange, bis unsere Gnuherde ausschließlich aus Feiglingen besteht. Die schöne Taktik ist dahin, und jeder ist wieder auf sich allein gestellt.

In unserer eigenen Gesellschaft haben wir soziale Mechanismen entwickelt, die verhindern sollen, dass man sich auf diese Weise durchmogelt. Aber es ist immer noch schwer, die Umwelt zu schützen, rechtmäßige Steuern einzutreiben und eine WG-Küche sauber zu halten. Die Natur hat in dieser Sache aber noch weniger Glück als wir Menschen – die Evolution kann diese Art von Problemen nicht vorhersehen oder rational begreifen wie wir. Aus Sicht der Natur ist die *tragedy of the commons* ein nahezu unlösbares Problem.

Und außerdem eines, auf das das programmierte Altern ebenfalls stoßen muss. Wenn das Altern in die Gene eines Organismus einprogrammiert ist, müssten Mutationen entstehen können, die das Programm zerstören und es dem Organismus somit erlauben, länger zu leben als ursprünglich geplant. Ein Individuum mit einer solchen Mutation würde so mehr Nachkommen in die Welt setzen als andere – und zu guter Letzt unser aller Vorfahr sein.

Nachdem all das gesagt ist, gibt es in der Natur trotzdem Beispiele, die dem programmierten Altern *ähneln*. Hier sind einige:

- Bienenköniginnen und Arbeiterbienen haben vollständig identische Gene. Welche Larve zur Königin wird und welche zur Arbeiterbiene, hängt allein von Nahrung und Pflege ab, die den Larven zuteilwird. Dennoch unterscheiden sie sich erheblich in ihrer Lebensdauer: Die Arbeiterbienen sterben nach ein paar Wochen, während die Königin bis zu mehreren Jahren leben kann. Das Gleiche gilt für Ameisen. Wie kann es einen solchen Unterschied geben, wenn sowohl Bienen als auch Ameisen jeweils exakt die gleichen Gene besitzen?

- Kraken sterben – wie Pazifische Lachse –, nachdem sie sich ein einziges Mal gepaart haben. Das Krakenweibchen bewacht seine Eier in Vollzeit. Sein Mund verschließt sich, und es stellt die Nahrungsaufnahme vollständig ein. Sobald die Eier ausgebrütet sind, stirbt das Muttertier innerhalb weniger Tage – allerdings nicht vor Hunger. Vielmehr kontrollieren zwei Drüsen, die optischen Drüsen, den ganzen Prozess. Entfernt man eine der Drüsen, frisst das Krakenweibchen immer noch nichts, lebt aber ein paar Wochen länger. Werden beide Drüsen entfernt, verschließt sich der Mund nicht, der Krake beginnt nach dem Ausbrüten der Eier wieder zu fressen und lebt bis zu 40 Wochen länger.
- Der Laborfadenwurm *C. elegans* ist einer der von Forschenden am häufigsten genutzten Anti-Aging-Modellorganismen, um das Altern zu studieren. In den 1980ern entdeckte der Amerikaner Tom Johnson, dass man das Leben von *C. elegans* verlängern kann, indem man ein bestimmtes Gen abschaltet, das den Namen age-1 erhielt. Anfangs sah es nach der bekannten Geschichte aus: Es schien, als hätten die Würmer mit dem zerstörten age-1-Gen ein längeres Leben, dafür aber weniger Nachkommen. Später stellte sich heraus, dass das nicht stimmte. Würmer mit der age-1-Mutation bekamen genauso viel Nachwuchs und lebten trotzdem länger. Seitdem hat man eine Menge weiterer Gene mit ähnlichen Effekten in *C. elegans* entdeckt. Also Gene, die lebensverlängernd wirken, ohne Nachteile zu haben. Wer hätte gedacht, dass solche Gene existieren?

TEIL 2

ENTDECKUNGEN DER FORSCHUNG

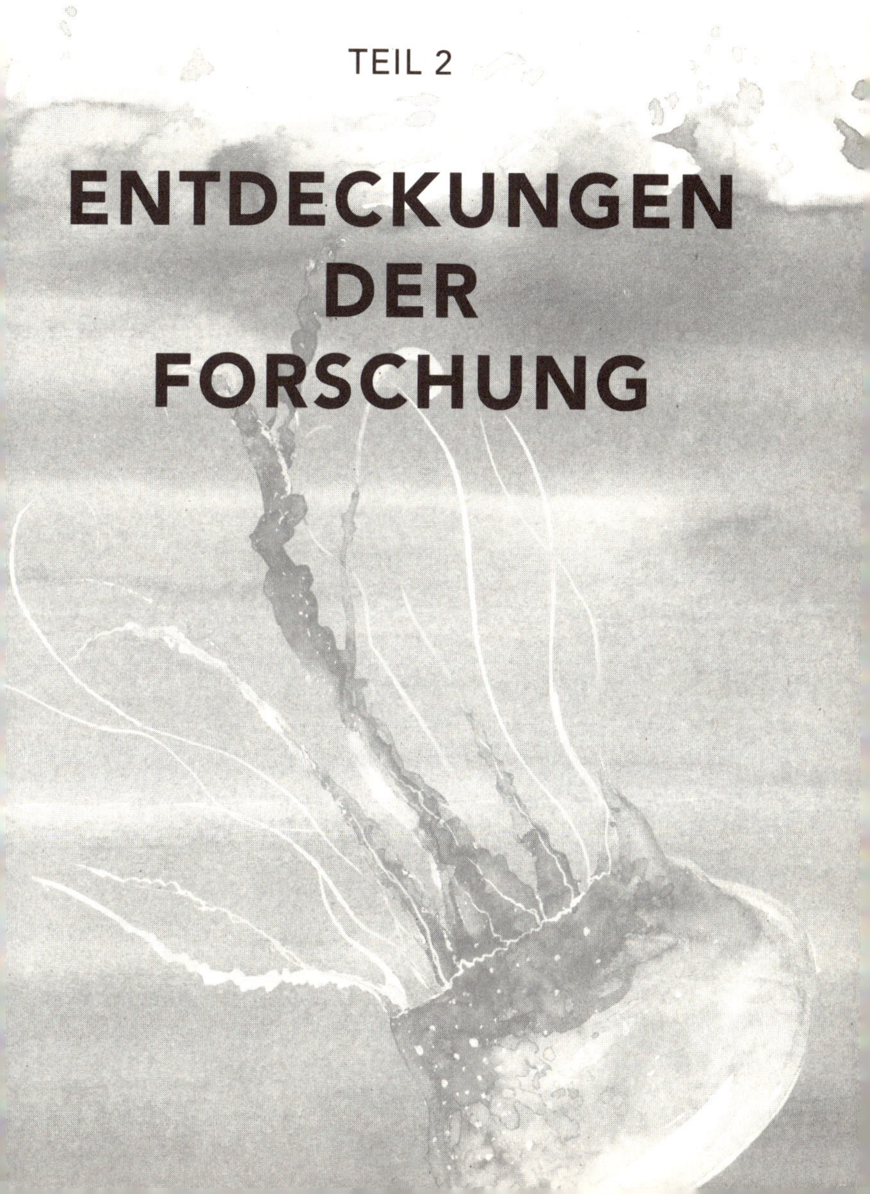

EINE TODESUHR

Eine der ganz großen Missionen, der sich die Anti-Aging-Forscher verschrieben haben, ist die Entdeckung einer zuverlässigen biologischen Uhr. Also etwas Messbares, mit dem sich, ausgehend von der gegenwärtigen Verfassung des Körpers, voraussagen lässt, wie alt eine Person wird. Der Grund, wieso wir eine solche Uhr brauchen, ist simpel: Das Altern nimmt sehr viel Zeit in Anspruch.

Versetzen Sie sich einmal in die Rolle eines Forschers, der nach einem Ausflug in den Regenwald ein Molekül entdeckt hat, von dem er überzeugt ist, dass es einen Anti-Aging-Effekt besitzt. Sie haben ein Medikament aus dem Molekül hergestellt und es an kurzlebigen Tieren wie Würmern und Mäusen getestet. Es wirkt perfekt. Jetzt ist es an der Zeit, die Wirkung am Menschen zu testen, damit Sie uns alle vor dem Tod retten können. Aber wie wollen Sie herausfinden, ob Ihr Molekül wirksam ist oder nicht?

Sie könnten damit anfangen, das Medikament Menschen im mittleren Alter zu verabreichen, und dann abwarten, ob sie länger leben. Das Problem an dieser Herangehensweise ist, dass es sehr lange dauern wird, bis Ihre Testpersonen alt genug sind, damit Sie eine Aussage über den Wirkungsgrad des Medikaments treffen können. Sie könnten diese Wartezeit auch einfach überspringen und das Präparat an Menschen testen, die schon sehr alt *sind.* Damit verkürzen Sie allerdings die Zeit, in der das Medikament seine Wirkung entfalten kann, erheblich. Denn möglicherweise ist der entstandene Effekt nicht stark genug, um ihn in so kurzer Zeit überhaupt zu erkennen.

Und selbst für den Fall, dass Ihr Medikament wirkt, ist es vielleicht nicht in der Lage, einen 90-Jährigen noch älter werden zu lassen. Gut möglich, dass die Schäden, die Ihr Medikament beheben soll, schon längst geschehen sind und Sie zu spät kommen.

Die Wartezeit ist ein Dilemma, das die Entwicklung neuer Medikamente generell beeinträchtigt, aber für die Anti-Aging-Wissenschaft ist dieses Problem besonders schlimm. Es verzögert die Fortschritte erheblich.

Doch wir kennen bereits die Lösung. Zumindest theoretisch. Hätten wir Zugriff auf eine biologische Uhr, müssten wir nämlich nicht mehr auf das Ableben unserer Versuchspersonen warten. Es wäre doch ungemein praktisch, wenn wir nur eine Blutprobe zu nehmen bräuchten, anhand deren wir feststellen könnten, wie schnell unsere Testpersonen aus biologischer Sicht altern.

Falls die Messergebnisse präzise genug sind, müssten wir keine Jahrzehnte mehr warten, um zu wissen, ob beispielsweise ein neues Medikament den Alterungsprozess unserer Probanden verlangsamt hat. Wir könnten einfach ihre biologische Uhr »ablesen«.

Und so geht's:

Ein Anti-Aging-Experiment mit biologischer Todesuhr

1. Lesen Sie die biologische Uhr bei allen Versuchspersonen ab.
2. Teilen Sie die Probanden in zwei möglichst ähnliche Gruppen auf.
3. Geben Sie einer Gruppe Ihr Medikament, der anderen ein Placebomittel (ohne zu verraten, wer welches Mittel erhält).
4. Warten Sie eine Weile, bevor Sie das biologische Alter erneut messen. Wenn das biologische Alter in der Gruppe

mit dem Medikament weniger stark angestiegen ist als in der Placebogruppe, wissen Sie, dass Ihr Medikament wirkt. Und Sie haben eine Menge Zeit gespart (und natürlich auch sehr viel Geld).

Im Jahr 2015 reiste eine Amerikanerin nach Kolumbien, um dort einige illegale Spritzen injiziert zu bekommen. Sie war weder eine verrückte Wissenschaftlerin noch eine reiche Eigenbrötlerin. In vielerlei Hinsicht war sie eine ganz gewöhnliche amerikanische Frau – die darauf hoffte, eine Anti-Aging-Revolution in Gang zu setzen.

Liz Parrish, so ihr Name, machte sich auf den Weg in wärmere Gefilde, um die Arzneimittelverwaltung ihres Heimatlandes zu umgehen. Gut, sie setzte immerhin nur ihre eigene Gesundheit aufs Spiel, aber in den allermeisten Ländern dieser Erde wäre ihr kleines Selbstexperiment illegal gewesen. In Kolumbien allerdings war man bereit, die Dinge in dieser Sache ein wenig anders zu sehen.

Parrishs Ziel war es, sich als erster Mensch Telomere – ein Bestandteil der Zellen, auf den wir gleich noch zu sprechen kommen – verlängern zu lassen.

Zu diesem Zweck ließ sich Parrish eigens eine Gentherapie entwickeln. Gentherapien sind eine neuartige Technologie, die definitiv noch ins Labor gehört. Kurz gesagt geht es dabei darum, ein zusätzliches Gen in die Zellen einer Person einzufügen. Dieses Gen kann den Zellen unter Umständen neue Eigenschaften verleihen oder ein im Patienten mutiertes Gen ersetzen. Bei der Anwendung von Gentherapien nutzt man die Fähigkeit von Viren, unsere Zellen zu infizieren. Statt die Patienten aber mit dem eigenen genetischen Material des Virus anzustecken, manipulieren Forschende dieses Material so, dass es die Patienten mit einem von ihnen bestimmten Gen »infiziert«.

Parrishs DNA hatte keine Fehler, die man hätte beheben müssen. Ihr Ziel war es, ein zusätzliches Gen eingepflanzt zu bekommen, das das Enzym Telomerase produziert. Seine Funktion? Die Telomere der Zellen verlängern. Die ehrgeizige Amerikanerin hatte das Resultat dieser Therapie bereits bei Mäusen beobachtet, die nur wenige Wochen nach der Gentherapie mit Telomerase auf magische Weise wie neugeboren wirkten: energisch, kraftvoll und mit jugendlich glänzendem Pelz.

Jetzt wollte Parrish auch selbst in den Genuss dieser Effekte kommen. Für ihr Experiment ließ sie die Länge ihrer Telomere vermessen: Sie waren um einiges kürzer, als man bei einer Frau ihres Alters erwartet hätte. Sie schien diese Behandlung tatsächlich nötig zu haben.

Nach den Injektionen in Kolumbien vergingen einige Monate, ohne dass sich irgendwelche unangenehmen Nebenwirkungen einstellten. Ihr Schreckensszenario war – wie bei den meisten biologischen Experimenten – eine Krebserkrankung. Aber in ihrem Körper funktionierte alles weiter wie gehabt.

Mit Ausnahme der Länge ihrer Telomere, wie sie ein Jahr später berichtete. Es hatte funktioniert! Sie waren durch das riskante Selbstexperiment verlängert worden. Dieses Ergebnis sorgte weltweit für Verblüffung.

***

Am Ende eines Schnürsenkels befindet sich ein Stück Plastik oder Metall, das dafür sorgt, dass der Schnürsenkel nicht ausfranst. Ein Schnürsenkelstift. Jetzt denken Sie sicher, viel weiter kann man sich vom Thema dieses Buchs nicht entfernen. In Wahrheit aber hat ausgerechnet dieser kleine Stift eine ganze Menge mit Anti-Aging zu tun.

In unseren Zellen sitzt unsere DNA – sozusagen die Bauanleitung für das, was uns als Lebewesen ausmacht. Die DNA setzt sich aus Strukturen zusammen, die man Chromosomen nennt. Insgesamt haben wir 46 Chromosomen: von jedem unserer Eltern 23 Stück. Chromosomen bestehen aus langen DNA-Strängen, die das gleiche Problem haben wie unsere Schnürsenkel. An den Enden besteht die größte Gefahr, dass sie beschädigt werden, und außerdem können sie dort ausfransen. Die Lösung? Schnürsenkelstifte eigens für die Chromosomen.

Diese genetischen Schnürsenkelstifte heißen Telomere. Sie bestehen aus demselben Material wie der Rest unserer DNA, aus Nukleotiden. Der einzige Unterschied ist, dass die Nukleotide hier keine wichtigen Informationen verschlüsseln. Sie sind nur zum Schutz da. Will heißen, es passiert nichts, wenn die Telomere ein wenig beschädigt werden oder wenn ein Stückchen von ihnen verloren geht. Tatsächlich verlieren wir in den meisten Zellen ständig kleine Teile unserer Telomere. Bei unserer Geburt haben die Telomere ungefähr eine Länge von 11 000 Nukleotiden. Mit jeder Zellteilung werden sie aber ein bisschen kürzer. Und das ist in den meisten Zellen notwendig, denn verlorene Zellen müssen ersetzt werden.

Also werden die Telomere in vielen unserer Zellen mit der Zeit immer kürzer. Manche Zellen (zum Beispiel Samenzellen und die meisten Stammzellen) können das Enzym Telomerase dazu nutzen, ihre Telomere wieder zu verlängern. Auf diese Weise sorgen sie dafür, immer genügend Telomere parat zu haben. Die allermeisten Zellen sind dazu aber *nicht* in der Lage. Deshalb werden ihre Telomere mit jeder Zellteilung kürzer und kürzer.

Wenn den Zellen die Telomere irgendwann ausgehen, können sie sich nicht mehr teilen. Dieses Phänomen nennt man Hayflick Limit und hat innerhalb der Anti-Aging-Forschung sehr viel Aufmerksamkeit erfahren. Man glaubte nämlich einmal, dass, während der Körper altert, Zellen unsterblich seien. Sind sie aber nicht.

Nachdem sich eine Zelle etwa 40- bis 60-mal geteilt hat, sind ihre Telomere entsprechend kurz, und sie stellt die Teilungen ein. Nicht etwa, weil die Telomere vollständig verbraucht wären, eher als eine Art Notbremse, bevor das passiert. Die Zelle zieht diese Notbremse, indem sie sich in einen Zustand versetzt, der Seneszenz heißt – das, was wir weiter oben eine Zombiezelle genannt haben. In diesem Zustand ist der Großteil der normalen Zellaktivität gestoppt – doch statt zu sterben, bleibt die Zelle in diesem Zwischenzustand, zerstört das umliegende Gewebe und verwandelt sogar andere Zellen in Zombiezellen.

Mit anderen Worten: Telomere sind eine Art Countdown, der heruntertickt, bis die Zelle das Arbeiten einstellt und sich im schlimmsten Fall in eine Zombiezelle verwandelt. Für die Entdeckung der Funktion von Telomeren und des Telomerase-Enzyms erhielten Elizabeth Blackburn, Carol Greider und Jack Szostak 2009 den Nobelpreis für Medizin. Seitdem stehen die kleinen Schnürsenkelstifte im Scheinwerferlicht der Anti-Aging-Wissenschaft. Es erscheint vollkommen logisch: Telomere zählen die Zeit herunter und beenden schlussendlich das Leben einer Zelle. Wie eine perfekte biologische Todesuhr. Gleichzeitig verschafft uns das eine Lösung für das Problem des Alterns: die Verlängerung der Telomere.

Einige Forscherinnen und Forscher haben spezielle Mäuse gezüchtet, die von Geburt an unnatürlich lange Telomere besitzen. Diese Mäuse sind nicht nur dünner und haben einen produktiveren Stoffwechsel, sondern altern auch besser und leben insgesamt länger als gewöhnliche Mäuse. Mehrere Studien legen die Vermutung nahe, dass der Effekt bei Menschen der gleiche sein könnte – kurze Telomere würden also mit einem früheren Tod in Verbindung stehen. Besonders deutlich geht das aus einer dänischen Studie an 65 000 Menschen hervor: je kürzer die Telomere, desto höher die Sterblichkeit sowie das Risiko für Erkrankungen, von Herz-Kreislauf-Problemen bis hin zu Alzheimer und Diabetes.

Deshalb war Liz Parrish so versessen darauf, ihre Telomere verlängern zu lassen.

***

Wie immer in der Biologie gibt es jedoch ein Aber. Denken Sie an das, worüber wir vorher gesprochen haben. Jede Zelle unseres Körpers enthält unsere gesamte DNA. Also besitzen alle unsere Zellen auch das Gen für Telomerase – sie können sie produzieren, wenn sie wollen. Warum tun sie es dann nur in einem so begrenzten Umfang? Wenn alles, was es für ein längeres Leben braucht, die Produktion von Telomerase ist, wieso legen wir nicht einfach damit los?

Der Grund für die Zurückhaltung unserer Zellen beim Thema Telomeraseproduktion ist ein hässlicher Tauschhandel. Telomerase kann unseren Zellen zwar dabei helfen, länger zu leben, aber das liegt nicht immer in unserem Interesse. Dahinter steckt unser altbekannter Erzfeind: Krebs. Fügt man künstlich Telomerase in Zellen ein, werden sie unsterblich. Was exakt einer der Eigenschaften von Krebszellen entspricht. Daher bleibt zu befürchten, dass, selbst wenn lange Telomere uns unter Umständen zu einem langen und gesunden Leben verhelfen, der Preis dafür ein erhöhtes Krebsrisiko ist.

Und leider sagen uns die Daten genau das: 80 Prozent aller Krebszellen haben eine Möglichkeit gefunden, das Telomerase-Gen zu missbrauchen, damit sie länger leben und sich schneller teilen können. Außerdem stehen Genvarianten, die von Natur aus längere Telomere produzieren, einerseits in Verbindung mit einer geringeren Anfälligkeit für Herz-Kreislauf-Erkrankungen, andererseits aber mit einem höheren Krebsrisiko.

Und es kommt sogar noch schlimmer. Der Zusammenhang zwischen Telomer-Verkürzung und Altern ist nicht ganz so einfach, wie der Hype behauptet. Ein Großteil der Telomer-Forschung basiert auf Untersuchungen an Mäusen. Was im Normalfall einen akzeptablen Kompromiss darstellt, im Hinblick auf die Forschung an Telomeren jedoch leider nicht funktioniert. Die Telomer-Biologie in Mäusen unterscheidet sich nämlich wesentlich von der in uns Menschen. Mäuse haben in all ihren Zellen aktive Telomerase und werden außerdem mit sehr viel längeren Telomeren geboren als Menschen. Und trotzdem sterben sie früher.

Das hinterlässt uns ein bedauerliches Problem. Wenn die Forschung recht behält, haben wir möglicherweise eine Methode für Anti-Aging gefunden. Aber es hat keinen Sinn, sich weiter mit der Verlängerung von Telomeren zu beschäftigen, wenn sie das Risiko für Krebserkrankungen nach oben treibt. Und auch die Verbindung zwischen Telomer-Länge und Altern ist nicht signifikant genug, um Telomere als biologische Todesuhr zu nutzen.

Telomere im Weltall

Wenn wir Menschen erfolgreiche Missionen auf den Mars unternehmen wollen, werden wir dazu in der Lage sein müssen, lange Zeiträume im Weltall zu verbringen. Bisher wissen wir nur wenig darüber, wie der menschliche Körper darauf reagieren wird.

2016 kehrte der amerikanische Astronaut Scott Kelly vom bislang längsten Aufenthalt eines Amerikaners auf der Internationalen Raumstation ISS zurück. Auf der Erde empfing ihn unter anderem sein eineiiger Zwillingsbruder Mark, ebenfalls Astronaut. Die NASA untersuchte beide, den raumfahrenden und den am Boden gebliebenen Zwilling, vor, während und nach der Reise ins All, um eine Vorstellung davon zu bekommen, was eine so lange Raumfahrt mit unserer Physiologie anstellt. Während des Aufenthalts im All veränderte sich Scotts

Körper auf viele Arten, was in Marks Körper nicht erfolgte. Zurück auf der Erde, verschwanden die meisten Veränderungen aber wieder.

Überraschenderweise stellte sich heraus, dass die Telomere in Scott Kellys Zellen *länger* wurden, während er sich im Weltraum befand. Dafür wurden sie schnell wieder kürzer, sobald er auf die Erde zurückkehrte – und waren am Ende sogar kürzer als vor seiner Abreise.

Ist die Quelle der ewigen Jugend etwa ein One-Way-Ticket in den Weltraum?

Im Jahr 2013 veröffentlichte Steve Horvath eine biologische Uhr, die allem Anschein nach eine bessere Lösung für das Dilemma mit der Wartezeit darstellt als Telomere. Sie ist die exakteste biologische Uhr, die wir kennen. Mit Horvaths Uhr lässt sich beispielsweise voraussagen, welcher Zwilling eines Zwillingspaars zuerst sterben wird. Der Zwilling, der nach Horvaths Uhr das höhere biologische Alter besitzt, trägt das Risiko, zuerst zu sterben – und je größer der Unterschied zwischen den Geschwistern, desto größer das Risiko.

Tatsächlich funktioniert die Uhr so genau, dass sie sogar bei Schimpansen angewandt werden kann, unseren nächsten Verwandten im Tierreich. Die präzise Mechanik der Uhr ist aber ein wenig kompliziert.

Alle unsere Zellen (mit Ausnahme der roten Blutkörperchen) enthalten unsere gesamte DNA. Das heißt, alle Ihre Körperzellen enthalten das Rezept, wie Sie sich zusammensetzen. Das müssten sie allerdings gar nicht. Unsere Zellen sind nur auf jeweils eine oder wenige Funktionen spezialisiert. Eine Muskelzelle zum Beispiel nutzt lediglich die Gene, die ihr erlauben, Muskelfasern herzustellen – und nicht solche, die man braucht, um Geschmacksrezeptoren auf der Zunge zu produzieren. Und selbst von den Genen, die eine Zelle nutzt, werden nicht alle ständig benötigt – manche Gene braucht eine Zelle nur zu bestimmten Zeitpunkten ihres Lebens oder in Ausnahmesituationen.

Deshalb ist eine Art Kontrollsystem nötig, mit dem eine Zelle manche Gene anschalten kann, wenn sie sie braucht, und andere abschalten kann. Dieses System nennt sich Epigenetik. »Epi« heißt so viel wie »oben auf« oder »zusätzlich zu«, also ist damit etwas oben auf beziehungsweise zusätzlich zur Genetik gemeint. Genauer gesagt ist hier die Rede von chemischen Veränderungen der DNA. Sie können sich das Ganze wie verschiedene Aufkleber auf den Genen vorstellen: »einschalten«, »bald einschalten«, »zwischenzeitlich ausschalten«, »permanent ausschalten« und so weiter.

Einer der wichtigsten dieser epigenetischen Aufkleber heißt Methylierung und ist besonders relevant für uns. Er wird dazu genutzt, ein Gen abzuschalten. Je mehr Methylierung in einem speziellen Teil des Gens geschieht – im sogenannten Promotor –, desto größer ist die Wahrscheinlichkeit, dass dieses Gen »ausgeschaltet« bleibt.

Die neue biologische Uhr, die Steve Horvath entwickelt hat, basiert auf diesem Prozess der Methylierung und wird epigenetische Uhr genannt.

Man weiß seit Langem, dass mit dem Alter epigenetische Veränderungen einhergehen.

Während unseres Heranwachsens versteht sich das von selbst, da sich aus einem kleinen gleichförmigen Zellhaufen die Hunderte von Zelltypen entwickeln, aus denen ein erwachsener Mensch besteht. Im Lauf dieses Prozesses müssen die Zellen verschiedene Gene anwenden, die sie daher dauernd ein- und abschalten, je nachdem, welche davon gerade gebraucht werden. Es hat sich aber gezeigt, dass diese Art von Änderungen selbst dann noch vorkommen, wenn wir das Erwachsenenalter erreicht haben.

Früher erklärte man dieses Phänomen damit, dass die Zellen schrittweise – mit dem Alter – die Kontrolle über ihre Epigenetik verlieren. Vergleichbares kennen wir schließlich von vielen anderen Teilen des Körpers. Horvath allerdings konnte beweisen, dass einige dieser Veränderungen (der Methylierungen) nicht zufällig geschehen. Sie folgen einem Muster, das für Vorhersagen zur Länge unseres Lebens genutzt werden kann.

Horvath entdeckte einige hundert Stellen in unseren Genen, an denen die Menge von Methylierungen – nach ein wenig statistischer Bearbeitung – ein gutes Bild darüber abgibt, welches biologische Alter man hat. Seitdem wurden noch exaktere Versionen von Horvaths epigenetischer Uhr entwickelt, indem man eine größere Anzahl von Methylierungen und gleichzeitig auch andere biologische Daten – beispielsweise aus Blutproben – mit in die Berechnungen einbezog.

Seit Horvath die erste epigenetische Uhr publik machte, ist sie bei Forschern auf der ganzen Welt quasi im Dauereinsatz. Was zu einigen bemerkenswerten Ergebnissen geführt hat:

- Weniger überraschend ist, dass Menschen, deren epigenetisches Alter höher ist als ihr eigentliches, einem größeren Risiko für die großen altersbedingten Krankheiten unterliegen: Herz-Kreislauf-Erkrankungen, Krebs, Alzheimer und so weiter. Außerdem sind Menschen mit hohem epigenetischen Alter schwächer, schneiden schlechter bei kognitiven Tests ab und verfügen über eine schlechtere Lungenfunktion. Sie *wirken* älter, als sie in Wahrheit sind.
- Im Gegenzug hat man herausgefunden, dass Menschen über 105 ein niedrigeres epigenetisches Alter haben, als man erwarten würde. Das heißt, aus biologischer Sicht sind sie vielleicht gar nicht so alt, wie die Zahl der Kerzen auf ihrem Geburts-

tagskuchen andeutet. Was natürlich auch die Ursache dafür sein könnte, dass sie immer noch am Leben sind. Sogar ihre Kinder sind biologisch jünger als andere im gleichen Alter.

- Zudem konnte nachgewiesen werden, dass Frauen im Durchschnitt epigenetisch jünger sind als Männer. Diese Tendenz lässt sich bereits im Alter von zwei Jahren erkennen. Und es passt dazu, dass Frauen länger leben als Männer.

Der weibliche Schutz vor dem Alter

Bevor sie in die Wechseljahre kommen, haben Frauen ein wesentlich geringeres Risiko für Herz-Kreislauf-Erkrankungen als Männer. Doch nach der letzten Menstruation gleicht sich das Risikoprofil von Frauen dem von Männern mehr und mehr an.

Verfügen Frauen also über irgendeine Art Schutzmechanismus, solange sie Kinder auf die Welt bringen können?

Wir wissen bereits, dass Frauen, die später in die Wechseljahre kommen, im Schnitt länger leben. Die epigenetische Uhr liefert uns einen Hinweis, woran das liegen könnte: Frauen, deren Eierstöcke entfernt werden und die somit künstlich früher in die Wechseljahre kommen, haben ein höheres epigenetisches Alter als erwartet. Frauen, deren Eintritt in die Wechseljahre aber durch Hormontherapien verzögert wird, sind epigenetisch jünger als erwartet.

Diese Ergebnisse deuten darauf hin, dass Frauen vor der Menopause zumindest teilweise vor dem Altern geschützt sind, was auch erklären würde, weshalb sie sich bis zu diesem Zeitpunkt besser schlagen als Männer. (Hormontherapien steigern jedoch das Brustkrebsrisiko, also machen sich die so gewonnenen Altersvorteile wahrscheinlich eher nicht bezahlt.)

Die epigenetische Uhr funktioniert so, dass man alle möglichen verschiedenen Zellen einer Person dazu nutzen kann, ihr Alter zu bestimmen – und dabei immer dasselbe Ergebnis erhält, unabhängig von der Auswahl der Zellen.

Biologisch gesehen sind sämtliche Zellen einer Person gleich alt. Oder besser gesagt *fast alle*, denn es gibt gewisse Ausnahmen. Und meiner Meinung nach gehören diese Ausnahmen mit zu den spannendsten Entdeckungen, die man gemacht hat. Das sagt uns nämlich, dass es in unserem Körper Teile gibt, die in einem anderen Tempo altern als der Rest.

Die bemerkenswerteste Ausnahme bildet das weibliche Brustgewebe. Im Durchschnitt ist das Brustgewebe das biologisch älteste Gewebe einer Frau. Ist Brustkrebs vielleicht deswegen die häufigste Krebsform bei Frauen? Es gibt Hinweise darauf. Denn es hat sich gezeigt: Je höher das epigenetische Alter des Brustgewebes einer Frau im Verhältnis zu ihrem eigentlichen Alter ist, desto größer ist auch ihr Brustkrebsrisiko.

Im Gegensatz dazu gibt es auch Gewebe, das durchschnittlich langsamer altert als der restliche Körper. Besonders gilt das für eine Region im Gehirn, das Cerebellum oder Kleinhirn. Dieser Teil unserer grauen Zellen wird weitaus seltener von altersbedingten Krankheiten getroffen als das übrige Gehirn. Könnte es daran liegen, dass das Kleinhirn langsamer altert? Es würde definitiv Sinn ergeben.

Man kann sich gut vorstellen, dass ein ungesunder Lebensstil – der, wie wir bereits wissen, unsere Lebenszeit verkürzt – mit einem höheren epigenetischen Alter zusammenhängt.

Zum Beispiel liegt die Annahme auf der Hand, dass das epigenetische Alter in Fettzellen bei übergewichtigen Menschen höher ist. Also haben Wissenschaftlerinnen und Wissenschaftler genau das überprüft und überraschenderweise festgestellt, dass übergewichtige Menschen keine Fettzellen besitzen, die biologisch älter wären als erwartet. Stattdessen haben ihre *Leberzellen* ein höheres epigenetisches Alter. Eventuell ein Hinweis darauf, dass das zusätzliche Fett der Leber am meisten zusetzt.

Leider hat man auch herausgefunden, dass diese Schäden nicht wieder verschwinden, wenn man abspeckt. Menschen, die einmal schwer übergewichtig waren, dann aber abgenommen haben, besitzen im Anschluss immer noch eine biologisch ältere Leber. Eine ernüchternde Nachricht, sind wir doch auf der Suche nach Möglichkeiten, die Uhr zurückzudrehen.

Rein theoretisch wäre das möglich – in unseren Zellen gibt es bereits eine molekulare Maschinerie, die Methylierungen verändern kann. Aber wie bekommen wir unsere Zellen dazu, diese Maschinerie in Gang zu setzen?

Wir kommen darauf zurück.

Messen Sie Ihr epigenetisches Alter

Will man sein eigenes epigenetisches Alter erfahren, existieren dafür bereits kommerzielle Testanbieter. Ein solcher Test läuft genauso ab wie ein Gentest für zu Hause: In ein Röhrchen spucken und dieses zurück an die Anbieterfirma schicken. Dort wird die Probe analysiert, und anschließend erhält man das Ergebnis per Post. Das epigenetische Alter kann man dann mit seinem eigentlichen Alter vergleichen, um frühe Warnsignale zu erkennen oder einfach nur um sicherzugehen, dass alles läuft, wie es soll.

Dabei gilt es jedoch, auf mehrere Dinge zu achten: Zum einen kann eine schlechte Probe das Ergebnis verfälschen. Zum anderen bildet die epigenetische Uhr nicht alles ab, die Probe gibt nur Hinweise darauf, wie hoch das eigene biologische Alter ist. Zum jetzigen Zeitpunkt hat man wenig Erfahrung mit dem

Messen von Fortschritten – wenn man beispielsweise seine Lebensweise umstellt, um biologisch jünger zu werden. Es sind sehr präzise Tests erforderlich, um solche kleinen Änderungen innerhalb kurzer Intervalle zu messen.

WAS UNS NICHT UMBRINGT … VERLÄNGERT DAS LEBEN

Steigt man in die Kopenhagener U-Bahn, ist es nicht ungewöhnlich, Werbeplakate für einen neuen Smoothie zu sehen, der *vollgepackt mit Antioxidantien* ist. Das Gleiche gilt auch für dieses eine Produkt, das Ihnen all die Influencer verkaufen wollen, oder das Werbebanner, das Sie durch das halbe Internet verfolgt. Die Lovestory zwischen Antioxidantien und dubiosen Nahrungsergänzungsmitteln nahm jedoch einen etwas seriöseren Anfang.

In den 1950ern, wenige Jahre nach dem Einsatz der ersten Atomwaffen, forschte man intensiv an den Auswirkungen radioaktiver Strahlung. Es zeigte sich, dass Mäuse schneller alterten, falls sie hohen – aber nicht tödlichen – Mengen von Radioaktivität ausgesetzt wurden. Eine der Ursachen für das fortgeschrittene Altern war eine chemische Reaktion namens Oxidation in den Zellen der Tiere. Bei dieser Reaktion bildet sich unter anderem ein bestimmter Typ von Molekülen, sogenannte freie Radikale. Dabei handelt es sich um eine Form von *sehr* reaktiven Molekülen; sie reagieren mit allem, was in ihre Nähe kommt.

Freie Radikale sind ein bisschen wie der Elefant im Porzellanladen: Moleküle, mit denen sie innerhalb der Zellen in Kontakt kommen, werden zerstört. Die Gesamtmenge der Zerstörung, die die freien Radikalen in den Zellen anrichten, nennt man oxidativen Stress. »Hoher oxidativer Stress« bedeutet also, dass viele freie

Radikale in den Zellen für Verwüstung sorgen. Wie Sie vielleicht schon erraten haben, sind die *Anti*oxidantien die Helden in dieser Geschichte. Sie sind in der Lage, die freien Radikalen zu neutralisieren und ihrer Zerstörungswut Einhalt zu gebieten. Als die Forscher damals in den 50ern ihren Versuchstieren Antioxidantien gaben, wurden die Tiere widerstandsfähiger gegen die radioaktive Strahlung. Ihre Schlussfolgerung lautete dementsprechend, dass Antioxidantien bestrahlten Tieren dabei helfen, länger zu leben.

Freie Radikale entstehen aber nicht nur, wenn man Strahlung ausgesetzt ist. In Wahrheit sind sie ein ganz normales Produkt unseres Stoffwechsels. Woraus folgt, dass unsere Zellen ständig mit diesen herumwütenden Elefanten konfrontiert sind. Da hatten die Forscher eine Idee: Vielleicht spielen freie Radikale nicht nur eine Rolle, wenn man Strahlung ausgesetzt ist, sondern stellen auch die Ursache für das *gewöhnliche* Altern dar?

Diese Theorie nennt man *the free radical theory of aging.*

Kurz ausgedrückt besagt diese Theorie, dass die für unseren Stoffwechsel notwendige Chemie freie Radikale bildet. Irgendwann kommen die Zellen mit den Reparaturen der Schäden nicht mehr hinterher, und sie müssen sie nach und nach aufgeben. Dadurch stapeln sich die defekten Moleküle, bis sie die Funktion der Zellen unmöglich machen. Anders formuliert: Irgendwie logisch, dass man Probleme mit seinem Porzellanladen bekommt, wenn er gleichzeitig als Elefantengehege dienen muss.

Die Theorie stimmt mit unserem Wissen überein, dass ältere Menschen stärker unter oxidativem Stress leiden als jüngere. Und dass der zusätzliche Schaden durch die freien Radikalen im Zusammenhang mit sämtlichen altersbedingten Erkrankungen zu stehen scheint. Antioxidantien klingen erstmal wie eine ideale Anti-Aging-Lösung: Wieso sollten wir unsere Zellen beim Kampf gegen die freien Radikalen nicht unterstützen?

Es gibt inzwischen ein regelrechtes Meer an klinischen Studien, bei denen man diese Theorie auf die Probe gestellt und Menschen Antioxidantien gegeben hat.

Die Zahl der Studien ist sogar so hoch, dass die Wissenschaft eine sogenannte Metaanalyse durchführen kann: eine riesige Untersuchung, die die Daten von unzähligen Studien zusammenträgt und in Kombination analysiert. Auf diese Weise erhält man noch präzisere Antworten.

Also haben Forscherinnen und Forscher in einer großen Metaanalyse, bestehend aus 68 Einzelstudien mit 230 000 Versuchspersonen, untersucht, ob es zu einem längeren Leben führt, wenn man Antioxidantien als Nahrungsergänzungsmittel zu sich nimmt.

Das ernüchternde Ergebnis: Menschen, die das tun, sterben *früher*. Und die Antioxidantien schützen sie weder vor Herz-Kreislauf-Erkrankungen noch vor Krebs. Ganz im Gegenteil scheint die Antioxidantienbeigabe zum Beispiel die Verbreitung von Lungenkrebs anzuregen, statt sie einzuschränken.

***

Im Herbst 1991 wurden in Oracle, Arizona acht Wissenschaftlerinnen und Wissenschaftler in eine übergroße, futuristische Glaskuppel gesperrt. Biosphere 2, so der Name des Gebäudes, sollte für die nächsten zwei Jahre ihr Zuhause sein. Ihre Mission? Sich selbst mit Essen, Sauerstoff und sonstigen lebensnotwendigen Dingen versorgen, ohne Hilfe von außen.

Das große Experiment war als Studie über die Ökosysteme der Erde angelegt und als eine Art Vorbereitung auf zukünftige menschliche Kolonien auf anderen Planeten gedacht. Falls es uns jemals gelingen soll, zu Multiplanetariern zu werden, müssen wir in der Lage sein, uns mit allem Lebensnotwendigen selbst zu versorgen.

Wie Sie wissen, machen Bäume einen äußerst wichtigen Teil der Ökosysteme auf unserem Planeten aus. Daher pflanzte man in zwei der Kuppelsimulationen, im Regenwald und in der Savanne, unzählige Bäume an. Sie sollten als Lungen des Ökosystems fungieren – so wie sie es auf der Erde normalerweise auch tun. Sie erinnern sich doch noch daran, dass Bäume ziemlich lange leben, oder? Ein zweijähriges Experiment dürfte da kein Problem darstellen, sollte man meinen.

Die Bäume in Biosphere 2 kamen gut aus den Startlöchern und schossen schnell in die Höhe. Doch noch bevor das Experiment überhaupt zu Ende war, brachen die Bäume unter ihrem eigenen Gewicht zusammen. Was hatte ihnen gefehlt? Weder Nährstoffe noch Pflege oder Fürsorge. Im Gegenteil: Ihnen fehlte Stress. Genauer gesagt fehlte den Bäumen in Biosphere 2 der Stress, den Bäume normalerweise durch den Wind erfahren.

Denn obwohl Wind einer der schlimmsten Feinde von Bäumen ist, kommen sie ohne ihn nicht aus. Durch die unaufhörliche Bedrohung des Windes gewinnen Bäume an Kraft und Widerstandsfähigkeit – ohne ihn werden sie schwach. Mit anderen Worten: Es tut den Bäumen gut, Widerstand ausgesetzt zu sein. Und damit sind sie nicht allein.

Denken Sie zurück an die Antioxidantien und die freien Radikale. Wieso sterben Menschen früher, wenn sie zusätzliche Antioxidantien zu sich nehmen? Aus demselben Grund, weshalb die Bäume in Biosphere 2 umstürzten. Freie Radikale sind eine essenzielle Herausforderung für uns. Sie fungieren als Signal, *das die Verteidigung des Körpers stimuliert.*

Und was passiert, wenn wir Sport treiben? Das Herz schlägt kräftig, wir schnappen nach Luft, unsere Muskeln arbeiten unter Hochdruck. Dafür brauchen wir massenweise Energie, also wird der Stoffwechsel in die Höhe getrieben. Was dazu führt, dass auch die Produktion der freien Radikale ansteigt. So gesehen ist Sport eine saftige Abreibung für den Körper. Was Sie, ganz nebenbei bemerkt, mit Sicherheit spüren können.

Aber in Wahrheit ist es genau aus diesem Grund so gesund, Sport zu treiben. Unser Körper versteht die Nachricht: Du musst stärker werden! Und das macht er auch. Er rüstet sich, baut Kräfte auf und wird widerstandsfähiger.

Daher ist es keine Überraschung, dass zusätzliche Antioxidantien die nützlichen Anpassungen, die nach dem Sport normalerweise in unserem Körper stattfinden, verringern oder gar ganz verhindern. Freie Radikale sind ein wichtiger Hinweis an den Körper. Entfernt man ihn, entgehen einem die positiven Effekte der sportlichen Betätigung.

Dieses Phänomen – dass Herausforderungen, Stress oder Schäden uns stärker machen können – nennt man Hormesis.

Auch ohne den Begriff zu kennen, ahnen wohl die meisten, dass Sport und Training auf diese Weise funktionieren. Aber Sport ist nur ein Beispiel von vielen in der Biologie. Hormesis spielt eine zentrale Rolle bei der Frage, wieso wir so geworden sind, wie wir heute sind. Sie können getrost davon ausgehen, dass Ihre Vorfahren einen auf die Mütze bekommen haben, wieder und wieder und wieder. Ob nun in Form von Hungerqualen, atemraubenden Jagden durch den Urwald, Vergiftungen durch Pflanzen oder eben in Gestalt von knochenharter und undankbarer Schufterei.

Wir haben uns an die Herausforderungen angepasst, auf die wir gestoßen sind, und deshalb sind sie für uns zu einer Notwendigkeit geworden. Ohne sie gehen wir zugrunde. Und das gilt nicht nur für uns Menschen: Hormesis ist die eigentliche Geschichte des Lebens auf der Erde.

***

Eines der besten Beispiele für die weite Verbreitung von Hormesis stammt aus Forschungen an dem giftigen chemischen Reinstoff Arsen.

Arsen wird auch *König der Gifte* genannt, da es geruchs- und geschmacksfrei, leicht erhältlich und unter Garantie tödlich ist. Aus diesen Gründen war es unter machtgierigen Adligen und diversen Psychopathen schon immer sehr beliebt. In jüngster Zeit sind jedoch Arsenverunreinigungen des Trinkwassers an mehreren Orten der Erde zu einem Problem geworden, das im Zusammenhang mit verschiedenen Krankheiten zu stehen scheint. Deshalb haben Forschende untersucht, welche Wirkung Arsen auf Labortiere hat.

Wenn man dem Fadenwurm *C. elegans* eine hohe Dosis Arsen verabreicht, wird das Gift seinem Ruf gerecht, ein sicherer Killer zu sein. Setzt man den Wurm allerdings einer geringen Dosis aus, lebt er *länger* als normalerweise. Während er gleichzeitig widerstandsfähiger gegenüber Stress durch Wärme und andere Giftstoffe wird. Wie das sein kann? Durch Hormesis natürlich. Die konstanten Angriffe durch das Arsen bringen den Wurm dazu, seine Verteidigung anzupassen.

In einem anderen Labor ist es Wissenschaftlern gelungen, das Leben von *C. elegans* durch die Gabe des *Gegenteils* eines Antioxidans zu verlängern: Sie gaben ihm ein *Pro*oxidans. Also etwas, das oxidativen Stress hervorruft – als würden wir unsere herumwütenden Elefanten Koffeinpillen schlucken lassen und ihnen einen ordentlichen Klaps auf den Hintern verpassen. In ihrem Versuch setzten die Forscher die armen Würmchen niedrigen Dosen von Paraquat aus, das normalerweise als (ziemlich heftiges) Unkrautvernichtungsmittel zum Einsatz kommt. Wie erwartet steigerte das die Bildung von freien Radikalen in den Würmern.

Doch trotz der Zunahme von Schäden lebten die Würmer länger als ihre Artgenossen. Es sei denn, die Forscher gaben ihnen Antioxidantien, um die Schäden zu reparieren. Dann geschah gar nichts.

Es klingt wirklich abenteuerlich, dass der *König der Gifte* oder ein starker Unkrautvernichter einen wie auch immer gearteten nützlichen Effekt auf einen Organismus haben sollen. Tja, willkommen in der Welt der Biologie. Aus sehr guten Gründen gibt es keine Versuche, bei denen man Menschen Arsen oder Pflanzengift verabreicht. Lassen Sie mich daher zu einem anderen Beispiel greifen.

Zu Beginn der 1980er Jahre war in Taiwan ein Wirtschaftsboom im Gange. Deshalb brummte die Baubranche in der Hauptstadt Taipeh. Durch einen Fehler geriet radioaktives Kobalt-60 in Baustahl, der für die Konstruktion von über 1700 Wohnungen verwendet wurde. Dieses Problem entdeckte man aber erst Mitte der 90er Jahre. Da war es selbstverständlich bereits zu spät.

Schätzungsweise hatten bis zu diesem Zeitpunkt etwa 10000 Menschen in den betroffenen Wohnungen gelebt und waren somit täglich radioaktiver Strahlung weit über dem normalen Niveau ausgesetzt gewesen.

Radioaktive Strahlung kann Krebs verursachen, da sie die DNA in unseren Zellen angreift. Als man die Krankheitsgeschichte der Bewohner untersuchte, stellte sich jedoch heraus, dass sie im Vergleich zu anderen Taiwanesen im Großen und Ganzen deutlich *seltener* an allen Arten von Krebs erkrankt waren.

Das gleiche Phänomen hat man auch bei amerikanischen Werftarbeitern beobachtet: Diejenigen, die an Atom-U-Booten arbeiten, haben eine niedrigere Sterblichkeit als Arbeiter in gewöhnlichen Schiffswerften. Was auch insgesamt für die amerikanische Bevölkerung gilt. Menschen, die in Gebieten mit einer hochradioaktiven Hintergrundstrahlung leben, werden im Schnitt älter als die Menschen in Gebieten mit niedriger radioaktiver Hintergrundstrahlung. Ein weiteres Beispiel: Britische Radiologen, die im Rahmen ihrer Arbeit mit ionisierter Strahlung in Kontakt kommen, leben tatsächlich länger als ihre anderen Arztkollegen, und sie erkranken seltener an Krebs.

Um es ganz klar zu sagen: Ich rate Ihnen ausdrücklich davon ab, Gift zu schlucken oder sich Strahlung auszusetzen. Selbstverständlich ist das brandgefährlich und eine Verschwendung von guten Genen. Wir wissen nicht, in welchen Konzentrationen diese Stoffe potenziell hormetisch wirken, also einen Schaden verursachen, der uns langfristig nützt. Wir wissen aber auf jeden Fall, dass man den eigenen Tod oder zumindest schwere Verletzungen riskiert.

Abgesehen davon wäre es schlicht idiotisch, auf diese Weise zu experimentieren, da wir bereits eine Menge anderer Möglichkeiten kennen, Hormesis nutzbar zu machen. Möglichkeiten, bei denen man sein Leben nicht aufs Spiel setzen muss.

***

Überraschenderweise ist unser Essen der beste Ort, um nach hormetischen Stoffen Ausschau zu halten. Nicht etwa, weil Pizza und Donuts insgeheim gesundheitsförderlich wären. Sind sie nicht. Nein – hormetische Effekte ergeben sich in Wahrheit durch die Pflanzen, die wir über die Nahrung zu uns nehmen.

Wie so viele andere Lebewesen ziehen es auch Pflanzen vor zu leben, statt als Abendessen auf irgendjemandes Teller zu landen. Was aber ein wenig schwierig ist, wenn man vor denen, die einen vertilgen wollen, nicht wegrennen kann. Ohne Möglichkeit zur Flucht bleibt nur der Kampf. Manche Pflanzen versuchen das durch angsteinflößende Dornen, eisenharte Schalen oder brennende Nadeln. Was die meisten Pflanzen jedoch gemein haben, ist, dass sie beim Kampf gegen ihre Feinde auch vor chemischer Kriegsführung nicht zurückschrecken. Und auf dieser Feindesliste befinden wir Menschen uns.

Es gibt unfassbar viele Pflanzen, die in irgendeiner Form giftig sind. Inzwischen mag es recht einfach sein, sich rein pflanzlich zu ernähren, als Steinzeitmensch musste man dafür aber schon sehr genau wissen, was man da so in sich hereinstopfte. Wilde Mandeln beispielsweise enthalten Cyanid, eine der giftigsten bekannten Chemikalien, und in rohen Cashewkernen ist derselbe Stoff enthalten wie im Kletternden Giftsumach, der oft auch als *Giftefeu* bezeichnet wird. (Dieser Stoff ist in den im Supermarkt erhältlichen Cashewkernen aber neutralisiert, keine Sorge.)

Sogar Pflanzen, die für uns Menschen ungiftig sind – und die wir als Nahrungsmittel ansehen –, können für andere Tiere durchaus giftig sein. Denken Sie nur an Schokolade, die sowohl für Hunde als auch für Katzen giftig ist, bei Menschen aber nichts anderes angreift als die Selbstdisziplin. Oder die Chilipflanze: Glauben Sie wirklich, wir sollen das brennende Gefühl in unserem Mund genießen? Natürlich nicht. Ursprünglich hatte die Schärfe die Funktion, Tiere vom Fressen der Chilifrucht *abzuhalten*.

Säugetiere zermahlen die Samen mit ihren Zähnen, stoßen auf Capsaicin (den aktiven Stoff in Chilis) und werden diese Pflanze kein zweites Mal fressen. Vögel hingegen schlucken die Samen als ganze, merken nichts von der Schärfe und verbreiten die Pflanze weit und breit. Ein ausgefuchstes evolutionäres System. Das bei uns Menschen aber trotzdem nicht funktioniert: Ob das unserem Wahnsinn oder unserer Genialität geschuldet ist, hängt davon ab, wen man fragt.

Ein weiteres hervorragendes Beispiel ist die Ananas. Hat Ihnen schon einmal der Mund oder die Zunge wehgetan, nachdem Sie eine Ananas gegessen haben? Falls ja, gibt es dafür einen guten Grund. Ananas enthalten nämlich proteinspaltende Enzyme. Eine gute Sache, wenn man damit Fleisch weich machen möchte, aber eher unangenehm, wenn man selbst das Fleisch ist. Die Ananas-Enzyme legen schon direkt in unserem Mund damit los, Proteine zu spalten. Die Ananas verdaut uns, während wir sie verdauen, wenn man so will.

Pflanzen können also alles sein, von reizverursachend über krankheitserregend bis hin zu direkt tödlich.

Das Capsaicin aus Chilis kann zum Beispiel verschiedene Pilzarten abtöten. Auf uns Menschen hat es einen ähnlich giftigen Effekt – aber es birgt auch verschiedene gesundheitliche Vorzüge, wie man herausgefunden hat. Und wieder geht es dabei um Hormesis. Von vielen anderen Pflanzenstoffen heißt es ebenfalls, sie seien gesundheitsfördernd – besonders die Stoffe, die man Polyphenole nennt. Lange Zeit galten sie sogar als die Topkandidaten auf die Antwort nach der Frage, was Pflanzen überhaupt so gesund macht.

Es gibt viele Theorien darüber, wie genau Polyphenole wirken. Früher glaubte man, es könnte etwas mit ihrer antioxidativen Aktivität zu tun haben. Aber die Wahrheit ist eher, dass sie ein kleines bisschen giftig für uns sind und damit einen hormetischen Effekt haben.

Wenn wir Polyphenole zu uns nehmen, versucht unser Körper, sie sofort wieder loszuwerden. Zum Beispiel wird ein Gen namens NRF2 aktiviert, das eine ganze Reihe an Verteidigungsmechanismen in der Zelle steuert. (Dieselbe Aktivierung können wir auch nach einem Kontakt mit radioaktiver Strahlung beobachten.)

Das heißt, die giftigen Pflanzenstoffe haben genau den vorgesehenen Effekt auf uns: Sie sind nicht lieb. Aber in kleinen Mengen führen sie zu gesundheitlichen Vorteilen. Wir fahren unsere Abwehrmechanismen hoch, was uns nicht nur widerstandsfähiger gegenüber den giftigen Stoffen macht, sondern auch gegenüber allem möglichen anderen.

Ein hartes Tierleben ist auch ein langes Tierleben

Langlebige Vögel haben nicht weniger oxidativen Stress als ihre kurzlebigen Artgenossen. Das Gleiche gilt für Nacktmulle, die mindestens genauso viel oxidativem Stress ausgesetzt sind wie ihre kürzer lebenden Verwandten. Nacktmulle müssen so einiges einstecken, sind aber wahre Meister darin, damit umzugehen. Wenn sie in Kontakt mit DNA-schädlichen Chemikalien, Schwermetallen oder hohen Temperaturen kommen, vertragen sie das besser als etwa Mäuse. Das Geheimnis eines langen Lebens scheint nicht darin zu liegen, Abreibungen oder harten Zeiten aus dem Weg zu gehen – sondern darin, Probleme zu bewältigen, wenn man ihnen begegnet.

Eine einfache Methode, um Giftstoffe aufzunehmen – ohne dabei Arsen oder Ähnliches zu schlucken –, ist es also, möglichst viele Pflanzen zu essen. Und wie sieht es mit einer harmlosen Bestrahlungsvariante aus? Gibt es so etwas?

Ja – eine Idee wäre es, in die Berge zu fahren. Menschen, die ihr Leben weit oben verbringen – denken Sie an die Alpen, nicht an den Harz –, leben nämlich länger und leiden seltener an altersbedingten Krankheiten. Das gilt in Österreich, der Schweiz, in Griechenland und in Kalifornien. In höheren Lagen ist die Atmosphäre dünner, die uns ansonsten vor den UV-Strahlen der Sonne schützt, und außerdem kommt man in Kontakt mit kosmischer Strahlung. Fragen Sie nur einmal den Autor dieses Buchs, einen wahren Flachländer, der in einer Höhe von fünf Kilometern trotz Sonnencreme mit Lichtschutzfaktor 50 den Sonnenbrand seines Lebens davongetragen hat.

Neben der großen Menge an Strahlung ist man in den Bergen zusätzlich einer geringeren Sauerstoffkonzentration ausgesetzt. Steigt man nur weit genug hinauf, bringt einen selbst die kleinste Anstrengung aus der Puste. Natürlich liegen die meisten von Menschen bewohnten Orte nicht ganz so weit oben. Aber es ist möglich, dass die niedrigere Sauerstoffsättigung der Luft trotzdem einen hormetischen Effekt auf die Bergbewohner hat. Welcher der beiden Aspekte schwerer ins Gewicht fällt, ist schwer zu sagen.

UV-Strahlung kann man übrigens auch an der Meeresoberfläche reichlich abbekommen. Zumindest im Sommer. Und sicher haben auch Sie schon davon gehört, dass man die Dauer des Aufenthalts in der Sonne im Blick behalten sollte, um Hautkrebs zu vermeiden. Das will ich an dieser Stelle noch einmal unterstreichen: Den Effekt der Sonneneinstrahlung kann man beispielsweise an LKW-Fahrern beobachten, deren eine Gesichtshälfte enorm viel Sonnenlicht abbekommt, wenn sie hinter dem Steuer sitzen. Auf der Sonnenseite ihres Gesichts wirken manche Fahrer bis zu zehn Jahre älter als auf der anderen Seite. Aber wie Sie jetzt ja wissen, bedeutet das nicht, dass kleinere Dosen Sonnenlicht gefährlich für uns wären.

Im Gegenteil. Es ist nützlich, und sogar gesund, ab und zu ein wenig Sonne zu tanken. Sowohl weil unsere Haut Vitamin D produziert, wenn sie von der Sonne beschienen wird, als auch weil es eine hormetische Reaktion hervorruft.

Wie immer ist es die Dosis, die ein Gift zum Gift macht.

***

Eine der Auswirkungen, die UV-Strahlung auf unsere Zellen hat, ist, dass sie damit beginnen, sogenannte Hitzeschockproteine zu produzieren.

Das sind Proteine, die anderen Proteinen helfen, die richtige Form anzunehmen – und beschädigte Proteine dabei unterstützen, wieder zurück zur richtigen Form zu gelangen. Stellen Sie sich Hitzeschockproteine als eine Art Proteinsuperhelden vor, die anderen Proteinen zu Hilfe eilen, wenn diese in Not geraten.

Wie ihr Name bereits vermuten lässt, entfalten sie ihre Wirkung unter anderem nach einem Hitzeschock. Aber unsere Zellen produzieren sie auch nach Kälteschocks, nach körperlicher Betätigung, Sauerstoffmangel oder wenn wir Kontakt mit Giftstoffen hatten. Hitzeschockproteine haben den Zweck, uns wieder auf die Beine zu bekommen, wenn uns irgendetwas Schaden zugefügt hat.

Wir hier im Norden kennen uns mit Hitze- und Kälteschocks besonders gut aus, gehören Sauna und Eisbaden doch fest zur nordischen Kultur.

Finnland, die Heimat der Sauna, hat uns mit mehr Saunastudien beschenkt, als wir uns jemals hätten wünschen können. Wie erwartet belegen diese Studien einen hormetischen Effekt. Unter häufigen Saunabesuchern finden sich weniger Menschen mit Herz-Kreislauf-Erkrankungen, und es lässt sich ebenfalls erkennen, dass Leute, die oft saunieren, auch länger leben.

Im Zusammenhang mit diesen Gesundheitsvorteilen spielen Hitzeschockproteine zweifellos eine Hauptrolle, aber das Saunieren bringt auch noch andere nützliche physiologische Veränderungen mit sich. So wird ein regelmäßiger Saunagang mit einem niedrigeren Blutdruck in Verbindung gebracht.

Es gibt jedoch einen kleinen Haken: Männer, denen an ihrer Zeugungsfähigkeit liegt, sollten nicht allzu oft den Gang in die Sauna wagen. Aus demselben Grund, aus dem man von langen, heißen Bädern abrät, oder davon, zu oft einen Laptop auf dem Schoß liegen zu haben.

Für die gesundheitlichen Vorteile von Kälteschocks haben wir nicht ganz so viele Beweise – jedenfalls noch nicht. Warten wir mal ab.

Es ist ohne Weiteres vorstellbar, dass Kälte einige derselben Vorteile mit sich bringt wie Wärme. Zumindest klingt es so, wenn man sich mit Menschen unterhält, die dem Eisbaden frönen. Die meisten von uns sind sicher schon einmal in den Genuss des Energierauschs gekommen, der einen direkt nach einem solchen eisigen Bad ereilt. Selbst auf lange Sicht schwören viele Eisbadende, dass das kalte Wasser einen positiven Einfluss auf ihr Wohlbefinden und ihre Produktivität hat.

Eine mögliche Erklärung dafür, weshalb Kälte einen gesundheitsfördernden Effekt haben kann, findet sich im sogenannten braunen Fettgewebe. Normales, weißes Fettgewebe (das, was die meisten gern loswerden wollen) dient uns als Energiespeicher. Das braune hingegen nutzen wir, um Energie zu verbrennen und damit Wärme zu erzeugen.

Wir wissen, dass die Aktivität in unserem braunen Fettgewebe nach Kältekontakt durch die Decke geht. Und interessanterweise hat sich gezeigt, dass viele langlebige Tierarten von Natur aus eine gesteigerte Aktivität in ihrem braunen Fettgewebe aufweisen.

Vier Dinge, die Sie wissen sollten, um durch Hormesis länger zu leben

1. *Die Wirkung von Hormesis verläuft in einer J-förmigen Kurve:* Das heißt, eine kleine Dosis eines Stressfaktors ist besser als gar nichts. Umgekehrt gilt aber, eine hohe Dosis des gleichen Stressfaktors ist schlimmer als nichts. Es ist gesünder, joggen zu gehen, als auf dem Sofa herumzugammeln. Allerdings kann man auch zu viel Sport treiben. Es ist wichtig, sich voranzutasten, dabei Vorsicht walten zu lassen und lieber auf der sicheren Seite zu bleiben. Um Bewegung oder pflanzliche Ernährung brauchen Sie sich keine großen Gedanken zu machen (zu viel davon bekommen Sie sicher nicht ab), bei anderen Formen von Hormesis ist aber mehr Umsicht gefragt.
2. *Die Widerstandsfähigkeit ist breit gestreut:* Hormesis wappnet einen nicht nur gegen genau den einen Stressfaktor, dem man sich aussetzt. Typischerweise hat Hormesis

einen breiten Effekt. Deshalb können wir in unserem Alltag ruhigen Gewissens mehrere hormetische Eingriffe vornehmen – eine stark pflanzlich ausgerichtete Ernährung und (ein gesundes Maß) Sport sind natürlich Pflicht. Daneben kann man mit anderen Formen von Hormesis experimentieren, wie zum Beispiel mit Hitze- oder Kälteschocks. Mit Radioaktivität oder Giftstoffen lieber nicht.

3. *Nicht alle Stress-Stimuli wirken hormetisch:* Sie werden nicht klüger, indem Sie Ihren Kopf gegen eine Wand hauen, und auch nicht gesünder, wenn Sie sich mit Tuberkulose infizieren. Hormesis funktioniert nur durch manche Reize – typischerweise solche, gegen die wir von Natur aus eine Widerstandsfähigkeit entwickelt haben. So wie Bäume eine Resistenz gegen Wind entwickelt haben, blieb uns keine andere Wahl, als einen Schutzmechanismus gegen die Herausforderungen zu bilden, die die Natur uns auferlegt hat.
4. *Mentale Hormesis ist mindestens genauso wichtig wie physische Hormesis:* Wir haben noch nicht darüber gesprochen, aber geistige Hormesis ist mindestens genauso wichtig wie körperliche. Um ein gutes und langes Leben zu führen, ist es essenziell, sich mentalen Herausforderungen zu stellen, sich Ziele zu stecken und aktiv zu sein. Später mehr davon!

DAVON, SICH SELBST ZU ESSEN

Fühlen Sie sich körperlich stärker, direkt nachdem Sie aus dem Fitnessstudio kommen? Rennen Sie beim zehnten Sprint schneller als beim ersten? Selbstverständlich nicht. Aber beim nächsten Besuch im Fitnessstudio sind Sie ein wenig stärker, und Sie sprinten beim zehnten Training schneller als beim ersten Mal. Das tun Sie, weil Hormesis sich als Antwort auf eine Herausforderung einstellt. Nicht direkt aufgrund der Reize, denen Sie sich aussetzen. Der Körper braucht Zeit, um sich zu wappnen.

Wenn Sie Gewichte stemmen, werden Ihre Muskelfasern beschädigt. Die Muskelzellen verfluchen den Sturkopf, der ohne erkennbaren Grund schwere Dinge anhebt. Dann kümmern sich die Zellen darum, die entstandenen Schäden zu beheben, und machen die Muskelfasern sicherheitshalber ein wenig stärker, für den Fall, dass Sie auf die Idee kommen, dasselbe noch einmal zu tun. Wir schaden uns also selbst, um dem Körper ein Signal zu senden, dass er stärker werden soll. Der Schaden oder die Verletzung an sich macht uns jedoch nicht stärker, im Gegenteil. Verletzungen schwächen uns. Das Wichtige ist hierbei das Signal. Was wäre also, wenn wir an einem anderen Punkt ansetzen könnten? Wenn wir das Signal senden oder vielleicht sogar nur nachahmen könnten, *ohne* uns dabei zu schaden?

Ein Beispiel: Wenn sich in den warmen Monaten die Sonne

zeigt, verdoppelt sich in Dänemark die Anzahl der Menschen, die sich im Freien aufhalten. Viele von uns liegen in der Sonne, um braun zu werden. Und wir genießen es. Was aber eigentlich passiert, wenn wir uns sonnen, ist Folgendes: Wir setzen unsere Haut der UV-Strahlung aus, wodurch sie beschädigt wird. Anschließend produziert sie mehr Melanin (Pigmente), um sich selbst zu schützen. Solange man sich an geringe Mengen UV-Strahlung hält, ist das eine nette Sache. Aber wie immer gibt es jemanden, der es übertreiben muss, und das Resultat kennen Sie bestimmt: ein erhöhtes Risiko für Hautkrebs, Rosinenhaut und so weiter.

Bei Mäusen – und eines Tages vielleicht auch bei Menschen – ist es inzwischen möglich, die Melaninproduktion völlig ohne UV-Strahlung zu stimulieren. Dazu nutzt man ein kleines Molekül, das das Signal nachahmt, das normalerweise beim Sonnetanken im Körper entsteht. Der Körper kann nicht erkennen, ob das Signal vom Molekül stammt oder ob er tatsächlich UV-Strahlung ausgesetzt ist. Das Ergebnis ist exakt das gleiche: braunere Haut.

***

2016 erhielt der Japaner Yoshinori Ōshumi den Medizin-Nobelpreis. Sein Beitrag? Die Erforschung der Mechanismen hinter dem Prozess in unseren Zellen, den man Autophagie nennt.

»Auto« bedeutet »selbst«, und »Phagie« irgendetwas mit »essen«. Autophagie bedeutet also *sich selbst essen*. Was vielleicht eher nach einer Krankheit klingt als nach einer Anti-Aging-Maßnahme. Doch in Wahrheit ist Autophagie enorm wichtig. Durch Autophagie essen die Zellen nämlich nicht einfach wahllos irgendetwas. Sie essen – oder zersetzen – ausschließlich die beschädigten Teile von sich selbst. Das können einzelne Moleküle sein, aber auch ganze Organellen (die Organe der Zellen). Wir können uns die Autophagie als eine Art Entrümpelungsunternehmen oder Müllabfuhr in der Zelle vorstellen: Sie kümmert sich darum, den molekularen Müll und die alten Bestandteile der Zelle zu entsorgen.

Diese Zellenmüllabfuhr wird gebraucht, denn unsere Zellen werden ständig beschädigt. So ist es eben, wenn man am Leben ist. Werden die defekten Moleküle und Organellen allerdings nicht entsorgt, ist das ein sicherer Weg, *nicht* sehr viel länger am Leben zu bleiben. Die Zelle verkommt zu einer mikroskopischen Müllhalde und büßt mit der Zeit alle ihre Funktionen ein.

Das Ganze läuft ungefähr so ab: Wenn eine Zelle defekte Moleküle oder Organellen entdeckt, werden sie in eine blasenähnliche Struktur eingeschlossen – wie in einem Müllwagen. Die Abfallblase wird danach zu einem besonderen Teil der Zelle transportiert und dort aufgenommen. Dieser Teil heißt Lysosom – eine Art Recyclinghof. Hier befinden sich einige Enzyme, die die defekten Moleküle aufspalten, bis nur noch die einzelnen Bausteine übrig sind. Im Anschluss können viele der Bausteine dann wiederverwendet werden – und sie werden zurück in die Zelle befördert.

Der kampfbereite Nacktmull

Forscherinnen und Forscher, die Zellen von Nacktmullen und Mäusen jeweils in Kulturen herangezüchtet haben, konnten feststellen, dass in Nacktmullzellen wesentlich mehr Autophagie auftritt als in den Zellen von Mäusen. Die Müllmänner und -frauen sind dort also aktiver. Außerdem weisen die Nacktmullzellen in einem anderen System, das der Autophagie ähnelt, eine höhere Aktivität auf: im Proteasom-System, das sich insbesondere mit dem Aufspalten defekter Proteine beschäftigt. Wie wir ja bereits wissen, gelingt es Nacktmullen sehr viel besser als zum Beispiel Mäusen, mit DNA-schädlichen Chemikalien, Schwermetallen oder hohen Temperaturen zurechtzukommen. Mit Sicherheit hat das etwas mit ihrer überlegenen Fähigkeit zur

Entsorgung und Wiederverwertung von beschädigten Zellbestandteilen zu tun.

Weil es permanent zu solchen Beschädigungen kommt, ist die Zellenmüllabfuhr dauerhaft im Dienst. Ab und zu entstehen jedoch Situationen, die zusätzliche Manpower erfordern. Dafür gibt es zwei mögliche Gründe.

Erstens tritt eine solche Situation ein, wenn es der Zelle an Bausteinen fehlt. Wie zum Beispiel Aminosäuren, um wichtige neue Proteine herzustellen. Kann die Zelle sie nicht von außen beschaffen – weil wir eventuell nicht genug gegessen haben –, muss sie sie aus sich selbst generieren. Dabei beginnt sie logischerweise zuerst mit dem Aufspalten von abgenutzten und defekten Proteinen.

Die zweite Situation ist die, über die wir gerade ausführlich gesprochen haben: Hormesis. Direkt nachdem die Zelle einer solchen Herausforderung ausgesetzt war, tummeln sich beschädigte Moleküle in ihr. Sie müssen so schnell wie möglich abtransportiert werden, damit die Zelle wieder in ihren Normalzustand zurückkehren kann. Falls es besonders viele defekte Moleküle sind, startet die Zelle einen Autophagie-Boost. Sie ruft die Müllabfuhr und sorgt dafür, dass rasch wieder Ordnung herrscht. Heißt also, die Müllabfuhr ist ungeheuer wichtig, damit die Hormesis überhaupt ihre Wirkung entfalten kann.

Hormesis funktioniert tatsächlich nur, solange das Autophagie-System ebenfalls reibungsfrei läuft. Unterzieht man den Laborwurm *C. elegans* beispielsweise einem Hitzeschock, lebt er aufgrund von Hormesis länger. Setzt man zuvor allerdings die Zellenmüllabfuhr außer Gefecht, ist diese Maßnahme nicht mehr lebensverlängernd.

Eine optimale Funktionsweise unserer Zellenmüllabfuhr ist immens wichtig, insbesondere je älter wir werden.

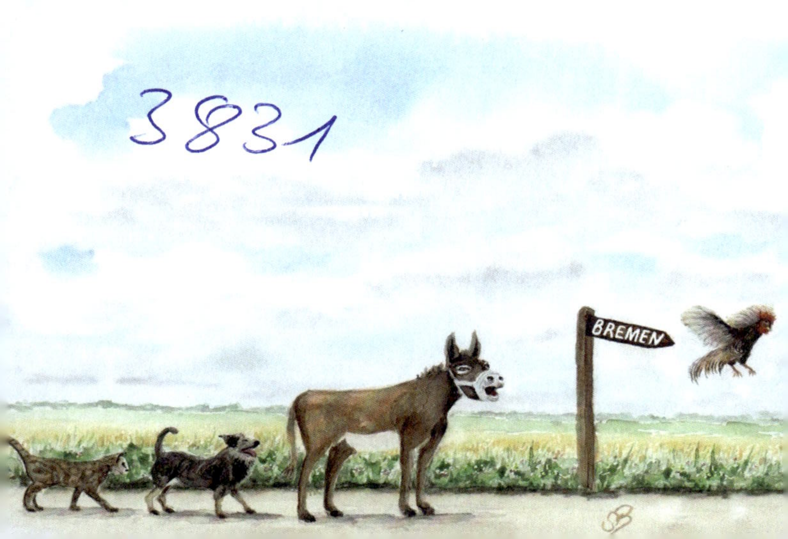
3831
BREMEN

Aber leider passiert in der Regel das genaue Gegenteil. Mit steigendem Alter nimmt die Frequenz der Autophagie in unseren Zellen ab. Die Müllleute werden faul. Früher glaubte man, in älteren Zellen gäbe es mehr defekte Moleküle, ganz einfach weil sie leichter Schaden nehmen. Zellen sind aber dynamisch. Eine mindestens ebenso wesentliche Ursache ist, dass die Aktivität der Autophagie in den Zellen abnimmt – und somit weniger Abfall entsorgt wird.

Was uns vor eine wunderbare Anti-Aging-Aufgabe stellt: der Zellenmüllabfuhr neuen Schwung zu verleihen. Erhöht man die Autophagie-Aktivität in Labormäusen, leben sie nicht nur länger, sondern werden zudem dünner und stärker.

Umgekehrt ist es unmöglich, Mäuse ganz ohne Autophagie zu züchten. Sie sterben, noch bevor sie geboren werden. Und begrenzt man die Autophagie auf ein bestimmtes Maß – macht die Müllentsorger sozusagen künstlich faul –, türmen sich defekte Proteine und Organellen in den Zellen der Mäuse auf. Die Tiere werden krank und schwach.

So leben wir länger durch Autophagie

Ausnahmsweise ist die Sache unkompliziert: Autophagie ist gut. Gibt es einzelne Fälle, in denen das nicht gilt?

Ja, wir reden hier trotz allem noch von Biologie. Aber viel näher kommen wir einer Regel in Bezug auf Anti-Aging nicht: Mehr Autophagie ist gut. Je besser wir unsere zelluläre Müllabfuhr auf Trab halten, umso besser gelingt uns der Kampf gegen das Altern. Jetzt denken Sie vielleicht, dass ich Ihnen gern einige konkrete Maßnahmen präsentieren dürfte – wie hält man seine Zellenmüllabfuhr auf Trab?

Wir können unseren zellulären Entsorgern weder eine Gehaltserhöhung anbieten noch sie feuern, daher müssen wir sie auf feinsinnigere Arten manipulieren. Es gibt viele gute Vorschläge, wie genau das funktionieren kann. Hormesis ist einer davon. Wenn wir aber an die Mäuse zurückdenken, die sich braun färben, dann sind wir da einer Sache auf der Spur, die noch einfacher ist. Und die Wissenschaft hat auch schon eine Lösung parat: *Spermidin.*

Sicher schwant Ihnen schon, wo man Spermidin zuerst entdeckt hat. Aber keine Sorge – glücklicherweise ist das nicht der einzige Ort, an dem man es findet.

Spermidin kommt von Natur aus in sehr vielen Lebensmitteln vor – und außerdem handelt es sich dabei um einen Stoff, den wir selbst und die Bakterien unseres Darmtrakts sowohl erzeugen als auch abbauen können.

Aus Studien an Mäusen wissen wir, dass zusätzliches Spermidin das Leben von Säugetieren verlängern kann. Versetzt man das Trinkwasser von Mäusen mit Spermidin, leben sie länger als ihre Artgenossen. Selbst wenn man damit erst später im Mäuseleben beginnt (so als würden Sie oder ich heute damit anfangen, ein Spermidin-Nahrungsergänzungsmittel einzunehmen).

Spermidin bringt die Zellenmüllabfuhr in Schwung, was demzufolge bedeutet, dass in den Zellen einer Maus, deren Trinkwasser mit Spermidin versetzt ist, mehr Autophagie stattfindet als bei Mäusen, die kein Spermidin bekommen. Die Instandhaltung der Zellen funktioniert besser. Bei Menschen wird eine höhere Spermidineinnahme über die Nahrung außerdem mit einer niedrigeren Sterblichkeit assoziiert.

Wie man vielleicht erwarten könnte, nimmt die Spermidinmenge in unserem Gewebe mit steigendem Alter ab. Genau wie die Autophagie. Die sinkende Spermidinmenge hilft sicher nicht dabei, unsere Zellenmüllabfuhr anzutreiben. Darum müssen wir uns also selbst kümmern.

Es gibt drei Möglichkeiten, an Spermidin zu gelangen: Wir können es selbst produzieren, unsere Darmbakterien können es produzieren, und wir können es über unsere Nahrung aufnehmen. Zum jetzigen Zeitpunkt kennen wir keine einfache Methode, unsere körpereigene Produktion anzukurbeln (außer, indem wir jung sind). Und unsere Darmbakterien sind ein so komplexes System, dass unser Wissen diesbezüglich noch erhebliche Lücken aufweist.

Zwar produzieren mehrere Bakterienarten Spermidin, aber manche von ihnen sind auch in der Lage, es abzubauen. Was uns mit einer einzigen realistischen Methode zurücklässt: Wenn wir Spermidin dazu einsetzen wollen, die Autophagie in unseren Zellen zu steigern, müssen wir es uns über die Nahrung besorgen. Wenig überraschend, zeigt sich wieder einmal, dass es eine gute Idee ist, viel Gemüse zu essen.

Spermidin in Lebensmitteln

Spermidin	(Nanomol/g)
Weizenkeime	2440
Sojabohnen	1090
Amaranth (Getreidealternative)	623
Diverse Pilze*	396–2350
Sonnenblumenkerne	383
Reiskleie	355
Mais	298
Blumenkohl	284
Blauschimmelkäse	262
Brokkoli	259 565
Pistazienkerne	256
Grüne Paprika	246–745

Diese Liste stammt aus einer japanischen Studie, daher habe ich daraus eine Auswahl an Lebensmitteln getroffen, die eher typisch für Mitteleuropa sind. Wenn Sie ein wenig abenteuerlustig sind, könnten Sie ja mal Aalleber, Adzukibohnen oder Durian probieren. Der exakte Spermidingehalt variiert natürlich je nachdem, wo und wie die Lebensmittel angebaut wurden und so weiter.

Spermidin als Nahrungsergänzungsmittel

Es existieren keine Nahrungsergänzungsmittel mit reinem Spermidin. Die Zusätze, die unter dem Namen »Spermidin« verkauft werden, enthalten Weizenkeim-Extrakt (siehe ganz oben auf der Spermidin-Tabelle) mit extrahohem Spermidingehalt. Der Vorteil liegt darin, dass man durch Nahrungsergänzungsmittel mehr Spermidin zu sich nimmt als durch normales Essen. Der Nachteil besteht wie immer darin, dass mit dem Ersetzen von Essen durch Nahrungsergänzungsmittel Unsicherheiten verbunden sind. Und dass Lebensmittel natürlich viele andere gesunde Stoffe enthalten, die man so außen vor lässt.

ZOMBIEZELLEN UND WIE MAN SIE LOSWIRD

In vielen Gräbern des antiken Griechenlands legte man Steine und andere schwere Objekte auf die Körper von Verstorbenen, so als wollte man die Toten daran hindern, wiederaufzuerstehen.

Noch länger zurück auf dem historischen Zeitstrahl, in Mesopotamien – eine der Wiegen der Zivilisation –, finden sich Geschichten wie die über die Göttin Ištar, die die bedrohlichen Worte spricht: »Ich lasse die Toten auferstehen, und sie werden die Lebenden essen.« Diese Art von Horrorgeschichten über lebende Tote – Zombies – haben bis in unsere Zeit überdauert.

Zombies finden auch einen Platz in diesem Buch über Anti-Aging. Aber nicht etwa, weil ich Ihnen dabei helfen werde, von den Toten aufzuerstehen. Nein, wir machen es ein paar Nummern kleiner. Genauer gesagt geht es um einige Ihrer Zellen, die zu lebenden Toten, zu Zombies, werden. Sie erinnern sich vielleicht noch an die Geschichte über die Amischen aus Berne, Indiana.

Die korrekte wissenschaftliche Bezeichnung für Zombiezellen lautet seneszente Zellen. Es sind Zellen, die auf irgendeine Art stehen geblieben sind. Das kann zum Beispiel passieren, wenn die Zellen beschädigt werden oder falls ihnen ihre genetischen Schnürsenkelstifte, die Telomere, ausgehen. In aller Regel führt das lediglich dazu, dass die Zellen zellulären Selbstmord begehen. Aber in manchen Fällen scheint es, als würden sich die Zellen weigern zu sterben – stattdessen werden sie zu Zombiezellen. Dann bleiben sie im Gewebe hängen und spucken mit massenweise schädlichen Molekülen um sich.

Zombiezellen sind im Moment eines der größten Themen in der Anti-Aging-Forschung. Obwohl sie unter unseren Zellen immer in der Minderzahl sein werden, hat sich herausgestellt, dass sie äußerst schädlich sind – und uns älter machen.

Bei Experimenten mit Mäusen haben Forscherinnen und Forscher Zombiezellen isoliert und sie anschließend gesunden jungen Mäusen transplantiert. Die Versuchstiere dieser normalerweise fitten und ausdauernden Mäuseart machten nach der Zombiezellentransplantation sehr schnell schlapp. Und interessanterweise blieben sie auch sechs Monate nach der Transplantation noch schwach. So lange überleben selbst Zombiezellen eigentlich nicht – und das löste bei den Forschenden Verwunderung aus.

Die Erklärung ist, dass sich Zombiezellen ein wenig wie eine Infektion verhalten. Die Moleküle, die sie ausspucken, können andere, gesunde Zellen in Zombies verwandeln. Auf diese Weise erwischen sie auch Zellen an völlig anderen Stellen des Körpers und können sich so verbreiten. Eine weitaus effektivere Methode, als um sich zu beißen, wie das »richtige« Zombies angeblich tun.

Natürlich sterben die armen Mäuse, denen Zombiezellen eingepflanzt wurden, viel früher als normal. Und je mehr Zombiezellen transplantiert werden, desto schlechter geht es ihnen.

Der endgültige Beweis für die entscheidende Rolle der Zombiezellen im Zusammenhang mit dem Altern stammt aber aus anderen Experimenten mit Mäusen.

Einige Forscherinnen haben Mäuse mit speziellen genetischen Veränderungen gezüchtet, die wie eine Art Bombe in jeder Zelle funktionieren. Diese Bombe wird nur in Zombiezellen aktiviert und kann mittels eines besonderen Moleküls von den Forschern gesteuert werden. Das heißt, mit ihrer Bombe können die Forscherinnen die Zombiezellen jederzeit töten, je nachdem, wann es notwendig ist.

Bei den Experimenten teilten sie die Mäuse in zwei Gruppen auf. Die eine Gruppe ließen sie in Ruhe. Bei der anderen Gruppe drückten die Forscherinnen zweimal pro Woche auf den metaphorischen Auslöser, sobald die Mäuse ausgewachsen waren. Das war nötig, weil Zombiezellen sich dauerhaft neu bilden. Will man sie loswerden, müssen sie immer wieder entfernt werden.

Nach einem ganzen Mäuseleben mit dieser Behandlung konnten die Forscherinnen beide Gruppen miteinander vergleichen. Und es zeigte sich, dass die Mäuse, deren Zombiezellen immer wieder entfernt wurden, im Schnitt 24 bis 27 Prozent länger lebten als ihre unbehandelten Artgenossen – außerdem wirkten sie zu ihren Lebzeiten äußerlich gesünder und waren fitter.

***

Je älter wir werden, desto mehr Zombiezellen treiben ihr Unwesen in unseren Körpern. Und je größer die Zahl der Zombiezellen, desto größer ist auch das Risiko, von einer der großen altersbedingten Krankheiten erwischt zu werden und zu sterben.

Das heißt allerdings nicht, dass Zombiezellen vollkommen unnütz wären: Sie spielen tatsächlich eine wesentliche Rolle – zum Beispiel – während unserer Entwicklung und auch bei Wunden, die verheilen sollen. Das Problem ist eher (mal wieder), dass wir sie mit dem Alter nicht mehr richtig unter Kontrolle bekommen. Funktioniert im Körper alles, wie es soll, ist eine Immunzelle ohne Weiteres in der Lage, die Zombiezellen aufzufressen. Womöglich rufen sogar die Zombiezellen selbst nach den Immunzellen. Aber genau wie wir es bei der Müllentsorgung in den Zellen – der Autophagie – beobachtet haben, nimmt auch die Fähigkeit des Immunsystems, für Ordnung zu sorgen, mit dem Alter stetig ab.

Leider sind wir, im Gegensatz zu den Mäusen aus dem Versuch von eben, nicht im Besitz einer genetischen Bombe, um die Zombiezellen zu töten. Doch die Wissenschaft arbeitet bereits an anderen Lösungen. Es ist nämlich möglich, die Zombiezellen in Mäusen auch mit einer Art Medikament zu töten, das im Englischen *senolytics* (Senolytika im Deutschen) genannt wird. Dabei handelt es sich um verschiedene Moleküle, die ausschließlich Zombiezellen töten.

Uns bleiben also zwei Möglichkeiten, um die Zombies loszuwerden: erstens, den Körper selbst dazu bewegen, indem man die Immunabwehr in Gang bringt. Und zweitens durch die Verwendung von *senolytics*, um selbst in die Rolle des Zombiekillers zu schlüpfen.

***

Die größte Schwierigkeit beim Ausschalten von Zombiezellen ist die Präzision. Die Zombies halten sich versteckt wie Terroristen in der Zivilbevölkerung. Handelt man nicht präzise genug, müssen Unschuldige die Konsequenzen tragen.

Wir besitzen immer viel mehr normale Zellen als Zombiezellen, sodass selbst eine klitzekleine Ungenauigkeit dazu führen kann, dass am Ende mehr normale Zellen als Zombiezellen getötet werden. Diese Notwendigkeit von Präzision macht es zwar schwerer, aber nicht unmöglich, senolytische Medikamente zu entwickeln.

Mittlerweile befinden sich sogar mehrere auf Senolytika basierende Medikamente in der Entwicklung. Sie wirken auf verschiedene Arten, viele von ihnen zielen jedoch auf dasselbe ab: Sie wollen die Zombiezellen dazu zwingen, zellulären Selbstmord zu begehen. Was die normale Reaktion einer beschädigten Zelle wäre: Innerhalb der letzten 24 Stunden haben sich zwischen 50 und 70 Milliarden unserer Körperzellen selbst umgebracht. Das tun sie unter anderem, um nicht zu Krebszellen zu werden, um ihre Umgebung nicht in Mitleidenschaft zu ziehen oder um die Ausbreitung einer Infektion zu verhindern. Mit anderen Worten: Die Zellen opfern sich fortlaufend füreinander.

Wie wir nun aber wissen, zeichnen sich Zombiezellen dadurch aus, dass sie eben keinen Suizid begehen. Es ist, als würden sie den Prozess bremsen. Was ist also die naheliegendste Lösung unseres Problems? Richtig, die Bremse wieder zu entfernen.

So stoppt man die Zombiezellen

D+Q

Die Kombination aus Dasatinib und Quercetin, D+Q, ist eine der effektivsten Waffen, die wir bislang gegen Zombiezellen ausfindig machen konnten.

Dasatinib ist ein »richtiger« Arzneistoff, der gegen einige Formen von Leukämie eingesetzt wird. Quercetin dagegen kann man über Lebensmittel aufnehmen. Es ist ein Polyphenol, das unter anderem in Zwiebeln und Kohl vorkommt. Verfüttert man diese beiden Stoffe an Mäuse, sterben ihre Zombiezellen ab, und die Mäuse leben länger.

Falls Sie denken, es wäre eine gute Idee, sich mit der milden Nahrungsergänzung Quercetin zufriedenzugeben und auf den Arzneistoff Dasatinib zu verzichten, muss ich Sie leider enttäuschen. Denn so wie es aussieht, wirken die Stoffe einzeln nicht ausreichend gegen Zombiezellen. Entweder gibt es einen synergetischen Effekt bei D+Q, oder aber sie töten jeder für sich verschiedene seneszente Zellen.

Fisetin

Das Quercetin aus D+Q kommt in Gemüse vor. Dort ist es bloß einer von Tausenden ähnlichen Pflanzenstoffen, weshalb Forscher untersucht haben, ob es nicht auch nahe Verwandte von Quercetin gibt, die ebenfalls wirksam im Kampf gegen Zombiezellen sind. Und man hat eine Entdeckung gemacht.

Zwar hat der Name Fisetin auf Dänisch keinen besonders vertrauenerweckenden Namen (oder würden Sie zu einem Mittel namens *Furz*etin greifen?), nichtsdestoweniger ist es ein interessantes neues Anti-Aging-Mittel. Versetzt man das Futter von älteren Mäusen mit Fisetin, bleiben sie ein wenig länger am Leben – selbst wenn man erst in einem hohen Alter (umgerechnet auf Menschenjahre etwa mit 75) damit beginnt.

Fisetin ist unter anderem in Erdbeeren, Äpfeln und Weintrauben enthalten. Was die Beschaffung dieses Stoffs billig und leicht macht. Um auf die gleiche Menge wie die Mäuse zu kommen, muss man allerdings einiges verdrücken: zwei Kilogramm Erdbeeren. Jetzt haben Sie immerhin eine gute Ausrede, falls Sie der Obstheißhunger packt.

Wir befinden uns noch immer in einem frühen Stadium unseres Kriegs gegen die Zombiezellen. Wenn man aber in dem relativ langwierigen Prozess, der die Entwicklung von Arzneimitteln bedeutet, jemals von Eile sprechen kann, dann sind wir gerade Zeugen davon.

Denn zurzeit laufen viele klinische Studien, und in wenigen Jahren werden wir sehr viel klüger sein, was Zombiezellen betrifft – und hoffentlich die ersten richtigen Anti-Aging-Medikamente entwickeln.

Bis es so weit ist, bleiben uns aber schon jetzt mehrere Möglichkeiten, den Zombiezellen den Kampf anzusagen. Zum Beispiel kann man mit Nahrungsergänzungen experimentieren. Inwiefern solche Ergänzungen einen Effekt haben, ist jedoch kaum belegt, und wirklich sicher ist ihre Verwendung auch nicht. Zieht man – was sehr klug wäre – Methoden vor, bei denen keine Rückschläge zu befürchten sind (und die neben dem Töten von Zombiezellen auch noch andere Vorteile mit sich bringen), kann man Folgendes ausprobieren:

Obst und Gemüse essen: Zwei der beliebtesten Waffen gegen Zombiezellen, Quercetin und Fisetin, sind Pigmentstoffe, die in Obst und Gemüse vorkommen. Wenn man nicht gerade den Appetit eines Elefanten hat, ist es (Studien zufolge) unmöglich, eine ausreichende Dosis von beidem durch die Nahrung aufzunehmen. Allerdings sind in Obst und Gemüse viele ähnliche Stoffe enthalten – es ist also nicht völlig ausgeschlossen, dass eine genügend große Menge dennoch einen Effekt erzielt.

Für guten Schlaf sorgen: Inzwischen haben mehrere Studien belegt, dass das Tag-Nacht-Rhythmus-Hormon Melatonin dabei helfen kann, Zombiezellen zurück in einen gesunden Zustand zu versetzen. Melatonin ist zwar kein »Schlafhormon«, wie es gelegentlich beschrieben wird, sich ausreichend Schlaf zu gönnen ist aber trotzdem eine gute Idee.

Infektionen vermeiden: Mehrere gewöhnliche Infektionen sind dazu in der Lage, Zellen in Zombiezellen zu verwandeln. Um einige solcher Infektionen, zum Beispiel Influenza A, zu bekämpfen, lassen sich sogar Flavonoide wie Quercetin nutzen.

DIE ERSATZTEILE DER BIOLOGIE

Wir verlieren ständig Zellen. Manche begehen zellulären Selbstmord, manche, zum Beispiel in der Haut und im Darm, fallen einfach ab, während andere auf Verdacht von der Immunabwehr getötet werden. Und wieder andere werden zu Zombiezellen.

Egal aus welchem dieser Gründe: Wir müssen unsere Zellen permanent erneuern und nachbilden. Zum Beispiel wird die äußerste Zellschicht des Darms etwa jeden vierten Tag komplett ausgetauscht, die äußerste Hautschicht jeden zehnten bis dreißigsten Tag, und unsere roten Blutkörperchen haben eine Lebensdauer von circa 120 Tagen.

Andere Teile unseres Körpers tragen wir länger mit uns herum: Jährlich werden beispielsweise nur zehn Prozent unseres Skeletts ersetzt, und manche Zelltypen bleiben uns ein Leben lang erhalten. Unter anderem die Eizellen einer Frau und die Zellen in der Augenlinse. Die meisten Zellen werden aber hin und wieder ersetzt. Und glücklicherweise gibt es Zellen, die sich eigens auf diese Tätigkeit spezialisiert haben. Diese Zellen heißen Stammzellen.

Stammzellen sind wichtig für Anti-Aging, da sie mitbestimmen, wie gut wir uns selbst regenerieren können. Es ist nötig, unseren Körper dauerhaft instand zu halten, insbesondere, wenn wir uns verletzen oder zu Schaden kommen. Wie so viele andere Reparaturmechanismen unseres Körpers büßen auch die Stammzellen mit der Zeit an Funktionalität ein. Je älter wir werden, desto schlechter gelingt ihnen das Ersetzen verloren gegangener Zellen. So als würden sie irgendwann müde. Unter anderem führt das dazu, dass wir im Alter weniger neue Immunzellen bilden und dass wir Verletzungen immer schlechter wegstecken können.

Dafür gibt es zwei mögliche Lösungen: Entweder wir ersetzen die Stammzellen – beispielsweise durch neue, fittere Stammzellen (das wird insbesondere bei altersbedingten irreparablen Schäden an unseren Organen relevant). Oder wir »heilen« unsere Stammzellen, sodass sie sich wieder wie junge Zellen benehmen.

Stammzellen mit heilenden Kräften

Mesenchymale Stammzellen sind eine besondere Art von Stammzellen, die andere Zellen herstellen kann: in den Knochen, den Muskeln, in unserem Knorpel- oder unserem Fettgewebe.

Bei einem Versuch an Mäusen isolierten Forscher die mesenchymalen Stammzellen junger Mäuse und spritzten diese Zellen alten Mäusen. Eigentlich waren die Forscher daran interessiert gewesen, diese besonderen Stammzellen einzusetzen, um die Menge des von den Mäusen gebildeten neuen Knochengewebes zu erhöhen (die Idee ist, damit in Zukunft zu einer Behandlung gegen Osteoporose beizutragen). Dabei fand man jedoch auch heraus, dass diese Behandlung den älteren Mäusen ein längeres Leben verschaffte.

Die Zukunftsperspektiven für diese Art der Therapie an Menschen sind gut. Bereits jetzt nutzen manche plastischen Chirurgen mesenchymale Stammzellen, um damit die Regeneration sonnengeschädigter Haut zu fördern, und spezialisierte Kliniken bieten Behandlungen mit mesenchymalen Stammzellen gegen verschiedene Sportverletzungen an.

Wäre es nicht der Hammer, wenn wir unsere eigenen biologischen Ersatzteile herstellen könnten?

Sie verbrennen sich schwer? Kein Problem, wir fertigen einfach ein neues Stück Haut an. Sie brauchen eine neue Leber? Dauert einen Moment, aber sie ist schon unterwegs. Ihnen fehlt ein Arm? *We got you.*

In einer Zukunft, in der wir viel länger leben als jetzt, können wir so etwas gut gebrauchen. Und auch wenn es vielleicht wie Science-Fiction klingt, wird in dieser Richtung aktuell eine Menge geforscht. Rund um den Globus arbeiten Wissenschaftlerinnen und Wissenschaftler daran, jedes einzelne unserer Organe, jedes Gewebe, jeden Zelltyp im Labor zu erschaffen. Das Geheimnis hinter alldem sind Stammzellen.

Die Stammzellen, die die Wissenschaftler dabei nutzen, sind oft solche, die auf unseren allerfrühesten Entwicklungsschritten basieren. Wir starten als Samenzelle und Ei und verschmelzen dann zu einer kleinen Zellkugel. Zu diesem Zeitpunkt bestehen alle unsere Zellen aus sogenannten pluripotenten Stammzellen. »Pluripotent« bezeichnet dabei lediglich, dass es sich um Zellen handelt, die zu anderen Arten von Zellen werden können. Je weiter wir uns entwickeln, desto differenzierter werden diese pluripotenten Stammzellen: Aus manchen wird unser Auge, aus anderen das Herz, und wieder andere entwickeln sich zu einem Teil unseres kleinen Zehs.

Man könnte es damit vergleichen, einen riesigen Baum nach oben zu klettern. Wir beginnen am Stamm, und es steht uns völlig offen, jeden Zweig zu erklettern, auf den wir Lust haben. Nach einer Weile erreichen wir die erste Abzweigung des Baums. Wenn wir uns für einen Ast entscheiden, fällt ein anderer dafür weg. Das Gleiche geschieht an der nächsten Astgabel – und so klettern wir immer weiter, bis wir das Ende eines Asts erreicht haben.

Auf dieselbe Weise entwickeln sich unsere ersten Stammzellen von einer einfachen Zellkugel in immer stärker spezialisierte Zellen, bis aus ihnen eine der Hunderte Zelltypen geworden ist, die ein erwachsenes Individuum ausmachen. Ein ziemlich cleveres System. Und für den Anfang steht der Idee, diesen Verlauf künstlich nachzubilden, nichts im Wege. Wenn wir lernen, was genau die Stammzellen zu den verschiedenen Typen von Zellen werden lässt, können wir sie auch im Labor dazu bringen.

Kurz erklärt funktioniert die Idee so, dass man einige pluripotente Stammzellen nimmt und dann die gesamte Kommunikation nachahmt, die die Zellen unternehmen, um sich zu einem bestimmten Zelltyp zu entwickeln – zum Beispiel zu einer Hautzelle, falls wir Patienten mit Brandverletzungen behandeln wollen. An Stammzellen wird schon seit einigen Jahrzehnten geforscht, und inzwischen ist man so weit gekommen, dass die Forschenden kurz davorstehen, die Zelltypen zu erschaffen, die wir gern hätten. Aber natürlich ist die Arbeit mit Stammzellen hochkomplex, und neben dem eigentlichen Herstellungsprozess der Zellen bestehen insbesondere noch zwei große Probleme:

Problem eins liegt am Immunsystem. Die neu erschaffenen Zellen sind nicht unsere körpereigenen, und daher kann es vorkommen, dass die Immunabwehr sie angreift. Es ist dasselbe Prinzip wie beispielsweise bei einer Nierentransplantation, nach der der Körper das neue Organ »abstößt«.

Problem Nummer zwei ist ein ethisches. Irgendwo müssen die pluripotenten Stammzellen ja herkommen. Klassischerweise aus Embryonen, die im Zusammenhang mit künstlichen Befruchtungen übrig geblieben sind. Was eine Diskussion ähnlich der über Abtreibungen eröffnet – ist die wissenschaftliche Nutzung dieser Zellen Mord oder nicht?

Tatsächlich gibt es bereits eine Lösung für beide Probleme. 2012 erhielt der Japaner Shin'ya Yamanaka für die Entdeckung von sogenannten *induzierten* pluripotenten Stammzellen den Nobelpreis für Medizin. Wie der Name andeutet, bewirken diese Zellen durch die Induktion anderer Zellen, dass diese ebenfalls zu pluripotenten Stammzellen werden.

Früher war man einmal überzeugt davon, dass die Zellentwicklung wie eine Katze ist, die unseren hypothetischen Baum von vorhin nicht wieder herunterklettern kann. Es schien schlicht undenkbar, dass eine Zelle kehrtmachen und ihre Entscheidungen von Neuem treffen kann. Yamanaka und sein Team bewiesen aber das exakte Gegenteil. Durch das Hinzufügen von vier Faktoren, die man inzwischen Yamanaka-Faktoren nennt, ist es möglich, eine vollentwickelte Zelle, wie beispielsweise eine Hautzelle, wieder zu einer pluripotenten Stammzelle werden zu lassen.

Damit umgehen wir die beiden genannten großen Probleme. Forscher können die eigenen Zellen eines Patienten nutzen – es gibt also kein ethisches Dilemma. Und da das neue Gewebe vom Patienten selbst stammt – nicht von einer fremden Person –, vermeidet man einen Angriff des Immunsystems.

***

Wendet man die Yamanaka-Faktoren an, stellt man die Spezialisierung der Zellen sozusagen »auf null«. Was bei einigen Wissenschaftlerinnen und Wissenschaftlern die Frage aufgeworfen hat, ob das gleichzeitig bedeutet, dass auch die biologische Uhr der Zellen zurückgesetzt wird. Kann man die Yamanaka-Faktoren also dazu nutzen, die Zeiger der biologischen Uhr rückwärtszudrehen?

In der Tat weisen frühe Forschungsresultate darauf hin, dass etwas an der Sache dran ist. Wenn Forschende das biologische Alter von induzierten pluripotenten Stammzellen messen (mit Hilfe der epigenetischen Uhr, die wir bereits kennengelernt haben), entspricht dieses Alter dem der Stammzellen eines Embryos. Mit anderen Worten: Man könnte die Zellen eines alten Manns dazu bringen, sich durch das Hinzufügen der vier Yamanaka-Faktoren

»zurückzuentwickeln«, sodass ihr biologisches Alter dem eines Embryos gleicht. Viel näher kommen wir der rückwärts alternden Qualle *Turritopsis* nicht. Zumindest vorerst.

Sofort begannen die Wissenschaftlerinnen und Wissenschaftler zu überlegen, ob man ein ähnliches Resultat nicht auch mit dem gesamten Organismus erzielen könnte. Wenn die biologische Uhr in *einigen* Zellen eines alten Manns zurückgedreht werden kann, was geschähe, wenn man es mit *allen* Zellen macht? Würde der Mann jünger werden?

Um dieses Gedankenexperiment weiterführen zu können, muss man an das programmierte Altern glauben. Also, dass es irgendein Alterungsprogramm gibt, das sich im Lauf unseres Lebens entfaltet und das wie die Yamanaka-Faktoren sozusagen zurückgespult werden kann.

Wir sind bereits auf die Gründe eingegangen, warum dies aus theoretischer Sicht ziemlich schwer vorstellbar ist. Aber was sagen uns die Ergebnisse aus der Realität?

Forscher haben Mäuse gezüchtet, in deren Zellen man die vier Yamanaka-Faktoren an- und ausschalten kann. Auf diese Weise ist es für die Forscher möglich, die Yamanaka-Faktoren in ihren Mäusen nach Belieben zu aktivieren. Es lohnt sich selbstverständlich nicht, die Faktoren permanent zu aktivieren. Zuallererst, weil man Gefahr läuft, eine abscheuliche Krebsvariante zu erzeugen, die den Namen Teratom trägt. Dabei wachsen die Krebszellen innerhalb eines Organismus beinahe zu einem eigenen Organismus an. Und aus unerfindlichen Gründen bilden sich dabei oft Zähne (ja, eine Krebsgeschwulst mit Zähnen).

Zum anderen verlieren die Zellen ihre komplette Identität, falls man ihre Entwicklung zu weit zurückspult. Sie ähneln dann einem Embryo und können unsere Organe, das Skelett und unsere Muskulatur nicht mehr aufrechterhalten.

Glaubt man nun aber an programmiertes Altern, ist es vorstellbar, dass man die biologische Uhr bis zu einem früheren Punkt zurückdrehen kann, an dem man aber bereits ausgewachsen ist. Wie es den Anschein hat, ist den Forschern genau das bei ihren Mäusen gelungen. Wenn man die Yamanaka-Faktoren in Labormäusen in regelmäßigen Abständen aktiviert, leben die Tiere länger als normal, und ihre Fähigkeit zur Regeneration erhält einen ordentlichen Schub.

AUS ZWEI WIRD EINS

Vor über einer Milliarde Jahren, irgendwo in einer warmen Pfütze, wurde ein Bakterium von einer Zelle verschluckt, die unser allerfrühester Urahn ist. Was genau geschah, wissen wir nicht. Womöglich war das Bakterium nur eine Mahlzeit. Gut möglich, dass es andersherum lief: Vielleicht war das Bakterium ein Parasit, der die Zelle infizierte. Was auch immer sich zutrug, das Bakterium blieb, und zwar sehr, sehr lange. Die Nachkommen dieses Bakteriums sind noch heute ein Teil von Ihnen und mir.

Nachdem das Bakterium und unsere Ahnenzelle ihre Schicksale vereint hatten, entwickelten sie eine der engsten Kooperationen des Lebens. Was in zwei unterschiedlichen Linien seinen Anfang nahm, verschmolz über Millionen von Jahren miteinander, sodass es heute nicht mehr voneinander zu trennen ist. Das bedeutet, wir tragen die Nachkommen dieses Bakteriums in all unseren Zellen. Genau genommen sind es verdammt viele Nachkommen – mehrere tausend pro Zelle.

Diese Nachfahren des Bakteriums nennen wir Mitochondrien, und sie weisen immer noch Züge ihres Urahns auf: Sie haben eine bakterienähnliche Form, Struktur und Größe, sie teilen sich wie Bakterien, und wir können sie nicht nachbilden, falls sie entfernt werden. Nach so vielen Jahren wäre es aber falsch, sie als etwas Fremdes anzusehen. Sie sind jetzt ein Teil von uns. Was eigentlich eine extrem gute Sache ist.

Sie sind nämlich zu einer unserer wichtigsten Organellen geworden – die Antwort der Zellen auf Organe.

Die Mitochondrien enthalten noch immer ein kleines bisschen ihrer eigenen DNA, während der Großteil schon längst aus den Mitochondrien ausgelagert wurde und in den Zellkern übergegangen ist, wo sich auch der Rest unserer DNA befindet.

Daraus folgt, dass die Mitochondrien im Großen und Ganzen alle ihre wichtigen Proteine aus der zentralen Kommandostelle der Zelle erhalten. Sie sind also nicht länger selbständig, sondern dem Rest der Zelle unterlegen. Das wenige an DNA, das sich noch in den Mitochondrien befindet, zeugt jedoch von ihrer selbständigen Vergangenheit. Man könnte behaupten, dass wir Menschen aus diesem Grund sogar zwei verschiedene Arten sind, die am Anbeginn der Zeiten zu einem Wesen fusionierten.

***

Sie haben vielleicht schon einmal davon gehört, dass die Mitochondrien die Kraftwerke der Zelle sind. Genauer sorgen sie dafür, Energie aus unserer Nahrung zu gewinnen – Energie, die die Zelle braucht. Deshalb unterscheidet sich die Anzahl der Mitochondrien in den verschiedenen Zellarten. Muskelzellen (insbesondere Herzmuskelzellen) besitzen eine ganze Menge an Mitochondrien, weil sie einen sehr hohen Energieverbrauch haben. Hautzellen und rote Blutkörperchen haben nur wenige, da sie weniger Energie benötigen.

(Während die Energieversorgung der Zelle die vorrangige Aufgabe der Mitochondrien darstellt, überrascht es kaum, dass die Natur Ressourcen wiederverwendet. Daher fallen den Mitochondrien auch noch andere Aufgaben zu. Zum Beispiel sind sie diejenigen, die den Abzug betätigen, wenn eine Zelle Selbstmord begeht, und sie spielen außerdem eine wichtige Rolle für unser Immunsystem.)

Unsere Mitochondrien sollen all die Eigenschaften besitzen, die wir uns von einem lokalen Energieversorger wünschen: Zuverlässigkeit, Sicherheit und minimale Auswirkungen auf die Umwelt. Sie können damit rechnen, dass eine Milliarde Jahre an Evolution diese Aufgabe ziemlich prächtig gelöst hat. Aber wie an den meisten Stellen unseres Körpers machen sich mit zunehmendem Alter kleine Probleme bemerkbar. Mit der Zeit nimmt die Zahl der Mitochondrien in unseren Zellen ab. Und die Mitochondrien, die uns bleiben, arbeiten weniger effektiv. Manche werden regelrecht schädlich. Als wären aus vielen neuen, strahlenden Kraftwerken, die uns mit Energie versorgen, nur noch wenige alte und heruntergekommene geworden.

Aus Studien an Mäusen wissen wir, dass dysfunktionale Mitochondrien die Geschwindigkeit des Alterns erhöhen. Außerdem sind sie eine der Ursachen für den Kraftverlust unserer Muskeln im Alter, und sie scheinen mit allen großen altersbedingten Erkrankungen in Verbindung zu stehen.

***

Die *free radical theory of aging* behauptet, die Chemie in unseren Zellen produziere destruktive freie Radikale, die alles um sich herum beschädigen. In unserer Bildsprache der Elefant (die freien Radikale) im Porzellanladen (die Zelle). Die Gesamtmenge der Zerstörung nennen wir oxidativen Stress.

Eigentlich entstehen die meisten freien Radikale aber in den Mitochondrien. Deshalb haben einige Fürsprecher dieser Theorie ihren Fokus auf die Mitochondrien verlagert: Sie sind der Meinung, die *free radical theory of aging* sei gescheitert, weil man den Mitochondrien dabei nicht genügend Aufmerksamkeit hat zukommen lassen. Nach ihrem Dafürhalten haben die freien Radikale gerade in den Mitochondrien einen schädlichen Effekt.

Dazu passt auch, dass umso mehr oxidativer Stress in den Mitochondrien zu beobachten ist, je älter wir werden. Zur gleichen Zeit tauchen in älteren Zellen auch mehr dysfunktionale Mitochondrien auf. Aber wie bei der ursprünglichen Theorie gibt es darüber hinaus nicht viel, das übereinstimmt. Beispielsweise haben Forscherinnen und Forscher untersucht, was geschieht, wenn man die Mitochondrien in Mäusen so verändert, dass sie *mehr* freie Radikale als normal produzieren.

Träfe die Theorie zu, würden die vielen freien Radikale den Mäusen schaden – doch sie erhöhen das Tempo des Alterungsprozesses gar nicht. Stattdessen eignet sich dieses Beispiel perfekt für eine Wiederholung dessen, was wir bisher gelernt haben.

Denken Sie daran: Biologie funktioniert dynamisch, nicht statisch. Instandhaltung, Erneuerung und Zerstörung finden permanent statt. Das gilt selbstverständlich auch für die Mitochondrien. Unsere Mitochondrien sind nicht einfach ein Leben lang dieselben rauchenden Kraftwerke. Die Zellen stellen ständig neue Mitochondrien her, und wir trennen uns von denen, die alt geworden sind oder nicht mehr funktionieren.

Für diese Aufräumarbeiten nutzen die Zellen eine besondere Form der Autophagie, die Mitophagie. Und wie Sie vielleicht bereits ahnen, nimmt die Mitophagietätigkeit in älteren Zellen ab – genau wie die Autophagie.

Sehen wir uns als Beispiel die Mäuse an, deren Trinkwasser mit Spermidin versetzt wurde. Mit dem Spermidin spornten die Forscher die zelluläre Müllabfuhr der Mäuse an, was darin resultierte, dass die Mäuse länger lebten.

In diesen Versuchen stellte sich dann heraus, dass es ebenjene Mitophagie war, die die allerwichtigste Rolle spielte. Besonders wichtig war es für die Mäuse, die Zellenmüllabfuhr in den Herzmuskelzellen auf Trab zu halten. Unser Herz soll schließlich auf keinen Fall aufhören zu schlagen, und deshalb ist es von immenser

Bedeutung, dass es mit ausreichend Energie versorgt wird. (Tatsächlich haben nicht nur die Spermidin-Mäuse gesündere Herzen. Auch bei Menschen geht eine höhere Spermidineinnahme durch die Nahrung mit einem geringeren Risiko für Herz-Kreislauf-Erkrankungen einher.)

So bleiben unsere Mitochondrien in Topform

Bewegung: Um uns körperlich anzustrengen, brauchen wir natürlich Energie. Und woher kommt sie? Aus den Mitochondrien. Wenn wir Sport treiben, steigt die Produktion von freien Radikalen in den Mitochondrien an. Den Rest der Geschichte kennen wir inzwischen schon. In diesem Zusammenhang geht es aber mehr um die Intensität als um die Dauer der sportlichen Betätigung. Deshalb sind beispielsweise Sprints und Intervalltrainings mit hoher Intensität besonders gut für die Mitochondrien. Es gibt sogar Hinweise darauf, dass Bewegung den Rückgang in der Funktion der Mitochondrien, der sich im Alter normalerweise einstellt, im Großen und Ganzen verhindern kann.

Kälteschocks: Wie zuvor ist dieser Punkt ein klein wenig spekulativ. Wenn wir frieren, verbrauchen wir Energie, um uns wieder aufzuwärmen. Das tun wir unter anderem mit dem braunen Fettgewebe (das deshalb so braun ist, weil es voller Mitochondrien steckt). Braunes Fettgewebe funktioniert entgegengesetzt zum normalen weißen Fettgewebe: Wir nutzen es nicht zum *Lagern*, sondern zum *Verbrennen* von Energie. Besonders, um uns warm zu halten. Was wir nach einem Aufenthalt in der Kälte natürlich umso nötiger haben. Also aktivieren wir die Mitochondrien, besonders im braunen Fettgewebe, wenn wir Kälte ausgesetzt sind. Es ist eine Herausforderung für sie, da sie die Verbrennung zusätzlich ankurbeln müssen, um uns warm zu halten. Diese Herausforderung kann durchaus einen hormetischen Effekt haben.

Mitophagie

Unter anderem in Granatäpfeln, Walnüssen und Himbeeren sind Polyphenole enthalten, die man Ellagitannine nennt. Bakterien, die manche von uns im Darm haben, können Ellagitannine in ein Molekül umbilden, das den Namen Urolithin A trägt. Man hat es bisher nicht in Lebensmitteln nachweisen können: Soweit wir wissen, können es nur unsere Darmbakterien herstellen.

Einige Forscherinnen und Forscher haben älteren, nicht aktiven Versuchspersonen Urolithin A-Nahrungsergänzungen verabreicht und beobachtet, dass dies das Niveau der Mitophagie in ihren Muskeln ansteigen ließ. Das Gleiche hat man im Übrigen auch bei Mäusen festgestellt, die durch die zusätzliche Einnahme von Urolithin A ausdauernder wurden. Damit ist Urolithin A das einzige bekannte Molekül, das erwiesenermaßen die Mitophagie steigern kann.

Stand heute gibt es keine »reinen« Urolithin A-Nahrungsergänzungsmittel. Allerdings gibt es Ergänzungen wie Granatapfelextrakt, der unter anderem Ellagitannine enthält. Besitzt man die richtigen Darmbakterien, werden diese Ellagitannine in Urolithin A umgewandelt. Die dafür nötigen Bakterien bekommt man natürlich auch nur auf dem herkömmlichen Weg: Achten Sie besonders darauf, Nüsse und Beeren zu essen.

Mitochondriale Biogenese

Die Forscherinnen und Forscher des Urolithin-A-Versuchs fanden außerdem heraus, dass ihre Nahrungsergänzung nicht nur für ein Ansteigen der Mitophagie sorgt. Auch die mitochondriale Biogenese nimmt dadurch zu – die Zahl neuer Mitochondrien, die von unseren Zellen hergestellt werden.

Je mehr solcher Kraftwerke wir besitzen, desto mehr Energie können wir produzieren. Deshalb ist die mitochondriale Biogenese eine der Anpassungen, die wir vornehmen, wenn wir damit beginnen, Sport zu treiben. Sie ist sogar einer der Gründe, wieso Sport und Bewegung so gesund für uns sind. Unser Ziel sind viele Kraftwerke (Biogenese), die optimal funktionieren (Mitophagie).

Da uns mit dem Alter generell weniger Mitochondrien zur Verfügung stehen, ist es wichtig, die mitochondriale Biogenese in den Zellen zu stimulieren. Das erreichen wir weitestgehend mit denselben Mitteln, mit denen wir auch unsere Mitophagie anregen: durch Bewegung, andere Formen von Hormesis, gesunde Ernährung und (in Zukunft) durch Medikamente und Nahrungsergänzungsmittel. Die allerbeste Methode ist und bleibt allerdings hartes Training. Und dabei ist eine hohe Intensität das Wichtigste.

DIE GRÖSSTEN STERBEN ZUERST

1492 war ein ereignisreiches Jahr für das spätere Spanien. Zwei Tage nach Neujahr ergab sich der muslimische Emir von Granada dem katholischen König Ferdinand II. von Aragón und dessen Frau Königin Isabella von Kastilien. Damit fand die mehrere Jahrhunderte andauernde *reconquista* ihr Ende, bei der die katholischen Königreiche aus dem Norden ihr Heimatland langsam von den muslimischen Eroberern zurückgewannen.

Zwei Wochen nach der entscheidenden Schlacht traf sich das spanische Monarchenpaar mit einem Handelsmann aus Genua im heutigen Italien. Schon seit Jahren hatte er versucht, die beiden davon zu überzeugen, ihn bei seinem Vorhaben zu unterstützen: einen Seeweg nach Asien zu finden, indem man nach *Westen* segelte. Im Gegenzug für Unterstützung und Finanzierung versprach er, dass die neue Route den Königreichen enormen Reichtum bescheren würde. Sämtliche Experten rieten den beiden Monarchen davon ab, diese Idee zu unterstützen.

Wir wissen nicht, warum, aber in diesem Jahr lächelte Fortuna dem vielgereisten Handelsmann zu. Im April unterschrieb Königin Isabella von Kastilien einen Vertrag, der dem Mann die Titel Vizekönig, Admiral der Weltmeere sowie Generalgouverneur einbrachte. Es handelte sich selbstverständlich um niemand Geringeren als Christoph Kolumbus. Nur wenige Monate später begab er sich mit drei Schiffen unter seinem Kommando auf eine Reise ins Ungewisse. Und nach einer langen, riskanten Fahrt gingen die Spanier als erste Europäer nach den Wikingern auf dem amerikanischen Kontinent an Land. Im selben Jahr verabschiedeten die beiden iberischen Monarchen außerdem ein neues Gesetz, das ihre Königreiche wieder vollkommen christlich machen sollte. Den spanischen Juden wurde ein Ultimatum gestellt: Konvertiert, oder verlasst das Land. Manche entschieden sich für Ersteres und wurden zu Konvertiten, *conversos*. Der Rest zog auf der Suche nach einer neuen Heimat hinaus in die Welt.

Nach seiner triumphalen Rückkehr im folgenden Jahr entwickelte sich Kolumbus' Entdeckung zum Beginn der spanischen Kolonisation. In den nächsten Jahrhunderten nahmen Spanier aller Gesellschaftsschichten – Bauern, Kriminelle, Geistliche, Soldaten, Adlige, Prostituierte und Glücksritter – voller Hoffnung Kurs auf Amerika. Unter den Auswanderern befanden sich auch *conversos*, Nachkommen der konvertierten Juden. Man verfolgte sie nämlich noch immer, weshalb sie auf eine freiere Zukunft in der Neuen Welt hofften.

***

Im Jahr 1958 starteten der israelische Arzt Zvi Laron und seine Kolleginnen und Kollegen eine Studie an einer Gruppe von besonderen Patienten. Sie waren alle kleinwüchsig, allerdings nicht in der bekannten Form, die sich durch kurze Gliedmaßen und einen proportional großen Kopf auszeichnet. Zwar waren Larons Patienten nicht besonders groß (etwa 120 Zentimeter), aber sie sahen eher aus wie Miniaturausgaben durchschnittlicher Erwachsener und nicht wie andere Kleinwüchsige.

Laron und sein Team untersuchten die möglichen Ursachen für dieses neue Syndrom. Nach acht Jahren langer intensiver Forschung publizierten sie ihre Ergebnisse. Patienten mit dem Laron-Syndrom, wie es später getauft wurde, sind nicht deshalb klein, weil es ihnen an Wachstumshormonen fehlt. Tatsächlich haben sie sogar ziemlich viele davon. Der Grund, warum sie trotzdem nicht wachsen, ist ein Fehler in den *Rezeptoren* für die Wachstumshormone. Also die Rezeptoren, die dafür verantwortlich sind, dass die Zelle die Signale der Wachstumshormone empfängt und darauf reagiert.

Vielleicht hilft uns ein Vergleich, diesen Prozess besser zu verstehen: Stellen Sie sich eine große Burg vor, in der ein mächtiger, aber schüchterner Adelsmann herrscht. Auswärtige Gesandte mit Botschaften für den Adelsmann werden nicht hereingelassen, sondern müssen ihre Nachrichten den Wachen im Turm zurufen, die diese dann dem Adelsmann überbringen. Eines Tages trifft ein Gesandter vom König des Landes mit einer Nachricht ein. Unter normalen Bedingungen hört die Wache die Nachricht und überbringt sie dem Adelsmann, der darauf unverzüglich seine Befehle erteilt. Ist die Wache allerdings taub, wird die Botschaft nie übermittelt.

Auf dieselbe Weise schafft es das Signal des Wachstumshormons nie bis in die Zellen von Patienten des Laron-Syndroms.

***

Fast 500 Jahre nach Christoph Kolumbus' erster Reise machte sich der frischgebackene Arzt Jaime Guevara-Aguirre auf seine eigene Entdeckungsreise in die Neue Welt. Er war im Süden Ecuadors aufgewachsen und grübelte noch immer über ein Mysterium aus seiner Kindheit. In der Gegend, in der Guevara-Aguirre als Kind gelebt hatte, war er auf ungewöhnlich viele kleinwüchsige Einwohner gestoßen, und jetzt, mit seinem neugewonnenen medizinischen Wissen, war er gerüstet, um der Sache auf den Grund zu gehen.

In einigen Bergdörfern der Provinz Loja – so abgelegen, dass er nur mit dem Pferd dorthin gelangen konnte – fand Guevara-Aguirre Menschen, die wie Miniaturausgaben ihrer Verwandten aussahen. Sie hatten alle das Laron-Syndrom. Ohne es zu wissen, waren sie außerdem alle Nachfahren der spanisch-jüdischen Konvertiten, der *conversos.* Zvi Larons Patienten aus Israel waren entfernte Verwandte der kleinwüchsigen Ecuadorianer – sie stammten von den Juden ab, die ihre Prioritäten damals anders gesetzt hatten: Religion vor Heimat.

Die gemeinsame Geschichte und die besonderen Eigenheiten dieser beiden Gruppen erzählen uns, dass es bei einem der Vorfahren, den die Träger des Syndroms teilen, irgendwann einmal zu einer Mutation der Wachstumshormonrezeptoren gekommen sein muss. Nach der Reise auf den gewundenen Pfaden der Geschichte ist diese Mutation nun im Scheinwerferlicht der Anti-Aging-Forschenden gelandet. Um das Laron-Syndrom zu erhalten, muss man die mutierte Variante des Wachstumshormonrezeptors von beiden Elternteilen vererbt bekommen. (Erbt man nur den Rezeptor von einem Elternteil, wird man lediglich ein paar Zentimeter kürzer). In unserem Vergleich von eben hieße das, es stehen zwei Wachen auf dem Turm der Burg, die beide taub sein müssen, damit die Botschaft des Königs dem Adelsmann nicht überbracht wird.

Dass in den entlegenen Dörfern der Provinz Loja so viele Menschen zwei defekte Wachstumshormonrezeptoren geerbt haben, hat denselben Grund, den wir auch bei den Amischen in Berne beobachtet haben: ein kleines bisschen Inzucht. Loja liegt sehr isoliert, und die meisten Einwohner stammen von einer kleinen Gruppe ursprünglicher Siedler ab, die seitdem vor allem untereinander geheiratet haben.

***

Als Guevara-Aguirre mit seinen Forschungen an den Einwohnern der kleinen Bergdörfer begann, machte er eine bemerkenswerte Entdeckung: Laron-Patienten sind im Großen und Ganzen immun gegen Krebs, Herz-Kreislauf-Erkrankungen und Diabetes. Sogar gegen Akne.

In all der Zeit, in der man sie studiert hat, ist nur ein einziger Fall von Krebs aufgetreten. Und auch sonst erfreuen sich Laron-Patienten guter Gesundheit. Die meisten von ihnen ernähren sich (sehr) ungesund und werden (sehr) übergewichtig. Trotzdem haben sie einen ziemlich gesunden Blutdruck und keinen Diabetes. Auf irgendeine Weise schützt die Laron-Mutation sie also davor.

Im Labor haben Wissenschaftlerinnen und Wissenschaftler Mäuse gezüchtet, deren Wachstumshormonrezeptoren ebenfalls wirkungslos sind. Auf Mäuse hat das Syndrom ungefähr dieselben Auswirkungen wie auf Menschen. Sie geraten sehr klein, haben aber normale Körperproportionen. Und sie leben *sehr viel* länger als üblich. In verschiedenen Studien hatten Mäuse Lebensdauern, die 16 bis 55 Prozent über dem Durchschnitt lagen.

Wenn wir an die Regel von vorhin denken, ergibt das durchaus Sinn: Große Tierarten leben im Allgemeinen länger. Aber *innerhalb* einer Art kehrt sich das Verhältnis um. Kleine Individuen leben generell länger als große.

Deshalb ist es auch logisch, dass verschiedene Zwergmaus-Arten ein viel höheres Alter erreichen als gewöhnliche Mäuse. Den Rekord für die längste Lebensdauer *aller* Mäuse hält eine besondere Zwergmaus-Art – die Ames-Zwergmaus. Diese Art hat einen Defekt in der Hypophyse (eine Hormondrüse am Gehirn), der dafür sorgt, dass sie überhaupt keine Wachstumshormone produziert. In der ersten Studie zu ihrer Lebensdauer lebten Ames-Zwergmäuse über 50 Prozent länger, als normal für Mäuse wäre. Das klingt beinahe zu gut, um wahr zu sein, stimmt aber wirklich. Mehrere Forscher konnten das Ergebnis seitdem bestätigen.

Studien an Mäusen sollten jedoch sehr zurückhaltend auf Menschen übertragen werden. Und wahrscheinlich würden ohnehin nur die allerwenigsten von uns ihr aktuelles Leben gegen ein längeres eintauschen, bei dem wir als unser eigenes Mini-Me auftreten müssten.

Die »kleinsten« Bevölkerungen leben am längsten

In Europa ist die Wahrscheinlichkeit, ein Alter von über 100 Jahren zu erreichen, in Sardinien am höchsten.

Gleichzeitig zählen die Sarden zu den Bevölkerungsgruppen mit der niedrigsten Körpergröße des Kontinents. Männer werden im Durchschnitt nur 168,5 Zentimeter groß. Im Vergleich dazu liegt die Durchschnittsgröße für die anderen Italiener bei 176 cm, während sie bei deutschen Männern 180,3 Zentimeter beträgt. Sarden sind also ungewöhnlich klein und leben ungewöhnlich lange.

Die geringe Körpergröße auf Sardinien ist – wie die Körpergröße von Menschen an allen möglichen anderen Orten dieser Welt – Tausenden von genetischen Varianten geschuldet. Eine davon ist interessanterweise die Laron-Mutation: 0,87 Prozent der Sarden tragen sie in sich (eine sehr viel höhere Quote als im Rest der Welt).

Eine andere Region, in der die Lebensdauerstatistik der Einwohner historisch besonders gute Werte aufweist, ist Okinawa in Japan. Die Japanerinnen und Japaner zählen zu den kleinsten Menschen in der entwickelten Welt – und zeitgleich zu den langlebigsten. Und von allen Bewohnern des *Landes der aufgehenden Sonne* haben die Menschen aus Okinawa die niedrigste Durchschnittskörpergröße.

Was die Französin Jeanne Calment so besonders machte, war, dass sie fast schon absurd lange lebte. Ihre Lebenszeit von mehr als 122 Jahren ist der absolute Weltrekord. Ganz anders sah es aber mit ihrer Körpergröße aus: Sie maß bloß 150 Zentimeter. Womit sie in der Gesellschaft der Langlebigen aber keine große Ausnahme bildete. Auf der Liste der ältesten Menschen der Welt folgen ihr Sarah Knauss mit 140 Zentimetern und danach unter anderem Marie Louise Meilleur mit ebenfalls 150 Zentimetern sowie Emma Morano mit 152 Zentimetern.

Gut, alle diese Frauen wurden zu einer Zeit geboren, in der die Menschen allgemein weniger groß wurden, als wir es heute sind. Und mit dem Alter büßt man auch ein wenig an Körpergröße ein. Mit Blick auf die ältesten Menschen der Welt ist es dennoch auffallend, dass diese Gruppe nicht gerade eine Basketballmannschaft ist.

Mit unserem Wissen über andere Tierarten ist diese Tatsache jedoch genau das, was wir erwartet hätten. Auch wenn wir uns hier im Extrembereich befinden, was das menschliche Alter betrifft. Unter normalen Umständen fallen die Unterschiede geringer aus. Bei sardischen Männern zum Beispiel unterscheidet sich die Lebenszeit zwischen denen, die größer beziehungsweise kleiner als der Durchschnitt sind, lediglich um zwei Jahre.

Nur keine Angst, falls Sie jetzt auf ihre langen Beine herunterschauen und Ihnen das Herz in die Hose sackt. So wie es aussieht, hat die Körpergröße beim Menschen weniger Einfluss auf die Lebensdauer, als es bei vielen anderen Tierarten der Fall ist. Jedenfalls geringer, als wir es zum Beispiel bei Hunden und Mäusen beobach ten können.

Und denken Sie wie immer daran, dass wir hier von Durchschnittswerten sprechen, die in Bezug auf Einzelpersonen kaum Aussagekraft haben. Es gibt viele großgewachsene Menschen, die länger leben als kleinere Menschen. Und selbstverständlich gibt es massenweise Beispiele für große Menschen, die ein sehr hohes Alter erreicht haben. Der amerikanische Wirtschaftswissenschaftler John Galbraith war beispielsweise 206 Zentimeter groß und wurde 97 Jahre alt.

Betrachten wir die Bevölkerung aus der Vogelperspektive, können wir den Zusammenhang zwischen Körpergröße und Alter nutzen, um etwas daraus zu lernen. Zum Beispiel bietet dieser Zusammenhang eine Erklärung dafür, wieso Amerikaner mit lateinamerikanischem Hintergrund länger leben als weiße Amerikaner – trotz des im Schnitt niedrigeren sozioökonomischen Status lateinamerikanischer Menschen.

Sie sind kleiner.

Außerdem liefert uns diese Verbindung einen Hinweis darauf, warum Frauen länger leben als Männer. Frauen sind, im Durchschnitt, kleiner. Es hat sich sogar gezeigt, dass Männer und Frauen mit der gleichen Körpergröße in etwa gleich alt werden.

***

In den 1980ern war es angesagt, Wachstumshormone zu schlucken, um größere Muskeln zu bekommen. Ältere Männer entdeckten dabei, dass Wachstumshormone aber noch mehr konnten: Durch sie fühlten sie sich jünger und sprudelten regelrecht vor Energie. Da die Menge der Wachstumshormone mit dem Alter abnimmt – wie auch die Muskelmasse –, war eine Idee geboren: Wachstumshormone als Anti-Aging-Mittel.

Nur ein kleines technisches Detail vorweg, ehe wir uns ausführlich mit dieser Idee auseinandersetzen.

Das Wachstumshormon existiert nur für kurze Zeit in unserem Blut. Durch das Blut wird es in die Leber transportiert, wo es die Produktion eines anderen Hormons anregt, das den Namen

Insulin-like growth factor 1 (IGF-1) trägt. Eigentlich verursacht IGF-1 all die Effekte, die wir dem Wachstumshormon zuschreiben. Laron-Patienten beispielsweise haben massenweise Wachstumshormone. Da ihr Wachstumshormonrezeptor allerdings nicht funktioniert, ist ihre Leber nicht dazu in der Lage, auf das Hormon zu reagieren. Was dazu führt, dass die Patienten im Grunde kein IGF-1 produzieren – und *aus diesem Grund* wachsen sie so gut wie nicht.

Daher wird das Laron-Syndrom mit der Gabe von künstlichem IGF-1 behandelt – nicht mit künstlichen Wachstumshormonen. Ebenso ist IGF-1 der Grund, weshalb die Einnahme von Wachstumshormonen bei Jüngeren und Älteren für größere Muskeln sorgt sowie das Wachstum bei allen möglichen anderen Gewebearten stimulieren kann.

Es gibt jedoch zahlreiche Beispiele dafür, dass hohe IGF-1-Werte sich nicht besonders gut mit einem langen Leben vertragen. Um nur einige zu nennen:

- Eine der besten Methoden, das Leben des Fadenwurms *C. elegans* zu verlängern, besteht darin, seine Version der IGF-1-Signalwirkung abzuschwächen.
- Unsere langlebige Zwergmaus besitzt sehr wenig IGF-1.
- Mäuse mit mehr Klotho-Protein (das die Signalwirkung von IGF-1 hemmt) leben länger.
- Wir wissen, dass Kinder von Menschen, die über 100 Jahre alt geworden sind, weniger IGF-1 im Blut haben als andere. Und dass ein Mangel an Wachstumshormonen (was logischerweise sehr wenig IGF-1 entspricht) gewisse Gesundheitsvorteile mit sich bringt.

Deshalb wird jetzt daran geforscht, ob uns Medikamente nützen könnten, die IGF-1 künstlich hemmen. Das ist das exakte Gegenteil dessen, was die konventionelle Anti-Aging-Logik (falls so etwas überhaupt existiert) einmal besagte. Es deutet sehr viel mehr darauf hin, dass das Wachstumshormon und IGF-1 uns schneller altern lassen, statt uns beim Kampf gegen das Altern zu unterstützen, wie man einmal geglaubt hat.

Fairerweise muss gesagt werden, dass die Fürsprecher dieser Logik in einigen Dingen recht haben. Natürlich hat es einen Wert an sich, wenn man sich jung und energisch fühlt. Außerdem besitzt IGF-1 eine Vielzahl an Funktionen. Und zweifellos sind, durch die Anti-Aging-Brille betrachtet, nicht alle davon schlecht. Möglicherweise haben manche sogar einen nützlichen Effekt.

Zumindest legen das Experimente an unserem Laborwurm *C. elegans* nahe. Die Würmer leben länger, wenn man ihre Version der IGF-1-Signalwirkung abschwächt – wenn man aber spezifischer vorgeht und sie nur in ausgewählten Bereichen abschwächt, ergeben sich riesige Unterschiede in Bezug auf den Effekt. Die verjüngende Wirkung tritt ausschließlich dann ein, wenn man das IGF-1 im *Nervensystem* des Wurms hemmt. Blockiert man es hingegen im Muskelgewebe, stirbt der Wurm so wie vorher.

Etwas Vergleichbares ist auch beim Menschen vorstellbar. (Nehmen Sie aber lieber trotzdem kein Wachstumshormon. Damit erhöhen Sie nicht nur die Altersgeschwindigkeit, sondern lassen auch Ihre inneren Organe wachsen, was wiederum das Risiko steigert, an Diabetes zu erkranken.)

Ein Zusammenhang zwischen Wachstum und Zellenmüllabfuhr

Aber was genau an IGF-1 beschleunigt den Altersprozess eigentlich? Wir wissen es noch nicht mit Sicherheit, aber es gibt mehrere gute Erklärungen, warum es funktioniert, das Hormon zu blockieren – darunter stoßen wir auf ein paar alte Bekannte.

Autophagie, die Müllabfuhr der Zellen, ist eine davon. Wenn man das Leben von *C. elegans* durch das Abschwächen der IGF-1-Signalwirkung verlängert, ist das nur möglich, wenn das Autophagie-System aktiv ist. Blockiert man hingegen den IGF-1-Signalweg *und* die Zellenmüllabfuhr, hat das keine lebensverlängernde Auswirkung auf den Wurm.

Außerdem hat sich herausgestellt, dass Würmer mit blockiertem IGF-1-Signalweg eine höhere Aktivität in ihren Mitochondrien aufweisen. Was zu einer gesteigerten Produktion von »gefährlichen« freien Radikalen führt, die die Würmer durch Hormesis gesünder werden lassen.

DAS GEHEIMNIS DER OSTERINSEL

Stellen Sie sich vor, Sie stehen auf einer fernen kleinen Insel und schauen hinaus aufs Meer. Unten brechen sich die Wellen rhythmisch an den Uferklippen. Wenn Sie sich umdrehen, breitet sich vor Ihnen eine goldene, felsige und leicht mit Gras bewachsene Landschaft aus. Bäume gibt es nicht. Stattdessen dominieren massive Steinskulpturen das Bild. Aufmerksam beobachten diese Steinriesen die Insel, als wollten sie über deren Bewohner wachen.

Bis zur nächsten bewohnten Insel – Einwohnerzahl 50 – sind es über 2 000 Kilometer. Und bis zum Festland ist es noch weiter. Sie befinden sich auf der Osterinsel, Rapa Nui, wo 8 000 Einwohner vom Pazifischen Ozean umgeben sind, so weit das Auge reicht.

Vielleicht nicht der idealste Ort der Welt für unsere Anti-Aging-Mission. Hier gibt es keine Universitäten. Und auch keine biomedizinischen Labore. Zwar finden sich hier ein paar halbverrückte Wissenschaftler, aber ihr Interesse gilt eher den Steinskulpturen, den Moai, wie sie genannt werden – nicht dem Anti-Aging.

Der Legende nach besitzen die Moai übernatürliche Kräfte und können einem mit allem Möglichen helfen. Aber auch nicht deswegen – oder wegen der faszinierenden Geschichte der Osterinsel – sind wir hierhergekommen. Wir sind hier wegen der Erde. Genauer gesagt wegen eines Bakteriums, das in der Erde lebt, und wegen dem, das es herstellen kann.

Mitte der 1960er Jahre reiste eine kanadische Forschungsexpedition auf die isolierte Insel, um sie und ihre Bewohner zu studieren. Die Zeit drängte, denn die chilenische Regierung war dabei, die jahrtausendelange lange Isolation der Insel mit einer Flugzeuglandebahn zunichtezumachen.

Die Forschenden fragten sich, wieso die immer nur barfuß herumlaufenden Inselbewohner sich nie mit Tetanus infizierten. Tetanus, oder Wundstarrkrampf, wird von einem Bakterium verursacht, das in der Erde lebt. Daher nahmen die Forschenden Bodenproben von verschiedenen Teilen der Insel mit nach Hause. Diese Proben bestätigten, dass auf der Insel keine der starrkrampfverursachenden Bakterien zu finden waren.

Anschließend hätten diese Bodenproben einfach im Mülleimer enden oder an irgendeinem dunklen Ort aufbewahrt werden können. Stattdessen landeten sie aber beim Arzneimittelhersteller Ayerst Pharmaceutical, wo das wahre Geheimnis der Erde gelüftet wurde – ein Bakterium namens *Streptomyces hygroscopicus*, das einen Stoff produziert, in den die Anti-Aging-Forschung seitdem sehr große Hoffnungen setzt.

***

Als man in der ersten Hälfte des vergangenen Jahrhunderts Penicillin und Antibiotika entdeckte, wurden wir auf einen chemischen Krieg aufmerksam, der sich seit Anbeginn der Zeiten rund um uns herum zuträgt. In der Natur nutzen Hefe, Schimmel und andere Pilze Antibiotika, um Bakterien zu töten, die entweder ihre Konkurrenten oder ihr Mittagessen sind.

Das lassen sich die Bakterien natürlich nicht gefallen und schießen zurück. Der Stoff, den die Forschenden von Ayerst Pharmaceutical auf der Osterinsel entdeckten, ist ein Beispiel dafür, wie sich ein Bakterium zur Wehr setzt: Bei niedriger Konzentration des

Stoffs wird das Wachstum von Pilzen gehemmt, bei hohen Konzentrationen bringt der Stoff die Pilzzellen kurzerhand um.

Diesen neuen Stoff nannten die Forschenden Rapamycin, nach dem Namen der Osterinsel in der Sprache ihrer Bewohner: Rapa Nui. Und sie fanden heraus, dass die Spezialwaffe der Bakterien darin besteht, ein Protein in den Pilzzellen zu blockieren. Diesem Protein gab man den Namen mTOR (leider nicht nach der nordischen Gottheit, sondern als Abkürzung für *m*echanistic *t*arget *o*f *r*apamycin).

mTOR ist wie ein zentrales Kommando innerhalb der Zelle, das das Wachstum steuert. Also hat das kleine Bakterium von der Osterinsel eine geniale Möglichkeit gefunden, sich gegen seinen Konkurrenten zu wehren: Es wirft ihm sozusagen einen Stock in die Speichen des Wachstumsrads. Bestenfalls erledigt das den Konkurrenten komplett, und selbst wenn nicht, ist der Feind so lange außer Gefecht gesetzt, dass das Bakterium Ressourcen sammeln und sich oft genug teilen kann, um ihn zu überwältigen.

Auch wenn wir Pilzen nicht sehr ähnlich sind, sind sie dennoch entfernt mit uns Menschen verwandt. Ein großer Teil der molekularen Maschinerie in unseren Zellen ist ungefähr gleich. Wir tragen zum Beispiel eine eigene Variante von mTOR in uns, die in unseren Zellen in etwa das Gleiche tut wie in Pilzzellen. Wachstumssignale aus der Umgebung der Zelle (zum Beispiel von IGF-1) werden durch mTOR integriert, das anschließend die richtige Reaktion auf die Signale aktiviert – zum Beispiel die Aufnahme von mehr Nährstoffen, höhere Proteinproduktion und zu guter Letzt Zellteilung. Die Ähnlichkeit zwischen uns und Pilzzellen in diesem Punkt macht es möglich, dass Rapamycin mTOR auch in menschlichen Zellen hemmt – selbst wenn in einem komplexen Organismus wie dem unseren alles ein wenig komplizierter abläuft.

Wie wir inzwischen erwarten, wenn wir in Wachstumssignalwege eingreifen, kann man die Hemmung von mTOR für lebensverlängernde Zwecke nutzen. Die Zwergmäuse von vorhin haben zum Beispiel bereits eine geringere mTOR-Aktivität als normale Mäuse. Und interessanterweise weisen die Angehörigen des kurzlebigen Geschlechts (Männer) von Natur aus eine höhere mTOR-Aktivität als Frauen auf.

Mäuse tragen ebenfalls mTOR in sich, und verabreicht man ihnen Rapamycin, um es zu hemmen, verlängert das ihr Leben um mehr als 20 Prozent. Mit anderen Worten: Rapamycin ist ein perfekter Kandidat für ein Anti-Aging-Medikament.

Bei den Ergebnissen anderer interessanter Studien zu Mäusen und Rapamycin ist besonders zu beachten, dass der Stoff *selbst dann* wirkungsvoll ist, wenn man erst spät im Leben einer Maus mit der Behandlung beginnt. Es spielt im Grunde keine Rolle, ob man damit anfängt, wenn die Mäuse im mittleren oder bereits im hohen Alter sind. Was bedeutet, dass man nicht kleinwüchsig zu werden braucht, um von dem blockierten Wachstumssignalweg zu profitieren.

Es gibt also stichhaltige Beweise für die Wirksamkeit von Rapamycin, der Wirkungsmechanismus (das Hemmen der Wachstumssignalübertragung) ist nachvollziehbar für uns, es scheint selbst noch spät im Leben zu funktionieren – und es ist verfügbar. Denn Rapamycin ist für die Anwendung an Menschen bereits zugelassen. Das liegt daran, dass man es auch für die Hemmung der Immunabwehr im Zusammenhang mit Nierentransplantationen einsetzen kann, bei denen man vermeiden möchte, dass der Körper das fremde Organ angreift.

Unsere Hunde verdienen ein ewiges Leben

Hunde sind zwar vielleicht der beste Freund des Menschen, aber leider leben sie viel, viel kürzer als wir. Weil sie uns so sehr am Herzen liegen, sind sie die idealen Kandidaten für Anti-Aging.

Zurzeit läuft ein amerikanisches Projekt, das einige der vielversprechendsten Anti-Aging-Eingriffe an Hunden testet. Mit etwas Glück schlägt dieses Projekt zwei Fliegen mit einer Klappe: Unsere kurzlebigen Freunde werden eventuell älter als bisher, und gleichzeitig lernen wir wertvolle Dinge über das Altern.

In einer der Studien des Projekts gibt man 40 Hunden Rapamycin – und es *funktioniert*. Schon nach zehn Wochen hatten die Rapamycin-Hunde eine bessere Herzfunktion als nichtbehandelte Hunde. Ein gutes Anti-Aging-Zeichen, das mit den Entdeckungen unter anderem an Mäusen übereinstimmt. Die Hunde bekommen immer noch Rapamycin, also werden wir in der Zukunft sehen, ob es ihnen wirklich zu einem längeren Leben verhilft.

Bedeuten all die schönen Ergebnisse jetzt, dass wir die Gelegenheit beim Schopf packen und uns Rapamycin aus einem zwielichtigen Labor in China nach Hause schicken lassen sollten? Beleuchten wir die Sache mal näher.

Zwar ist uns bekannt, dass die Chancen gar nicht schlecht stehen, was lebensverlängernde Effekte von Rapamycin bei Menschen betrifft. Wie gut sie tatsächlich stehen, wissen wir natürlich nicht, aber immerhin gut genug, dass es manchen eine Überlegung wert wäre. Und was noch wichtiger ist: Rapamycin ist in Verbindung mit Transplantationen bereits an Menschen getestet und zugelassen worden. Das heißt, durchgängige Sicherheitsüberprüfungen und jahrelange Nachverfolgung sind ohne (große) Probleme vonstattengegangen. Wir wissen, dass man weder akut krank wird noch Hirnschäden davonträgt oder in die Luft fliegt.

Aber. Eine Schwalbe macht noch keinen Sommer. mTOR ist ein äußerst zentrales Protein in unseren Zellen. Man experimentiert nicht einfach so an einer Wachstumskommandozentrale herum, ohne dass es zu Nebenwirkungen kommt. Auch wenn die Nebenwirkungen rein gar nichts mit dem Anti-Aging-Effekt zu tun haben. Wenn man gerade eine neue Niere bekommen hat, ist es zum Beispiel keine negative Nebenwirkung, dass die Immunabwehr gehemmt wird. Ist das Ziel dagegen Anti-Aging, wäre das ziemlich unclever. Wie zu erwarten war, kommt es bei Patienten, die Rapamycin einnehmen, vermehrt zu Infektionen, die zudem oft einen ernsten Verlauf nehmen.

Transplantationspatienten bekommen natürlich höhere Dosen Rapamycin, als es für Anti-Aging-Zwecke vorgesehen ist. Und aus diesem Grund ist es nicht einmal sicher, ob überhaupt Probleme mit der Immunabwehr auftreten würden. Es ist sogar denkbar, dass Rapamycin einen kleinen hormetischen Effekt auf die Immunabwehr haben könnte: Einige Studien behaupten, dass ältere Menschen, die mit niedrigen Konzentrationen von mTOR-Hemmern behandelt werden (Weiterentwicklungen von Rapamycin), weniger Infektionen bekommen und Grippeimpfungen besser vertragen als unbehandelte Menschen. Laut diesen Studien trägt ein bisschen mTOR-Hemmung also zu einer verbesserten Immunabwehr bei.

Allerdings gibt es andere Nebenwirkungen, um die man sich Sorgen machen sollte. Bei manchen mit Rapamycin behandelten Mäusen treten diabetesähnliche Komplikationen auf (hoher Blutzucker und Insulinresistenz), andere bekommen Probleme mit dem Cholesterin, und wieder andere haben einen zu hohen Fettgehalt im Blut. Trotzdem leben die Mäuse länger als andere, und wir können nicht ausschließen, dass irgendeine Form von Hormesis stattfindet.

Je mehr man über Rapamycin und mTOR liest, desto schwieriger wird es, zu widerlegen, dass der *ganze* Effekt nicht ausschließlich darauf beruht, dass Rapamycin ein klein wenig giftig ist.

Rapamycin wirkt nur dann lebensverlängernd, wenn …

Warum hängen Wachstum und Altern eigentlich zusammen? Wie kann es sein, dass das Hemmen von Wachstum gleichzeitig Alterssymptome auf Abstand hält?

Eine der meistverbreiteten Theorien dazu lautet, dass eine Form von Antagonismus zwischen Wachstum und Instandhaltung existiert. Viele Arten von Wachstumssignalen, zum Beispiel durch mTOR, senken die Aktivität unserer Lieblingsmüllabfuhr, der Autophagie.

Ein gutes Beispiel ist unser Anti-Aging-Darling: der Nacktmull. Er lebt länger als seine Verwandten. Und wenig überraschend, zeigt sich, dass er spezielle Mutationen in den Genen trägt, die mit mTOR zu tun haben. Auch insgesamt fällt die mTOR-Aktivität bei Nacktmullen geringer aus.

Mit anderen Worten: Es hat den Anschein, als hätte die Evolution des Nacktmulls solche Genvarianten belohnt, die Wachstumssignalwege behindern und damit die Lebenszeit erhöhen. Wir wissen außerdem, dass Nacktmulle eine bessere Autophagie als ihre Verwandten haben. Durch Forschungen an anderen Organismen hat man zudem herausgefunden, dass Autophagie und mTOR so eng miteinander zusammenhängen, dass Rapamycin nur dann lebensverlängernd wirkt, wenn das Autophagie-System ebenfalls funktioniert.

BLUT SPENDEN VERLÄNGERT DAS LEBEN

Im Moskau der frühen 1920er Jahre trieben einen sowjetischen Forscher große Ideen zu Gemeinschaft und Verjüngung um.

Alexander Bogdanow war Schriftsteller, Philosoph, Arzt und überzeugter Kommunist. Er zählte nicht zu denen, die dem Kommunismus nur aus Angst vor einer Deportierung nach Sibirien folgten, er war einer, dessen Gesinnung selbst seinen stolzesten Kameraden die Schamesröte ins Gesicht treiben konnte. Inspiriert von seinen eigenen Sci-Fi-Romanen, seinen kommunistischen Idealen und seinen Studien über einzellige Organismen, wuchs in Bogdanow die Überzeugung, dass die Menschen ihr Blut miteinander teilen sollten. Seiner Meinung nach war das ein notwendiger Schritt auf dem Weg zur idealen kommunistischen Gesellschaft – und er hoffte, damit gleichzeitig eine Kur gegen das Altern ersonnen zu haben.

Aus diesen Überlegungen reifte in Bogdanow der logische Schluss, eigene Experimente ins Werk setzen zu müssen. Glücklicherweise war er ein Mann der Tat und verfügte im Kreml über ein gewisses politisches Kapital. Was ihm die Möglichkeit verschaffte, in Moskau das Institut für Bluttransfusion zu gründen, wo er sich sofort ans Experimentieren machte – unter anderem an niemand Geringerem als sich selbst.

Anfangs verlief alles nach Plan. Bogdanow unterzog sich im

Lauf von zwei Jahren zehn Bluttransfusionen, die er als Erfolge verbuchte. Einer seiner Freunde schrieb sogar, dass Bogdanow zehn Jahre jünger aussähe, als er eigentlich war. Wie es aber nun mal ist, wenn man alles auf eine Karte setzt, wendete sich das Blatt für unseren sowjetischen Freund, und das Glück war ihm nicht mehr allzu hold. Bogdanows elfte Bluttransfusion ging fürchterlich schief.

Bis zum heutigen Tag ist nicht vollständig geklärt, was genau passierte. Sein Bluttransfusionspartner litt sowohl an Malaria als auch an Tuberkulose. Bogdanow hatte eine immunologische Reaktion auf das fremde Blut. Und das alles ging in einem Land vonstatten, in dem die Oberen es zu einer Tugend gemacht hatten, sich auf möglichst kreative Art und Weise gegenseitig aus dem Weg zu räumen.

Was auch immer es am Ende war: Zwei Wochen nach der Transfusion versagten Bogdanows Nieren und das Herz, und man erklärte ihn für tot, mit 54 Jahren.

***

Bogdanow war bei Weitem nicht der Erste, der Experimente mit dem Austausch von Blut anstellte.

Schon 1864 widmete sich ein Franzose namens Paul Bert Experimenten, bei denen er zwei Mäuse aneinandernähte. In erster Linie sicher, um zu zeigen, dass er es konnte. Anschließend fand er jedoch heraus, dass sich die Kreisläufe der beiden armen Mäuse nach der Operation automatisch verbanden, sodass sie ihr Blut miteinander teilten. Dieses sonderbare Phänomen erhielt den Namen Parabiose, und im Lauf der folgenden Jahrzehnte versuchten sich auch andere an ähnlichen Experimenten. Die gleichen Techniken sollten später die Organtransplantation revolutionieren.

Nach Berts Experimenten vergingen allerdings beinahe 100 Jahre, bis jemand Parabiose und das Altern zusammenbrachte. Das geschah erst, als der Amerikaner Clive McCay eine alte und eine junge Ratte aneinandernähte, um zu sehen, welche Auswirkungen das auf die beiden Tiere haben würde. Seine bizarren Experimente gerieten jedoch schon bald wieder in Vergessenheit, erst 2005 flammte das Interesse an ihnen wieder neu auf.

Eine Forschungsgruppe unter der Leitung Thomas Randos von der Stanford University nähte von Neuem Mäuse unterschiedlichsten Alters aneinander. Mit demselben Ziel wie bei Clive McCay: zu untersuchen, wie diese Prozedur das Altern der Mäuse beeinflusst. Es zeigte sich, dass sich bei älteren Mäusen die Regeneration in mehreren Organen verbessert, wenn sie mit jüngeren Mäusen verbunden sind. Für die jungen Mäuse bedeutet das im Umkehrschluss, dass sie schwächer werden und Teile ihrer Regenerationsfähigkeit einbüßen. Mit anderen Worten: Das Zusammennähen bei jungen Mäusen wirkt alterungsfördernd, bei älteren Mäusen verjüngend.

Die Parabiose zwischen jungen und alten Mäusen ist eines der speziellen Experimente, die manchmal nötig sind, um wissenschaftlich voranzukommen und Fortschritte zu erreichen. In diesem Fall eröffnete sich eine völlig neue Perspektive für die Anti-Aging-Forschung. Denn was war das Geheimnis? Wie konnten die Mäuse ihr Alter tauschen wie in irgendeiner Comicserie?

Ein erster Ansatz war, dass es etwas mit den Organen der Tiere zu tun haben könnte. Möglicherweise half der Zugang zu jungen Organen den älteren Mäusen bei der Regeneration, zu der sie aufgrund ihres Alters nicht mehr ganz so gut in der Lage waren. Wie sich herausstellte, ist dafür aber überhaupt kein Zugang zu Organen nötig, und dementsprechend muss man die Mäuse dafür auch nicht zusammennähen. Um die gleichen Ergebnisse wie durch Parabiose zu erhalten, muss man einer Maus lediglich Blutplasma entnehmen und es der anderen geben.

Blutplasma ist der flüssige Teil des Blutes. Das heißt, es ist das, was vom Blut übrig bleibt, wenn man alle Zellen daraus entfernt. Die zurückbleibende Flüssigkeit steckt voller aufgelöster Moleküle – unter anderem Hormone, Nährstoffe und Plasmaproteine.

Man weiß bereits, dass sich die Zusammensetzung der Proteine des Blutplasmas mit dem Alter verändert. Was selbstverständlich ein Resultat des Alterungsprozesses sein kann, aber mehrere Forscherinnen und Forscher untersuchen derzeit, ob die Zusammensetzung des Blutplasmas das Altern nicht auch mit*verursachen* kann. Mit anderen Worten also, ob es in unserem Blut spezielle alterungsfördernde Faktoren gibt, die wir entfernen können, oder ob dem Altern entgegenwirkende Faktoren existieren, die wir hinzusetzen können, wenn sie langsam weniger werden.

***

Die Geschichte über das verjüngende Blut ging an Start-up-Gründern natürlich nicht unbemerkt vorbei.

Wenn wir allein durch das Aufnehmen von jungem Blut jünger werden können, ist es keine sonderlich schwere Aufgabe, ein Geschäft auf die Beine zu stellen, das sich diese Tatsache zunutze macht. Dazu braucht man jungen Menschen bloß eine kleine Aufwandsentschädigung zu zahlen, damit sie etwas von ihrem Blut spenden. Anschließend verabreicht man das Blut älteren Menschen, die es gebrauchen können. Bluttransfusionen sind eine ziemlich gewöhnliche medizinische Prozedur, weshalb es auch kein Problem sein sollte, qualifizierte Arbeitskräfte dafür zu finden.

Ein Start-up mit dem Namen Ambrosia wollte sich dieses Geschäft nicht entgehen lassen und bot ab 2016 Bluttransfusionen mit jungem Blut an. Für 8 000 Dollar pro Transfusion wohlgemerkt. Alles lief wie geschmiert, bis die amerikanische Arzneimittelbehörde FDA die Prozedur ein wenig genauer unter die Lupe nahm und dem Treiben augenblicklich ein Ende bereiten musste. Es fehlten schlicht und ergreifend Beweise für einen wie auch immer gearteten positiven Effekt, und Versprechen von zum Beispiel »Unsterblichkeit« machten das Start-up nicht unbedingt glaubwürdiger.

Andere Unternehmen gehen die Sache hingegen ein wenig professioneller an. Hier hofft man darauf, die Faktoren in jungem Blut zu identifizieren, die das Altern tatsächlich bekämpfen. Sobald wir sie kennen, sollte es ein Klacks sein, Medikamente auf Basis dieser Faktoren herzustellen.

Es gab sogar bereits eine klinische Studie, bei der eine Firma Alzheimerpatienten das Blutplasma junger Menschen verabreichte in der Hoffnung, die Krankheit damit aufzuhalten. Leider erfolglos.

***

Es ist gut möglich, dass junges Blut Faktoren enthält, die dem Altern entgegenwirken. Was aber, wenn der Effekt gar nichts damit zu tun hat, dass wir etwas hinzufügen? Ja, es stimmt, die alten Mäuse erhalten junges Blut, aber gleichzeitig wird ihr eigenes, altes Blut verdünnt. Vielleicht ist das junge Blut gar nicht das Geheimnis – möglicherweise wirkt es nur als Verdünnungsmittel.

Eine Gruppe von Forschenden hat es sich zur Aufgabe gemacht, diese Hypothese zu überprüfen, indem sie das Blut alter Mäuse regelmäßig ersetzen. Nicht mit jungem Blut, sondern ausschließlich mit proteinhaltiger Kochsalzlösung. Das Resultat, stellte sich heraus, war das gleiche wie bei den Mäusen, die Transfusionen mit jungem Blut erhalten hatten. Vielleicht sogar noch ein wenig besser. Egal ob in den Muskeln, der Leber oder dem Gehirn, durch das ständige Ersetzen ihres Blutes waren die alten Mäuse in allen Bereichen wesentlich verjüngt.

Ausnahmsweise haben wir damit etwas gefunden, das sich mit uns Menschen vergleichen lässt. Es gibt nämlich Menschen, die wie die Mäuse aus dem gerade erwähnten Versuch regelmäßig einen Teil ihres Blutes abgenommen bekommen: Es geht um Blutspender.

Bei einer klassischen Blutspende entnimmt man einer Spenderin oder einem Spender etwa einen halben Liter Blut beziehungsweise zehn Prozent des gesamten Blutvolumens der Person. Diese Menge bildet der Körper dann in den folgenden Wochen wieder nach. Spendet man regelmäßig Blut, findet also bedeutend öfter ein Austausch des körpereigenen Blutes statt als im Normalfall. Falls die positiven Ergebnisse der Studien an Mäuseblut auch für Menschen zutreffend sind, sollten wir bei Blutspenderinnen und -spendern ebenfalls einen verjüngenden Effekt beobachten können.

Genau das haben dänische Forscher untersucht und sind zu exakt dem Ergebnis gekommen, das man erwartet hätte. Wie sich herausgestellt hat, *leben Blutspenderinnen und -spender länger als andere Menschen*. Sie erfreuen sich zwar bereits vorher einer relativ guten Gesundheit – immerhin haben sie die Erlaubnis zum Blutspenden bekommen –, aber selbst wenn man diesen Effekt außer Betracht lässt, haben Blutspendende immer noch einen Vorteil, was ihre Lebensdauer angeht. Und je öfter sie Blut spenden, desto größer wird er. Die Blutbanken wissen um diesen Zusammenhang und erforschen ihn intensiv. Dass Blutspenden mit der Aussicht auf ein längeres Leben beworben werden, habe ich allerdings noch nie gesehen.

Die Verbindung zwischen Blutspenden und der eigenen Gesundheit ist außerdem interessant, weil sie eigentlich nichts Neues ist. Historisch war der Aderlass für lange Zeit eine gängige medizinische Praxis. Vor ein paar hundert Jahren war es beispielsweise gang und gäbe, dass einem der Barbier eine anständige Frisur schnitt, einen rasierte und anschließend etwas Blut abzapfte. Auf der sich drehenden Stange, die man heute vor einigen Frisiersalons oder Barbershops sieht, befindet sich ein roter Strich als Symbol für Blut. Ursprünglich sollten so Kunden auf die medizinischen Dienstleistungen des Barbiers aufmerksam gemacht werden.

***

Was macht Blutspenden so gesund? Ich sehe da zwei Möglichkeiten. Die erste ist uns inzwischen wohlbekannt. Einen halben Liter Blut zu verlieren ist für den Körper natürlich ein Stressfaktor – einer, von dem man sich vorstellen kann, dass wir gut gegen ihn gerüstet sind. Ist Blutspenden hormetisch? Es gibt Anzeichen dafür. Jedenfalls stellen sich die erwarteten Effekte ein: Schon nach einer einzigen Blutspende justiert der Körper eine Reihe seiner Verteidigungsmechanismen neu, was ihn widerstandsfähiger gegen Stress macht.

Es ist aber auch möglich, dass durch eine Blutspende tatsächlich etwas Schädliches aus dem Blut entfernt wird, das wir alterungsfördernde Faktoren nennen könnten. Woraus genau sie bestehen – wenn es sie denn gibt –, versucht man immer noch herauszufinden. Eine der interessantesten möglichen Antworten ist Eisen.

Das Ganze funktioniert so: Beim Blutspenden verliert man eine Menge roter Blutkörperchen. Diese Zellen verleihen dem Blut seine rote Farbe und transportieren den Sauerstoff aus der Lunge durch den gesamten Körper. Das tun sie, indem sie den Sauerstoff an ein bestimmtes Protein, Hämoglobin, binden. Hämoglobin ist tatsächlich so wichtig, dass die roten Blutzellen damit regelrecht vollgestopft sind. Und jedes einzelne Hämoglobin-Protein enthält Eisen, das für die rote Farbe sorgt. Also verliert man beim Blutspenden mit den vielen roten Blutkörperchen eine Menge Eisen. Im Anschluss versucht der Körper, die verlorene Blutmenge so schnell wie möglich wiederherzustellen, muss dafür aber seine Eisenreserven anzapfen. Mit diesem Eisen stellt er dann neues Hämoglobin in neuen roten Blutzellen her.

Jetzt denken Sie vielleicht, dass es nicht gerade attraktiv oder lohnenswert klingt, so viel Eisen zu verlieren. Überraschenderweise sind wir von Natur aus aber gar nicht so gut darin, Eisen abzubauen. Unser Körper besitzt kein System, mit dem er überschüssiges Eisen loswerden könnte. Andere Metalle wie Zink oder Kupfer können wir bei Bedarf problemlos abbauen. Im Gegensatz zu Eisen, das sich unter Umständen in uns ansammeln kann. Dies ist zum Beispiel bei der genetischen Krankheit Hämochromatose der Fall, bei der Erkrankte zusätzliches Eisen aus dem Essen aufnehmen und es wie wir anderen nicht wieder abbauen können. Dadurch sind sie besonders anfällig für alles Mögliche, von Herz-Kreislauf-Erkrankungen bis hin zu Krebs. Falls ihr Blut nicht regelmäßig abgezapft wird.

Die Ursache für unsere mangelnde Fähigkeit zur Absonderung von Eisen ist wohl in unserer Vergangenheit zu finden: Vor dem Einzug der modernen Medizin befanden sich in den Därmen der Menschen unzählige Parasiten. Viele von ihnen lebten von unserem Blut und sorgten auf diese Weise für den Abbau von Eisen. Inzwischen sind wir diese Parasiten los, aber dafür sind unsere Körper natürlich nicht ausgelegt. (Es hat auch ein wenig damit zu tun, dass man früher etwas wilder unterwegs war, was Gewalt und gefährliche Arbeiten betrifft.)

Tiere, die lange leben, haben möglicherweise weniger Eisen im Körper

Sowohl der Nacktmull als auch mehrere seiner langlebigen Familienmitglieder weisen Genmutationen auf, die etwas mit dem Eisenstoffwechsel zu tun haben. Unter anderem im Protein Transferrin, das für den Eisentransport im Blut verantwortlich ist und bei der Eisenaufnahme in den Zellen hilft.

Erinnern Sie sich noch an GWAS von vorhin? Die Studien, die versuchen, einen Überblick über die Verbindungen zwischen den Genen eines Menschen und seinen Eigenschaften zu erarbeiten?

Die Forschenden hinter diesen Studien haben unter anderem festgestellt, dass Gene, die mit dem Stoffwechsel, der Immunabwehr und Zombiezellen zu tun haben, eine Rolle für die Lebensdauer eines Menschen spielen. Im Rahmen dieser Forschungen sind die Wissenschaftlerinnen und Wissenschaftler auf Gene gestoßen, die mit dem Eisenstoffwechsel verbunden sind. Mit anderen Worten: Menschen, die anfällig dafür sind, Eisen in sich anzusammeln, leben im Durchschnitt kürzer.

Diese Verbindung kennt man auch aus anderen Zusammenhängen. Unser Körper lagert das nicht verwendete Eisen beispielsweise in einem Protein namens Ferritin an. Das heißt, Menschen mit einem höheren Eisengehalt im Körper haben mehr Ferritin in ihrem Blut. Bei einer Studie an 9000 Dänen fanden Forscher Folgendes heraus: Je höher das Ferritin-Niveau einer Person, desto größer ist ihr Risiko für einen frühzeitigen Tod. Das gilt insbesondere für Männer.

Andere Studien weisen indirekt in dieselbe Richtung. Selbst wenn die Menge an Ferritin mit dem Alter generell ansteigt, so haben Menschen über 100 im Durchschnitt niedrigere Ferritin-Werte als mittelalte Menschen. Warum das so ist? Weil Menschen mit viel Ferritin in der Regel früher sterben, sodass die älteste Gruppe primär aus Menschen besteht, die einen von Natur aus niedrigen Ferritin-Wert aufweisen.

Der Zusammenhang zwischen Eisen und dem Altern hat bislang noch nicht die große Runde gemacht. Lassen Sie mich Ihnen daher ein paar Beispiele nennen:

Das Risiko für Diabetes ist wesentlich größer, wenn man einen hohen Ferritin-Wert hat. Deshalb gehen hohe Ferritin-Werte auch mit höheren Insulin- und Blutzuckerwerten einher. Weder Insulin noch ein hoher Blutzucker eignen sich besonders gut für den Altersprozess, den wir uns eigentlich wünschen.

Viel Eisen wird außerdem mit einem erhöhten Krebsrisiko in Verbindung gebracht. In einem randomisierten klinischen Experiment haben Forschende die Entnahme von Blut sogar dazu genutzt, das Krebsrisiko zu mindern. Bei diesem Experiment wurden 1 300 Teilnehmer in zwei Gruppen aufgeteilt, von denen einer regelmäßig Blut entnommen wurde, der anderen nicht. Das Ergebnis war eindeutig: Bei der Gruppe, der Blut entnommen wurde, kam es zu 35 Prozent weniger Krebserkrankungen. Und bei den Studienteilnehmern dieser Gruppe, die dennoch an Krebs erkrankten, lagen die Überlebenswahrscheinlichkeiten 60 Prozent höher als in der Vergleichsgruppe.

In der sogenannten Iowa Women's Health Study – an der 39 000 Frauen teilnahmen – hatten diejenigen, die zusätzliches Eisen einnahmen, ein größeres Risiko zu sterben als diejenigen, die keines nahmen. Das Gleiche traf auf Frauen zu, die eine Multivitaminpille schluckten. Was enthalten Multivitaminpräparate unter anderem? Richtig, Eisen.

Menschen, die an Alzheimer oder Parkinson leiden, weisen in den betroffenen Regionen ihres Gehirns abnorme Mengen Eisen auf. Und unter Alzheimerpatienten entwickelt sich die Krankheit bei denen schneller, die in den erkrankten Hirnregionen besonders viel Eisen haben. Parallel dazu finden sich auch in den Gerinnseln, die sich in den Blutbahnen anstauen und so Thrombosen verursachen, sehr hohe Mengen an Eisen.

Es muss einen Grund geben, weshalb Eisen immer am falschen Ort auftaucht. Erneut sehe ich hier zwei Möglichkeiten: Zunächst die konventionelle Erklärung. Eisen fördert die Bildung von freien Radikalen. Der Elefant im Porzellanladen. Wie Sie vielleicht noch wissen, sind freie Radikale gar kein so großes Problem, wie wir einmal dachten. Sie spielen eine zentrale Rolle bei der Hormesis, die zum Beispiel Sport so gesund macht. Wie bei allen anderen hormetischen Effekten besteht jedoch die Möglichkeit, die Grenze zu überschreiten, sodass sich gesunder Stress in schädlichen verwandelt.

Freie Radikale sind allerdings nicht der Grund, wieso große Eisenmengen eine negative Auswirkung auf unsere Gesundheit haben können. Was eine zweite Erklärung möglich macht. Eisen ist ein echter Leckerbissen für Mikroorganismen wie Bakterien und Pilze. So wie Eisen für uns Menschen lebensnotwendig ist, sind auch allerlei Arten von mikroskopischem Gewusel darauf angewiesen. Auf sie wirkt es beinahe wie Dünger. Je mehr Eisen Bakterien sich einverleiben können, desto schneller wachsen sie. Wie gut ein Bakterium darin ist, an Eisen zu kommen, kann den Unterschied zwischen einer harmlosen und einer lebensbedrohlichen Infektion ausmachen.

Dieses Wissen hat die Evolution natürlich bereits in unseren Körper mit eingebaut. Wenn unser Körper gegen eine Infektion kämpft, bildet der Zugang zu Eisen eines der wichtigsten Schlachtfelder. Das Protein Ferritin, unser Eisen-Aufbewahrungslager, ist wie eine Art Käfig geformt, der Mikroorganismen den Zugriff versperrt. Entdeckt die Immunabwehr eine Infektion, wird die Produktion von Ferritin augenblicklich gestoppt, damit so viel Eisen wie möglich in Sicherheit gebracht werden kann. Gleichzeitig kurbelt der Körper die Produktion des Proteins Hepcidin an, das die Aufnahme von Eisen aus unserem Essen blockiert.

Zu viel Eisen ist schlecht, ABER …

Selbstverständlich sollte man daran denken, dass auch zu wenig Eisen im Körper ungesund ist. Ein Problem, das vor allem junge Frauen betrifft und das man ernst nehmen sollte. Im Übrigen ergibt es sich von selbst, dass es nicht ratsam ist, Blut zu spenden, falls man auf die Einnahme von Eisenpräparaten angewiesen ist.

EINE HISTORISCHE PERSPEKTIVE AUFS HÄNDEWASCHEN

Der niederländische Geschäftsmann und Wissenschaftler Antoni van Leeuwenhoek war der erste Mensch, der Bakterien mit dem bloßen Auge sah. In den 1670ern gelang es ihm, Mikroskope zu entwickeln, die eine ausreichende Vergrößerung boten, um die bis dahin unsichtbaren Tierchen zu erkennen. Trotzdem sollte noch viel Zeit vergehen, bis man sich der Tatsache bewusst war, dass Bakterien und andere Mikroorganismen Krankheiten verursachen können.

***

In den 1840er Jahren quälte den ungarisch-deutschen Arzt Ignaz Semmelweis ein schlechtes Gewissen.

Semmelweis war Chirurg und Geburtshelfer an einem Wiener Krankenhaus. Dort hatte man zwei unterschiedliche Kliniken eingerichtet, in denen armen Frauen kostenlose Geburtshilfe angeboten wurde. Im Gegenzug für diese Unterstützung wurden diese Kliniken als Ausbildungsstätten für junge Hebammen beziehungsweise herangehende Ärzte genutzt.

Was Semmelweis quälte, war der riesige Unterschied der Müttersterblichkeit zwischen diesen beiden Kliniken. In der Abteilung, in der man junge Hebammen ausbildete, lag die Sterblichkeit bei etwa vier Prozent. In der Ausbildungsabteilung für junge Ärzte lag sie jedoch bei ganzen zehn Prozent. Für den Unterschied machte man eine mystische Krankheit verantwortlich, das »Kindbettfieber«. Die armen Frauen der Stadt waren sich über den Unterschied sehr wohl bewusst. Wenn sich eine Geburt anbahnte, flehten sie darum, in der sichereren Klinik aufgenommen zu werden. Manche brachten ihre Kinder sogar lieber auf der Straße zur Welt, um auf keinen Fall in der Abteilung mit den jungen Ärzten zu landen.

Semmelweis war zutiefst betrübt über die hohe Müttersterblichkeit, und er setzte alles daran, die Ursache ausfindig zu machen. Er glich alle Abläufe, jede einzelne Prozedur und jedes einzelne Instrument in den beiden Abteilungen an. Ohne dass es einen Unterschied bewirkt hätte. Die Sterblichkeitsraten blieben dieselben.

1847 wurde Semmelweis' Freund Jakob Kolletschka von einem Studenten versehentlich mit einem Skalpell verletzt, während er gerade eine Leichensektion durchführte. (Man nennt es auch Obduktion oder Autopsie. Dabei untersucht man den Körper einer verstorbenen Person, um die Todesursache herauszufinden.) Durch den Stich zog sich Kolletschka eine schlimme Infektion zu, und wenige Tage später starb er daran. Bei seiner Autopsie stießen die Ärzte auf einige verdächtige Parallelen zu den toten Frauen aus der geburtshilflichen Klinik. Und Ignaz Semmelweis ging plötzlich ein Licht auf.

Damals war es völlig normal, dass Ärzte nach einer Autopsie direkt in den Kreißsaal gingen. Im einen Moment schnitten sie also noch Leichen auf, und im nächsten halfen sie Frauen bei der Geburt. Semmelweis war überzeugt davon, dass es einen Zusammenhang gab. Vielleicht steckten die Ärzte die gebärenden Frauen mit dem Kindbettfieber an, indem sie »Kadaverpartikel« von den Autopsien auf sie übertrugen. Nach einer Weile kam Semmelweis zu der Erkenntnis, dass es half, wenn die Ärzte sich vorher die Hände mit Calciumhypochlorit wuschen (die Art von Chlor, die heute unter anderem in Schwimmbädern als Desinfektionsmittel genutzt wird). Sofort führte er für alle Ärzte des Krankenhauses die Pflicht ein, sich die Hände zu desinfizieren, bevor sie in die Nähe der gebärenden Frauen kamen.

Diese neue Maßnahme war der Durchbruch, nach dem Semmelweis sich gesehnt hatte. Die Müttersterblichkeit sank erheblich. Im April, kurz bevor er die Händewaschregel einführte, starben 18,7 Prozent der Gebärenden. Bereits im Juni lag die Rate bei 2,2 Prozent, und im Juli sank sie gar bis auf 1,2 Prozent. Semmelweis machte sich augenblicklich daran, seine Entdeckung in der medizinwissenschaftlichen Gesellschaft bekanntzugeben.

Was ihm jedoch nichts anderes einbrachte als Widerstand und Spott. Einige Ärzte waren schwer beleidigt, dass er es überhaupt zu denken wagte, sie könnten *unsauber* sein. Andere merkten an, dass Semmelweis' Beobachtungen nicht mit den damals geltenden Theorien übereinstimmten.

Einer seiner großen Kritiker war der dänische Geburtshelfer Carl Levy, der selbst mit dem gleichen Problem kämpfte. Auch in Kopenhagen war die Müttersterblichkeit astronomisch hoch, und wie in Wien war das Kindbettfieber die Ursache dafür. Levy fand es absurd zu glauben, dass etwas so mikroskopisch Kleines wie Kadaverpartikel – die man ja nicht einmal sehen könne – im Stande sein sollte, eine ernsthafte Krankheit hervorzurufen. Die guten Überlebensraten aus Wien mussten reiner Zufall sein, dachte er.

Jahrelang hagelte es Kritik auf den armen Semmelweis, und das trieb ihn in den Wahnsinn. Er schrieb einen Brief nach dem anderen an wichtige Personen des medizinischen Standes, ohne Erfolg. Zum Schluss machte ihn der vehemente Widerstand so zornig, dass er seine Gegner des Mordes bezichtigte. Bald lenkte er jedes Gespräch auf das Kindbettfieber.

Mit der Zeit verschlimmerte sich Semmelweis' geistiger Zustand erheblich. 1865 erkrankte er an einer schweren Depression, und er erlitt immer wieder Nervenzusammenbrüche. Er wurde in eine psychiatrische Institution eingeliefert (die damals noch den Namen Landesirrenanstalt trug), wo er von Pflegern heftig verprügelt wurde, sich eine Infektion zuzog und 14 Tage später, im Alter von 47 Jahren, an einer Blutvergiftung starb.

***

Zur Zeit von Semmelweis' Tod gab es zum Glück noch andere, die sich ebenfalls mit Mikroben beschäftigten. Der Franzose Louis Pasteur bewies unter anderem, dass Mikroorganismen nicht einfach so aus dem Nichts auftauchen (wie damals viele glaubten), dass sie für die Fermentation in Bier und Wein (der Prozess, durch den Alkohol entsteht) verantwortlich sind und dass sie Lebensmittel schlecht werden lassen können.

Dass Lebensmittel verderben, kann man auf drei verschiedene Arten vermeiden, wie Pasteur nachwies: durch das Nutzen von hohen Temperaturen (die nach ihm benannte Pasteurisierung), durch Filtration oder mit Hilfe chemischer Lösungen. Das brachte den englischen Chirurgen Joseph Lister auf eine Idee. Damals bekamen Patienten nach Operationen oft Infektionen, aber vielleicht, so dachte Lister, könnte man chemische Lösungen nutzen, um das zu verhindern. Mit dieser Idee im Hinterkopf ersann er Verfahrensweisen für die Sterilisation von Operationsinstrumenten und Wunden. Dieses Mal fand die Idee größeren Anklang in der Fachwelt. Später entwickelte der deutsche Mediziner Robert Koch Methoden für die Kultivierung von Bakterien im Labor und brachte bestimmte Bakterien in Zusammenhang mit bestimmten Krankheiten. Unter anderem mit Tuberkulose, Cholera und Milzbrand.

All diese Fortschritte geschahen selbstverständlich unter konstanter Bombardierung mit Kritik. Aber mit der Zeit wurden die Beweise für die *germ theory of disease* (laut dieser Theorie können Mikroorganismen Krankheiten verursachen) schlicht zu erdrückend, und selbst die verbissensten Kritiker mussten sich geschlagen geben.

Auf uns wirkt es heute ungemein befremdlich, dass Ärzte ihre Instrumente und Ausrüstung nicht sterilisierten oder dass man zwischen Kadavern und Patienten hin- und herwechselte, ohne sich die Hände zu waschen, und dass man allen Ernstes glaubte, Bakterien entstünden einfach so aus dem Nichts. Den heftigen Widerstand, dem sich neue Ideen ausgesetzt sehen, kennen wir aber umso besser.

Seit damals haben wir ein riesiges Waffenarsenal gegen Mikroben erschaffen. Wir haben Antibiotika, die (zumindest noch) selbst die hartnäckigsten Bakterien abtöten können. Wir haben Impfstoffe, die manche Krankheiten bereits vollständig ausgerottet und andere angezählt haben. Und wir wissen so viel über Ansteckungswege, Hygiene und so weiter, dass wir die Verbreitung von Krankheiten einigermaßen unter Kontrolle halten können. Es sieht fast so aus, als wären wir auf einem guten Weg, die winzigen Organismen dieser Erde endgültig zu besiegen.

Aber sind wir das wirklich? Die gegenwärtige Lage lässt daran jedenfalls einige Zweifel aufkommen.

***

Zu Beginn der 1980er Jahre bemerkte der Pathologe Robin Warren aus dem australischen Perth etwas Sonderbares bei Proben von Patienten mit Magengeschwüren: Bei genauem Hinsehen fanden sich in allen Proben kleine, spiralförmige Bakterien. Warren kontaktierte einen jungen Arzt namens Barry Marshall, der sofort damit begann, sich genauer mit der Sache auseinanderzusetzen.

Damals *wusste* man – oder glaubte man zu wissen –, dass Magengeschwüre das Resultat von Stress waren, und man war der festen Überzeugung, dass kein Bakterium die starke Magensäure überleben könnte. Also taten die meisten Warrens Entdeckung damit ab, dass die spiralförmigen Bakterien aus dem Labor stammen mussten. Es handele sich offensichtlich um eine Kontamination, meinte man. Warren und Marshall hatten allerdings ihre Zweifel an dieser Theorie und wollten der Sache auf den Grund gehen.

In einem ersten Schritt versuchten sie, das Bakterium zu isolieren und im Labor zu kultivieren. Zu diesem Zweck bestellten sie 100 Patienten mit Magengeschwüren ein und nahmen Proben. Die Versuche waren jedoch eine Enttäuschung. Aus den Proben ließen sich keine Bakterien züchten. So ging es weiter, bis ein glücklicher Zufall Marshall und Warren ein wenig Rückenwind schenkte. Normalerweise ließ man die Patientenproben nur zwei Tage auf den speziellen Schalen wachsen, wie es zu dieser Zeit eben üblich war. Weil sie eine der Schalen aber über Ostern für sechs Tage stehen ließen, reichte die Zeit aus, dass eine Kolonie der spiralförmigen Bakterien heranwachsen konnte.

Warren und Marshall waren sicher, die eigentliche Ursache für Magengeschwüre gefunden zu haben. Und die war weder Stress noch Ernährung, Mangel an Bewegung oder was die Lehrbücher damals sonst so behaupteten. Nein, schuld waren die kleinen, spiralförmigen Bakterien.

Die beiden Australier erzählten jedem, der zuhören wollte, von ihrer Entdeckung. Die Resonanz war eher kühl. Bakterienverursachte Krankheiten gehörten der Vergangenheit an: Schon vor Jahrzehnten hatte man sie alle entdeckt und das Problem ein für alle Mal gelöst, und zwar durch Antibiotika. Jetzt arbeitete man an sehr viel anspruchsvolleren Theorien. Es war einfach nicht mehr cool, Bakterien aufzuspüren, und überhaupt, so simpel, wie diese beiden Australier behaupteten, konnte es ja gar nicht sein.

Außerdem wusste man doch schon längst, was Magengeschwüre verursachte. Und eine große Industrie war darauf spezialisiert, sie zu behandeln. Man verschrieb säureneutralisierende Medikamente dagegen (was den Symptomen abhalf, Magengeschwüre aber nicht kurierte), und viele waren der Meinung, das solle man auch weiterhin tun. Zwei bis vier Prozent der amerikanischen Bevölkerung nutzten regelmäßig säureneutralisierende Medikamente, das Ganze war also *big business*.

***

Tatsächlich waren Warren und Marshall bei Weitem nicht die Ersten, die einen Zusammenhang zwischen Magengeschwüren und Infektionen erkannten. Schon Ende des 19. Jahrhunderts entdeckten mehrere Forscher Bakterien in Patienten mit Magengeschwüren. Zu Beginn des 20. Jahrhunderts gelang es japanischen Forschern sogar, Magengeschwüre bei Meerschweinchen zu provozieren, indem sie einige verdächtige, spiralförmige Bakterien nutzten, die sie Katzen entnommen hatten.

Trotzdem blieb dieser Theorie der Durchbruch verwehrt. Und der letzte Rest Hoffnung erlosch in den 1950ern. Ein berühmter Pathologe untersuchte Patienten mit Magengeschwüren auf Bakterien – und fand keine. Weil er die falsche Methode anwandte.

Damit verschwand die Idee aus dem wissenschaftlichen Gedächtnis, tauchte gelegentlich aber von Neuem auf. Unter anderem behandelte ein griechischer Arzt sein eigenes Magengeschwür mit Antibiotika und ließ seinen Patienten dieselbe Behandlung zukommen. Keine wissenschaftliche Zeitschrift wollte seine Resultate veröffentlichen, und kein Pharmaunternehmen wollte etwas mit dieser Art der Behandlung zu tun haben. Zum Dank brummten ihm die Behörden auch noch eine Geldstrafe auf und erhoben Anklage.

Widerstand gegen die Bakterientheorie war also nichts Neues.

Warren und Marshall überzeugten zwar ein paar Mikrobiologen, die von dem Bakteriending hellauf begeistert waren. Ansonsten ging ihre Idee aber in der Flut von Publikationen über die Zusammenhänge zwischen Magengeschwüren und Magensäure unter. Dass die beiden Australier zudem Schwierigkeiten damit hatten, ihre Theorie an Tieren zu demonstrieren, half da auch nicht: Die spiralförmigen Bakterien weigerten sich schlicht, sich in Tieren festzusetzen, vom Schwein bis zur Maus.

Warren und Marshall überkam die Verzweiflung. Sie wussten, dass sie einer Sache auf der Spur waren, und sie konnten ihre Patienten sogar mit Antibiotika behandeln. Im Prinzip konnten alle Ärzte der Welt das Gleiche tun, wenn es denn gelänge, die dafür nötigen Autoritäten zu überzeugen. Die einzige Möglichkeit war und blieb es, die Theorie ein für alle Mal am Menschen zu belegen. Nur wie?

Mit dem Wagemut und der Tollkühnheit eines echten Australiers entschloss sich Barry Marshall letztlich dazu, selbst als Versuchskaninchen einzuspringen. Er isolierte die spiralförmigen Bakterien von einem Patienten, vermehrte sie in einer Kultur – und schluckte sie. Nach ein paar Tagen wurde er so richtig krank. Zehn Tage später hatten sich die Bakterien in seinem ganzen Magen verteilt und ihm das Vorstadium eines Magengeschwürs beschert. Nach sorgfältiger Dokumentation der Infektion nahm Marshall Antibiotika, die ihn wieder heilten.

Dieser gewagte Versuch reichte aus, um den Kampf schlussendlich zum Vorteil der Australier zu entscheiden. Zwar sollte es noch weitere zehn Jahre dauern, bis der letzte Widerstand aus dem Weg geräumt wurde (und das Patent für säureneutralisierende Medikamente auslief). Aber nach und nach wurde das spiralförmige Bakterium, *Helicobacter pylori*, als Hauptverursacher von Magengeschwüren und auch als Ursache für die meisten Fälle von Magenkrebs anerkannt.

Ein süßer Sieg für die beharrlichen Australier. 2005 wurden Robin Warren und Barry Marshall für ihre Entdeckung mit der größten Ehre der Wissenschaft ausgezeichnet, dem Nobelpreis für Medizin.

***

Früher sah unser Verständnis der Verbindung zwischen Mikroben und Krankheiten ungefähr so aus: Man steckt sich mit irgendeiner Mikrobe an (zum Beispiel einem Bakterium oder einem Virus) und entwickelt danach irgendeine bestimmte Krankheit.

Innerhalb der letzten Jahrzehnte ist unser Wissen über Mikroben allerdings explosionsartig angewachsen, und so einfach, wie ich es gerade erklärt habe, ist es bei Weitem nicht. In Wahrheit haben wir gerade einmal einen kleinen Einblick in eine Welt erhalten, die um ein Vielfaches bizarrer ist, als man je geahnt hätte.

Mit Hilfe moderner Computer und der Entwicklung neuer Ausrüstung haben wir inzwischen das entdeckt, was wir Mikrobiom nennen. Kurz gesagt ist das eine Bezeichnung für all die Mikroben, die in und auf uns leben. Von winzigen Viren und Bakterien bis hin zu verschiedenen Pilzarten, kleinen mehrzelligen Tieren und allem möglichen anderen Gewusel.

Zusammengenommen gibt es mehrere Milliarden dieser Organismen. Sogar mehr, als es Menschen gibt. Allein an Bakterienzellen existieren in unserem Köper so viele wie Menschenzellen. Und dazu kommen noch all die anderen Organismen.

Es ist wie bei einem Baum im Regenwald. Er hat nie seine Ruhe, sondern bildet eine Heimat für alle möglichen Insekten, Vögel, Affen, Kriechtiere, andere Pflanzen und so weiter. Auf dieselbe Art sind wir nicht nur wir selbst, sondern ein ganzes Ökosystem. Wir sind die Heimat für allerlei Organismen, denen es im Grunde relativ schnuppe ist, ob wir das nun gut oder schlecht finden.

Unter diesen Gästen gibt es diejenigen, mit denen wir gut auskommen. Dann gibt es noch solche, die keinen wirklichen Einfluss auf uns haben. Und natürlich diejenigen, die wir eigentlich gar nicht haben wollen. Zu den nützlichen Mikroben zählen unter anderem solche, die uns vor *anderen* Mikroben beschützen – indem sie deren Essen verputzen, den gesamten Platz einnehmen oder indem sie sie zu ihrem Mittagessen machen.

Es sind dieselben, die uns auch bei der Ausführung wichtiger biologischer Funktionen unterstützen. Zum Beispiel die Bakterien in unserem Verdauungssystem, die unverdauliche Ballaststoffe nutzen, um Butansäure zu produzieren. Butansäure klingt vielleicht wie ein besonders scharfes Putzmittel, ist in Wahrheit aber ein gesundheitsförderndes Molekül und eine der Hauptursachen dafür, dass eine ballaststoffreiche Ernährung gesund für uns ist. Ein anderes Beispiel sind spezielle Bakterien in unserem Darm, die den Anti-Aging-Stoff Spermidin herstellen können.

Unsere Zusammenarbeit mit Mikroben ist sogar so umfangreich, dass sich in unserem Darm Mikroben befinden, die Läufern dabei helfen, ihre Kondition zu verbessern. Weil diese Mikroben nämlich Milchsäure abbauen – den Stoff, der schuld am »Übersäuern« unserer Muskeln ist.

Doch es gibt auch unzählige dieser kleinen Organismen, die nur an sich selbst denken. Welche Strategie eine Mikrobe entwickelt, hängt letzten Endes davon ab, was am besten für sie selbst ist.

***

Zunächst einmal haben die Mikroben in unserem Körper kein sonderlich großes Interesse daran, ihre Heimat zu verlieren. Sterben wir, sterben sie. Deshalb arbeiten wir zusammen, und deshalb richten viele Mikroben keinen Schaden an. Falls sie das Evolutionswettrennen aber auf unsere Kosten gewinnen können, dann tun sie das mit Vergnügen.

Stellen wir uns beispielsweise ein friedliches Bakterium auf unserer Haut vor. Im Normalfall ist es weder schädlich noch nützlich. Es vermehrt sich in aller Ruhe und überträgt sich durch Berührungen ab und zu auf andere. Eines Tages kommt es zu einer Mutation, die dazu führt, dass das Bakterium große Mengen eines Stoffs verbraucht, den wir eigentlich selbst benötigen, um gesund zu bleiben. Wenn das Bakterium uns diesen Stoff wegnimmt, kann es schneller wachsen – nur eben zu Lasten unserer Gesundheit. Solange der Vorteil für das Bakterium nur groß genug ist, macht es ihm nichts aus, dass wir darunter leiden. Mit seinem neuerlangten schnellen Wachstum verbreitet es sich rasant und ist daher nicht mehr so abhängig von uns. Diese Strategie ist ein evolutionärer Erfolg, wenn sie dahin führt, dass am Ende mehr neue mutierte Bakterien existieren als alte.

In der Realität stellen sich solche Veränderungen zwar nicht von einem Tag auf den anderen ein, aber das Prinzip gilt trotzdem: Die Tierchen, die auf und in uns herumwuseln, sind sich selbst immer am nächsten. Wenn sie unsere Ressourcen anzapfen, damit davonkommen und sogar gewinnen können, tun sie es auch.

Natürlich nicht, weil die Mikroben sich das tatsächlich genau überlegen würden. Sie haben kein Bewusstsein, dieser Prozess ist simple Evolution. Jede Mikrobe stellt viele Kopien von sich selbst her. Manche der so gebildeten Nachkommen weisen Mutationen auf, die die Mikroben ein wenig besser darin machen, zu überleben oder sich zu reproduzieren. Wenn ein Bakterium zum Beispiel auf einmal besonders gut das Immunsystem umgehen kann, hat es im Vergleich zu seinen Verwandten einen riesigen Vorteil und produziert letztendlich mehr Nachkommen. Nur dass das eben aus *unserer* Sicht nicht besonders gut ist.

***

Am allerliebsten lassen sich Mikroben auf unserer Haut und in unserem Magen-Darm-Trakt nieder. Hier gibt es leichten Zugang zu Essen, und es gibt weniger Immunaktivität, da sich die Oberflächen dieser Organe technisch gesehen außerhalb des Körpers befinden. Aber nicht nur auf den »äußeren« Oberflächen unseres Körpers leben Mikroben. Wie sich herausgestellt hat, wimmelt es sogar auf den Organen, die wir einmal für steril gehalten haben, von Mikroben.

Zum Beispiel das Blut. Bis vor Kurzem war man in der Medizinwissenschaft der Ansicht, unser Blut sei steril. Inzwischen wissen wir aber, dass das nicht stimmt. Wenn man Blutproben von Blutspendern unter den richtigen Verhältnissen kultiviert, kann man daraus alle möglichen Mikroben züchten. (Vielleicht ist das Geheimnis von jungem Blut, dass es weniger schädliche Mikroben enthält?)

Unser Gehirn ist ein noch extremeres Beispiel. Früher glaubte man, das Gehirn sei steril, weil es von der sogenannten Blut-Hirn-Schranke geschützt wird. Wie der Name andeutet, handelt es sich dabei um eine Schranke, die das Blut vom Gehirn trennt. Sauerstoff und Nährstoffe können zwar passieren, aber es ist unglaublich schwer, die meisten Moleküle aus dem Blut ins Gehirn zu bekommen. (Unter anderem deshalb ist es so schwierig, Medikamente gegen psychische Erkrankungen zu entwickeln.) Das Gehirn ist unser wichtigstes Organ, weshalb es durchaus Sinn ergibt, dass wir es schützen und Mikroben davon fernhalten wollen.

Und trotzdem gibt es Mikroben in unserem Gehirn. Mehr als 200 verschiedene Arten wurden bereits entdeckt – und die Suche ist noch lange nicht beendet. Aber auch an allen sonstigen erdenklichen Stellen unseres Körpers kommen sie vor: zum Beispiel in den Muskeln und der Brust. Mikroben haben eine enorme Bedeutung für uns. Diese kleinen Organismen beeinflussen alles, was in unserem Körper vor sich geht. Das Mikrobiom in unserem Darmtrakt ist wichtig für die Verdauung, für die Aufnahme von Nährstoffen und demzufolge auch dafür, welches Essen gesund für uns ist. Im Übrigen bilden Mikroben die wesentliche Ursache dafür, dass eineiige Zwillinge (die ja dieselben Gene besitzen) unterschiedlich auf dasselbe Lebensmittel reagieren können.

Die Mikroben scheuen auch nicht davor zurück, unsere Versuche, Krankheiten zu heilen, zu torpedieren. Sie verdauen die von uns eingenommenen Medikamente, nehmen sie selbst auf oder verändern sie. Tatsächlich sieht es sogar danach aus, als würde mindestens die Hälfte der am häufigsten verwendeten Arzneimittel von den Bakterien im Darm verändert, bevor der Körper sie aufnimmt.

***

Als die Amerikaner in den 1960er Jahren die Masernimpfung einführten, erkrankten Kinder glücklicherweise nicht mehr an Masern. Aber damit nicht genug: Zusätzlich ging bei Kindern das Risiko für alle möglichen Infektionserkrankungen drastisch zurück. Das Gleiche geschah nur wenig später in Deutschland und auch hier in Dänemark, als wir in den 1980ern auf den Impfzug aufsprangen. Wie kann ein Impfstoff vor Infektionen schützen, gegen die er nicht einmal entwickelt wurde?

Wie bei allen anderen Mikroorganismen, die uns etwas anhaben wollen, ist der schlimmste Feind des Masernvirus unsere Immunabwehr. Die Zellen der Immunabwehr halten stets Ausschau nach potenziellen unbefugten Eindringlingen in unserem Körper. Entdecken sie welche, gehen sie sofort zum Angriff über, um uns zu schützen. Viren wie Masern unternehmen deshalb alles, um der Immunabwehr zu entwischen. Sie verstecken sich, führen die Abwehrzellen in die Irre oder erwidern den Kampf direkt. Zwischen der Immunabwehr und diversen Mikroorganismen herrscht permanent Krieg, und zwar in jedem von uns.

Das Masernvirus hat eine besonders effektive Waffe gegen unsere Immunabwehr gefunden: Es kann eine Form von Gedächtnisverlust hervorrufen. Normalerweise erinnert sich unsere Immunabwehr an die Organismen, die es schon einmal bekämpft hat. Ziemlich smart, denn so ist das Immunsystem vorbereitet und weiß, was zu tun ist, sollten wir ein zweites Mal einen ähnlichen Angriff erleben. Aus diesem Grund erkrankt man in seinem Leben nur ein einziges Mal an Windpocken.

Aber auf einmal, nach dem Gedächtnisverlust, muss die Immunabwehr von vorn anfangen. Und davon profitiert nicht nur das Masernvirus. Es ist ein Geschenk für eine Vielzahl anderer Bakterien und Viren, die den Filmriss der Immunabwehr ausnutzen, da sie sich auch an sie nicht mehr erinnert. Deshalb macht das Masernvirus Erkrankte auch für eine ganze Reihe *anderer* Krankheiten anfällig. Man geht sogar davon aus, dass das Masernvirus – vor dem Einsatz eines Impfstoffs – für bis zu 50 Prozent aller Todesfälle bei Kindern verantwortlich war, die man ursprünglich anderen Ursachen zuschrieb.

Solche Rechts-links-Kombinationen kommen relativ häufig vor: ein rechter Haken von einer Infektion, und dann ein linker von einer anderen, die die Verwirrung des Körpers zu ihrem Vorteil nutzt. Einerseits illustriert das, wieso die Impfforschung die ungekrönte Königin der Medizinwissenschaften war (und immer noch ist). Andererseits gibt es zugleich aber auch schlechte Neuigkeiten. Denn noch immer gibt es unzählige gefährliche Mikroben, vor denen wir nicht geschützt sind.

Ein bekanntes Beispiel dafür ist HIV – das Virus, das Aids verursacht. HIV greift unsere T-Zellen an, die wichtigsten Zellen der Immunabwehr. Während die T-Zellen dem Virus erliegen, wird die Immunabwehr parallel immer schwächer und hat am Ende große Schwierigkeiten, all die anderen Mikroorganismen auf Abstand zu halten. Das heißt, dass HIV-Infizierte besonders verwundbar und anfällig für Krankheiten sind. Mikroben, die ansonsten auf friedlichem Fuß mit uns stehen, wittern ihre Chance und geraten außer Kontrolle. Der relativ harmlose Pilz *Candida albicans*, der sich bei mehr als jedem Zweiten von uns finden lässt, entwickelt sich zu einer ernsthaften Infektion. Das Humane Herpesvirus 8 verursacht plötzlich eine Form von Krebs, die sich Kaposisarkom nennt. Sogar eine gewöhnliche Grippe wird für Betroffene lebensbedrohlich.

Die zusätzliche Infektionsbürde ist für den Körper nur schwer zu schultern. Inzwischen gibt es zwar Medikamente gegen HIV, aufgrund deren HIV-Infizierte wesentlich länger leben als früher. Aber selbst mit diesen Medikamenten sterben Infizierte immer noch früher als der Durchschnitt. Sie haben ein größeres Risiko für alles von Krebs bis zu Herz-Kreislauf-Erkrankungen, und sie werden früher davon getroffen als andere. Tatsächlich konnte sogar gezeigt werden, dass eine HIV-Infektion *sogar die biologische Altersgeschwindigkeit* erhöht. Den Messergebnissen der epigenetischen Uhr zufolge sind Infizierte aus biologischer Sicht fünf bis sieben Jahre älter, als sie in Wirklichkeit sind.

***

Zum Glück kommt HIV selten vor, und sofern man Vorkehrungen trifft, ist es ziemlich unwahrscheinlich, dass man sich damit infiziert. Allerdings existieren andere Mikroben, die für die gleiche Beschleunigung beim Altern sorgen können. Es scheint so zu sein, dass es schon alterungsfördernd wirkt, mit irgendetwas infiziert zu sein. Je häufiger und je schlimmer die Infektionen, desto schneller das Altern.

Besonders besorgniserregend ist dabei das Beispiel des Humanen Cytomegalievirus (HCMV). Davon haben Sie wahrscheinlich noch nie etwas gehört, es ist aber eine ganz gewöhnliche Virusinfektion. In Entwicklungsländern ist mit dem Erreichen des Erwachsenenalters im Grunde genommen jeder damit infiziert. In Ländern wie Dänemark oder Deutschland sind weniger Menschen betroffen, aber immer noch der Großteil der erwachsenen Bevölkerung.

Das Humane Cytomegalievirus zählt zur Familie der Herpesviren, die unter anderem für die häufig an Lippen auftretenden Herpesentzündungen verantwortlich sind. Das ist HCMV zwar nicht, hat aber wie andere Herpesviren ebenfalls die Fähigkeit zur Persistenz. Hat man sich erst einmal angesteckt, wird man das Virus nie wieder los. Daher steigt die Anzahl der Infizierten mit dem Alter natürlich an.

Das Virus überträgt sich zwischen Menschen durch Körperflüssigkeiten und kann eine ganze Reihe verschiedener Zellarten unseres Körpers infizieren. Nachdem es sich Zugang zu einer Zelle verschafft hat, integriert sich das Virus in die Zell-DNA und macht sie sich gefügig. Im Anschluss wechselt es zwischen aktiven Phasen und Ruhezuständen. Ist es aktiv, zwingt es die infizierten Zellen zur Produktion von Viruspartikeln – Kopien von sich selbst –, die weitere unserer Zellen oder neue Personen infizieren können. Sobald aber die Immunabwehr die Fährte des Virus aufnimmt, versetzt es sich in den Ruhemodus.

Durch diesen Ruhezustand ist das HCMV natürlich gut versteckt. Aber selbst wenn es aktiv ist, hält es die Immunabwehr zum Narren. Unsere einzige Möglichkeit besteht darin, das Virus dauerhaft in Schach zu halten. Was jedoch eine enorme Anstrengung bedeutet. Bis zu zehn Prozent unserer wichtigsten Immunzellen sind mit dem HCMV beschäftigt. Das zehrt an den Ressourcen der Immunabwehr und erschwert es, gleichzeitig andere Infektionen im Auge zu behalten.

Selbst wenn eine HCMV-Infektion keine besonderen Symptome hervorruft, ist sie keinesfalls unbedeutend. Es hat sich herausgestellt, dass Infizierte biologisch gesehen (also mit der epigenetischen Uhr gemessen) schneller altern sowie im Durchschnitt früher sterben als Nichtinfizierte. Das liegt sowohl an der Unterdrückung der Immunabwehr durch das Virus als auch daran, dass HCMV gleichzeitig in eine lange Liste von Krankheiten involviert zu sein scheint. Zum Beispiel verursacht es einen höheren Blutdruck und begünstigt möglicherweise sogar die Entstehung von Blutgerinnseln. Beides erhöht wiederum das Risiko für Herz-Kreislauf-Erkrankungen. Außerdem hindert HCMV die infizierten Zellen daran, zellulären Selbstmord zu begehen (und das Virus dabei mitzureißen). Wodurch die Gefahr steigt, dass sich die Zellen in schädliche Zombiezellen verwandeln.

HCMV ist der offensichtliche Kandidat für den Anti-Aging-Bösewicht, den es zu bekämpfen gilt. Bislang ist es dem Virus besser als vielen anderen Viren gelungen, sich den Fängen der Pharmaindustrie zu entziehen: Nach einer Infektion treten keine schweren Symptome auf, und die Konsequenzen liegen oft in so ferner Zukunft, dass es schwierig ist, den unmittelbaren Zusammenhang zu erkennen.

Aus diesen Gründen stand eine Bekämpfung von HCMV bisher auch nicht im Fokus der Forschung, und es gibt keinen Impfstoff. Je bewusster wir uns allerdings der Tatsache werden, dass die Folgen einer Infektion sich nicht immer sofort bemerkbar machen, desto mehr besteht Hoffnung auf Änderung. Bis es so weit ist, bleibt der beste Anti-Aging-Rat: Vermeiden Sie eine Infektion – auch wenn das alles andere als einfach ist.

HCMV ist bei Weitem nicht das einzige Pathogen, das unser Altern beeinflusst. Ein weiteres Beispiel ist das Epstein-Barr-Virus, das ebenfalls zu den Herpesviren zählt. Dieses Virus ist unter anderem für das Pfeiffersche Drüsenfieber verantwortlich und kann in seltenen Fällen zu Lymphdrüsenkrebs führen; auch ein Zusammenhang mit Multipler Sklerose wird aktuell diskutiert. Genau wie HCMV bekämpft Epstein-Barr unsere Immunabwehr auf viele verschiedene Arten. Was bedeutet, dass diese beiden Viren gemeinsam um ein Vielfaches schlimmer für unsere Gesundheit sind als jeweils für sich genommen. Auf diese Weise kann es mit uns immer weiter bergab gehen, wenn wir mehrere solcher chronischen Infektionen ansammeln.

Deshalb: Ordentliche Hygiene und weitere Maßnahmen zur Vermeidung von Infektionen sind definitiv angebracht. Waschen Sie sich die Hände, trinken Sie nicht mit anderen aus demselben Glas und so weiter. Nicht jede Ansteckung lässt sich vermeiden, aber je weniger chronische Infektionen, desto besser. Darüber hinaus sieht es in vielen Fällen so aus, als hinge der Einfluss auf das Altern davon ab, wie schwer man infiziert ist. Tritt HCMV zum Beispiel mehrmals auf, hat das schlimmere Folgen als ein einmaliger Kontakt.

HCMV bei Säuglingen kann zu Behinderungen führen

Ab und zu ist das Virus in der Lage, von schwangeren Frauen auf ihre ungeborenen Kinder übertragen zu werden. Bis zu 20 Prozent der Kinder, die sich vor der Geburt mit HCMV infizieren, entwickeln verschiedene Formen von Beeinträchtigungen. HCMV ist die häufigste nicht genetische Ursache für Gehörlosigkeit, daneben kann das Virus Sehbeschwerden oder geistige Behinderungen hervorrufen und im schlimmsten Fall zu einer Totgeburt führen. All das geschieht zum Glück jedoch äußerst selten.

FIEBER UND ERKÄLTUNGEN KÖNNEN UNS LEBENSLANG VERFOLGEN

Die meisten von uns dürften sich einig sein, dass Alzheimer eine der schlimmsten Krankheiten ist, die uns im Alter treffen können. Durch diese Erkrankung verliert man langsam sein Gedächtnis. Erinnerungen gehen verloren, und mit der Zeit vergisst man all jene, die einem am Herzen liegen. Das macht Alzheimer zu einer furchterregenden Sache, aber fast noch schlimmer ist unsere absolute Hilflosigkeit gegenüber dieser Krankheit. Eine Behandlung ist noch nicht in Sicht. Unsere einzige Möglichkeit besteht darin, den unausweichlichen Verfall ein wenig zu bremsen.

Weil es sich bei Alzheimer um eine so schreckliche und unheilbare Krankheit handelt, verwendet man selbstredend Milliardenbeträge und Unmengen an Zeit darauf, eine Behandlungsmethode zu finden. Tausende der begabtesten Forscherinnen und Forscher auf der ganzen Welt haben ihr Leben genau dieser Aufgabe gewidmet. Zum jetzigen Zeitpunkt sind bereits mehrere hundert klinische Studien mit potenziellen Medikamenten durchgeführt worden. Sie versprühten anfangs alle großen Optimismus, jedoch ist *jede einzelne* dieser klinischen Studien fehlgeschlagen. Wir haben absolut nichts in der Hand.

Wenn die Versuche weiterhin scheitern, liegt es wohl daran,

dass uns in dem Puzzle, das unser Verständnis von Alzheimer ausmacht, einige zentrale Teile fehlen. So ist es etwa keine große Hilfe, dass diese Erkrankung – im Gegensatz zu fast allen anderen Krankheiten – ausschließlich Menschen betrifft. Mäuse erkranken beispielsweise häufig an Krebs, aber eben nie an Alzheimer. Um trotzdem an Alzheimer forschen zu können, waren Wissenschaftlerinnen und Wissenschaftler dazu gezwungen, künstlich Mäuse zu züchten, deren Krankheitsbild dem von menschlichen Patienten ähnelte.

Unsere beste Spur bislang ist, dass Alzheimer mit Klümpchen eines Proteins (Amyloid-beta) zusammenhängt, die in unserem Gehirn auftreten. Wieso diese Klümpchen sich dort bilden, wissen wir nicht genau, dafür aber, dass sie im Gehirn eine Entzündung hervorrufen und schlussendlich die Gehirnzellen töten können.

Falls die Amyloid-beta-Klümpchen wirklich das Geheimnis hinter Alzheimer bilden, sieht die Lösung relativ simpel aus: Die Therapie bestünde darin, sie zu entfernen. Alternativ könnte man sich auch vorstellen, ihre Entstehung schon im Vorhinein zu verhindern.

Was leichter gesagt denn getan ist. Unser Gehirn, wie wir vorhin erfahren haben, ist durch die Blut-Hirn-Schranke geschützt. Sie sorgt dafür, dass die meisten Moleküle nicht einfach so Zutritt bekommen. Das bedeutet, es reicht nicht aus, sich eine clevere Wirkungsart auszudenken, wenn man Medikamente entwickelt, die im Gehirn eingesetzt werden sollen. Es muss zusätzlich ein Weg gefunden werden, diese Grenzmauer unseres Körpers zu überwinden, damit das Medikament überhaupt eine Chance hat, wirken zu können. All dieser Widrigkeiten zum Trotz ist es Forschenden gelungen, ein Medikament herzustellen, das die Entstehung der Amyloid-beta-Klümpchen verhindert, und sie haben es sogar geschafft, die Klümpchen zu entfernen. Nur geholfen hat es leider nicht.

Für gewöhnlich nimmt man an, dass die Amyloid-beta-Klumpen eine Form von Abfall sind. Es wird damit gerechnet, dass Alzheimer-Patienten mehr Amyloid-beta-Protein als normal herstellen und dass es deshalb zur Bildung von Klümpchen kommt.

Wir wissen zum Beispiel, dass Menschen mit Down-Syndrom ein hohes Risiko für eine Alzheimer-Erkrankung haben – und das oft schon früh in ihrem Leben. Das Down-Syndrom entsteht durch eine genetische Besonderheit, bei der das Chromosom 21 dreifach (statt wie im Normalfall nur zweifach) vorhanden ist. Genau in diesem Chromosom befindet sich das Gen, das Amyloid-beta produziert.

Es ist ebenfalls vorstellbar, dass die Amyloid-beta-Klümpchen entstehen, weil es uns immer schlechter gelingt, sie zu beseitigen, und nicht weil wir mehr Amyloid-beta-Protein herstellen. Es ist schließlich nichts Neues, dass unser Körper mit dem Alter zunehmend schlechter darin wird, Ordnung zu halten. Bis auf Weiteres geht man jedoch davon aus, dass die Amyloid-beta-Klümpchen durch einen Fehler entstehen. Die eigentliche Funktion des Proteins kennen wir nämlich gar nicht. Und es fällt schwer, zu erkennen, welchen Sinn es haben sollte, Klümpchen in unserem Gehirn zu bilden, die uns dement machen.

Es ist aber genauso schwer zu glauben, dass Amyloid-beta völlig funktionslos ist. Insbesondere deshalb, weil wir längst nicht die einzigen Lebewesen sind, die dieses Protein besitzen. Es hat sich über die Evolution hinweg sogar extrem gut erhalten. Affen tragen es in sich, Mäuse und Fische ebenso. Unsere menschliche Variante ist beinahe identisch mit der dieser Tiere. Wenn etwas über die Grenzen so vieler Arten so gut erhalten ist, dann nur, weil es eine essenzielle Funktion innehat. Die Individuen, die im Lauf der Jahrtausende mit einer Mutation dieses Amyloid-beta produzierenden Gens geboren wurden, haben das evolutionäre Wettrennen auf lange Sicht verloren.

***

Am wahrscheinlichsten ist, dass Amyloid-beta der Verteidigung unseres Gehirns gegen Mikroben dient. Wie sich herausgestellt hat, ist es nämlich ein kraftvolles antimikrobielles Peptid – ein Protein, das Mikroben abtötet. Versetzt man zum Beispiel eine Bakterienkultur mit Amyloid-beta, tötet es die Bakterien sofort.

Die Amyloid-beta-Klümpchen entstehen wohl, um eine Art Käfig um Mikroben zu bilden, falls diese ins Gehirn eindringen. Hinter Schloss und Riegel werden sie dann abgetötet und zur Sicherheit weiter gefangen gehalten. Spritzt man Mäusen Bakterien direkt ins Gehirn, tritt sofort Amyloid-beta auf den Plan und schließt die Bakterien in seine Klümpchen ein. Die Mäuse mit viel Amyloid-beta überleben. Die, denen das Protein ganz fehlt, nicht.

Eine andere Spur, der wir nachgehen können, ist die Genetik hinter Alzheimer. Inzwischen kennen wir ja einige genetische Varianten, die das Risiko für Alzheimer erhöhen. Und davon hängen mehrere mit der Immunabwehr zusammen. Das allererste Gen, dem man eine Verbindung mit Alzheimer nachgewiesen hat, war APOE. Es hat etwas mit dem Transport von Fetten und Cholesterin zu tun, aber auch mit Infektionen: Bei Menschen mit der Risikovariante von APOE besteht beispielsweise eine größere Gefahr, dass das Herpesvirus im Fall einer Infektion auch ausbricht.

Zudem gibt es mehrere Beispiele für Infektionen, die das Gehirn angreifen und alzheimerähnliche Symptome hervorrufen. Unter anderem Syphilis. Also die französische, italienische oder spanische Krankheit – je nachdem, ob man Italiener, Franzosen oder Portugiesen fragt. Die Ursache von Syphilis ist ein Bakterium, das Kolumbus' Mannschaft aus Amerika mitbrachte. In Europa fand es sich gut zurecht. Vor der Erfindung des Antibiotikums war Syphilis der Hauptlieferant für die europäischen Nervenheilanstalten. Nach langjähriger Infektion kann es nämlich das Nervensystem in Mitleidenschaft ziehen. Zu den Symptomen zählen dann neben anderen Demenz und Persönlichkeitsveränderungen. Man wird vollkommen verrückt. Es gibt unzählige Beispiele von berühmten Menschen, die den Verstand verloren. So auch Al Capone, der aufgrund seines völlig realitätsfremden Verhaltens vorzeitig aus dem Gefängnis entlassen wurde und später, im Alter von 48 Jahren, an der Krankheit starb.

Eventuell hängt Alzheimer also mit Infektionen zusammen. Die Theorie dazu lautet folgendermaßen: Irgendeine Mikrobe (zum Beispiel ein Virus) infiziert das Gehirn. Amyloid-beta wird produziert, um das Virus unschädlich zu machen. Ist die Infektion jedoch zu übermächtig und man kommt mit den entstehenden Proteinklümpchen nicht zurecht, oder ist man zu alt, dann kann sich Alzheimer entwickeln. Aber welche Infektion ist der Bösewicht?

Der beste Kandidat ist das Herpesvirus. Wie eine taiwanesische Studie herausgefunden hat, unterliegen Taiwanesen, die mit dem Herpesvirus infiziert sind, einem zweieinhalbmal höheren Risiko, an Alzheimer zu erkranken. Es sei denn, sie nehmen Medikamente gegen Herpes ein, um das Virus zu bekämpfen – dann bleibt das Risiko auf Normalniveau. Diesen Zusammenhang kennen wir auch aus dem Labor. Infiziert man Gehirnzellen mit dem Herpesvirus, entwickeln die Zellen Amyloid-beta-Klümpchen. Gibt man gleichzeitig ein Medikament gegen das Herpesvirus hinzu, kann man die Klümpchen zurückhalten.

Gewebeproben aus den Gehirnen verstorbener Alzheimerpatienten weisen ebenfalls Spuren des Herpesvirus auf. In einer Studie entdeckten Forscher das Virus sogar *innerhalb der Amyloid-beta-Klümpchen*.

Infektionen, die mit Alzheimer in Verbindung stehen könnten

Selbst wenn das Herpesvirus alle Blicke auf sich zieht, ist es nicht die einzige Mikrobe, deren Auftauchen im Zusammenhang mit Alzheimer verdächtig erscheint. Tatsächlich werden auch mehrere andere Infektionen mit der Krankheit in Verbindung gebracht. Darunter:

P. gingivalis

Nur wenige Bakterien sind dazu in der Lage, das Gehirn einer Maus zu infizieren. Eines davon ist *Porphyromonas gingivalis* – ein Bakterium, das typischerweise im Mund vorkommt. In manchen Fällen kann es zu einer schweren Entzündung führen, zu Parodontitis. Es ist bekannt, dass ausgerechnet diese Entzündung des Mundraums mit einem erhöhten Risiko für Alzheimer (und Herz-Kreislauf-Erkrankungen) verbunden ist.

Im Rahmen einer Studie untersuchte man die Zähne von 8000 Menschen, die sich alle in ihren 60ern befanden. 20 Jahre später suchten die Forschenden die Patienten erneut auf und stellten fest, dass diejenigen, die damals an Zahnfleischerkrankungen gelitten hatten, jetzt sehr viel anfälliger dafür waren, eine Demenzerkrankung zu entwickeln.

In Hirnproben verstorbener Alzheimerpatienten ist man außerdem auf Überreste der DNA von *P. gingivalis* gestoßen, was die Möglichkeit nahelegt, dass genau dieses Bakterium die Ursache für die Erkrankung war.

Es klingt vielleicht ein wenig verrückt, aber es gibt unglaublich viele Krankheiten, die im Zusammenhang mit einer schlechten Mundhygiene stehen. Einer der besten Anti-Aging-Tipps überhaupt ist: Zahnseide benutzen!

C. pneumoniae

Chlamydophila pneumoniae ist ein weiteres Bakterium, das man in Hirnproben verstorbener Alzheimerpatienten entdeckt hat. In einer kleinen Studie trugen 17 von 19 solcher Proben Spuren dieses Bakteriums in sich, während sie sich in nur einem einzigen der nicht betroffenen Gehirne fanden. (Trotz des ersten Teils des Bakteriennamens, *Chlamydophila*, handelt es sich dabei nicht um das Bakterium, das für die Geschlechtskrankheit Chlamydien verantwortlich ist. *C. pneumoniae* ist ein gewöhnliches Bakterium, das sich in 40 bis 70 Prozent aller Erwachsenen nachweisen lässt.)

Pilzinfektionen

Neben Viren und Bakterien findet man in den Gehirnen von Alzheimerpatienten häufig auch verschiedene Pilzarten. Wir wissen beispielsweise, dass der Pilz *Candida albicans* – den die meisten von uns in sich tragen – bei Mäusen zu Gedächtnisverlust führen kann, wenn er ihr Gehirn infiziert. Und rund um die Infektionen taucht unser alter Bekannter auf: Amyloid-beta.

Zweifelsohne gestaltet sich der Zusammenhang zwischen Infektionen und Alzheimer sehr viel komplexer als eben beschrieben. Es gibt nämlich auch Fälle, in denen man die gerade erwähnten Mikroben in den Gehirnen von Menschen findet, die *nicht* an Alzheimer litten. Diesen Umstand nutzen manche, um die Theorie zu verwerfen, es gäbe überhaupt einen Zusammenhang zwischen Alzheimer und Infektionen.

Das Verhältnis zwischen dem Bakterium *H. pylori* und Magengeschwüren, das ich weiter oben erwähnt habe, eignet sich hervorragend zur Perspektivierung: Wie wir wissen, fanden Barry Marshall und Robin Warren heraus, dass *H. pylori* Magengeschwüre verursachen kann. Analog zu dem, was wir gerade über Alzheimer gelernt haben, findet sich *H. pylori* aber auch in einigen Menschen, *ohne* Probleme zu machen. Was nicht ausschließt, dass es hin und wieder trotzdem für Magengeschwüre sorgt. Oder dass man die Geschwüre wieder heilen kann, indem man das Bakterium entfernt.

Worin genau der Unterschied liegt zwischen denen, auf die die Bakterien keinen Einfluss haben, und denen, wo das der Fall ist, wissen wir noch nicht. Vielleicht hängt es von unseren genetischen Voraussetzungen ab. Vielleicht sind noch andere Akteure involviert. Oder es ist einfach nur eine Frage des Glücks.

***

1911 machte der Pathologe Peyton Rous während seiner Forschungen an krebskranken Hühnern eine aufregende Entdeckung.

Rous fand heraus, dass er den Krebs übertragen konnte, indem er gesunden Hühnern den Extrakt eines Krebstumors injizierte. Das funktionierte selbst dann, wenn er zuvor alle Zellen und Bakterien aus den entnommenen Proben herausfilterte. Also konnten hier weder Krebszellen noch krebserregende Bakterien der Bösewicht sein. Stattdessen entpuppte sich ein Virus als Verursacher. Es war das erste Mal, dass es einem Menschen gelang, ein krebserregendes Virus direkt zu beobachten.

Peyton Rous' Experiment weckte anfangs kein großes Interesse, und es verging viel Zeit, bis jemand versuchte, es zu wiederholen. Erst im Jahr 1933 entdeckte man krebserregende Viren in Kaninchen, neun Jahre später in Mäusen und weitere neun Jahre danach in Katzen.

Was dann geschah, ahnen Sie sicher bereits. Es regte sich heftiger Widerstand gegen die Idee, Viren könnten Krebs verursachen – und insbesondere dagegen, dass sie etwas mit Krebserkrankungen bei Menschen zu tun haben könnten. So erhielt Peyton Rous erst 1966 – 55 Jahre nach seiner Entdeckung – den Nobelpreis für Medizin, als ältester jemals in dieser Kategorie Ausgezeichneter.

In den 1970er Jahren wies der Deutsche Harald zur Hausen allerdings nach, dass das Humane Papillomvirus (HPV) bei Frauen Gebärmutterhalskrebs hervorrufen kann, und seitdem haben wir viele andere krebsverursachende Viren wie das Epstein-Barr-Virus, Hepatitis B und C oder das Humane Herpesvirus 8 identifiziert. Diesen Viren ist gemein, dass sie nicht bei allen, die sich damit anstecken, zu einer Krebserkrankung führen. Mit dem Epstein-Barr-Virus beispielsweise sind ab einem gewissen Alter bis zu 90 Prozent aller Menschen infiziert, aber nur bei wenigen davon verursacht es Krebs.

Genauso wenig beabsichtigt das Virus, einen Tumor wachsen zu lassen. Viel eher ist der Krebs eine Art Nebenwirkung, zu der es gelegentlich kommt, wenn das Virus seine Ziele verfolgt. Vor allen Dingen ist es daran interessiert, sich so schnell wie möglich zu reproduzieren. Wenn es eine Zelle infiziert, versucht es verschiedene Wachstumsbremsen auszuschalten und sorgt gleichzeitig dafür, dass die Zelle sich nicht selbst töten kann. Damit wären wir bei einer unsterblichen Zelle, die ohne jegliche Kontrolle wächst. Die Definition von Krebs.

Heute wissen wir, dass ungefähr 20 Prozent aller Krebserkrankungen bei Menschen von Mikroben verursacht werden. Neben den vielen Viren gibt es zum Beispiel auch krebserregende Bakterien wie unseren alten Bekannten *Helicobacter pylori*, der Krebs im Magen hervorrufen kann, oder *Chlamydia trachomatis* (ja, diesmal ist es die Geschlechtskrankheit), das gemeinsam mit HPV zu einer Gebärmutterhalskrebserkrankung beitragen kann.

HPV ist jedoch die schlimmste der krebserregenden Mikroben. Dieses Virus allein ist für etwa fünf Prozent aller Krebsfälle weltweit verantwortlich. Größtenteils handelt es sich dabei um Gebärmutterhalskrebs bei Frauen, aber inzwischen steigt auch die Zahl der Männer an, die an einer von HPV hervorgerufenen Krebserkrankung leiden, zum Beispiel in der Mundhöhle.

HPV-Impfung

Es gibt über 170 verschiedene Formen des Humanen Papillomvirus. Die allermeisten sind harmlos, aber manche (insbesondere HPV 16 und HPV 18) können Krebserkrankungen hervorrufen.

Zum Glück ist es möglich, sich gegen die gefährlichen HPV-Typen impfen zu lassen, und das sogar ohne Nebenwirkungen. In Deutschland empfiehlt die Ständige Impfkommission jungen Mädchen zwischen 9 und 14 Jahren die Impfung gegen HPV seit 2007. Für die andere Hälfte der Bevölkerung gilt diese Empfehlung erst seit 2018, sodass sich inzwischen auch Jungen gegen das Virus impfen lassen können. Allerdings nicht rückwirkend. Zählt man zu den Unglücklichen, denen keine Impfung angeboten wurde, kann es eine gute Idee sein, sie jetzt nachzuholen, auch wenn man eventuell selbst dafür zahlen muss. Die gesetzlichen Krankenkassen übernehmen die Kosten für eine Impfung nämlich nur vor dem 18. Geburtstag.

Hat man sich bereits infiziert, bleibt der Impfstoff wirkungslos. Und da das Infektionsrisiko mit dem Alter steigt, wird eine Impfung vor allem jungen Menschen ans Herz gelegt. Aber auch wenn man älter als 18 ist, kann es nicht schaden, bei seinem Hausarzt oder seiner Hausärztin nachzufragen.

Wie wir wissen, sind Mikroben die Ursache von 20 Prozent aller Krebserkrankungen. Allerdings ist diese Zahl nur das Minimum. Es gibt noch vieles, das wir nicht wissen. Innerhalb der letzten Jahre hat man noch weitere Mikroorganismen in Tumoren nachgewiesen, und wie sich herausstellt, sind im Grunde sämtliche in Menschen auftretende Tumore mit Bakterien infiziert. Eventuell weil Krebsgeschwulste die Immunabwehr unterdrücken und die Bakterien daher dort Schutz suchen. Es ist aber auch möglich, dass die Bakterien von Beginn an an der Tumorbildung beteiligt sind.

Ein interessantes Beispiel ist das Bakterium *F. nucleatum*, das normalerweise in unserem Mundraum beheimatet ist, wo es zur Lochbildung in den Zähnen beitragen kann (denken Sie an die Zahnseide!). Forscherinnen und Forscher haben dieses Bakterium in der Hälfte aller Dickdarmtumore entdeckt und außerdem festgestellt, dass es den Tumor begleitet, wenn er sich weiter ausbreitet. Entnimmt man einige Krebszellen aus dem Tumor und pflanzt sie Labormäusen ein, wächst ein neuer Tumor heran; die Bakterien sind immer noch da. Setzt man den Tumor nun einer weiteren Maus ein, ist das Resultat das gleiche. Erhalten die Mäuse Antibiotika (die das Bakterium ausrotten), bremst das das Wachstum der Krebsgeschwulste.

Mittlerweile sind uns viele solcher Beispiele bekannt. Und sie betreffen nicht nur Bakterien: So hat man Pilzarten entdeckt, die in Gewebeproben von krebsbefallenen Bauchspeicheldrüsen 3 000-mal häufiger vorkommen als in gesunden Bauchspeicheldrüsen. Und das, obwohl man bis vor einigen Jahren noch davon ausging, dass die Bauchspeicheldrüse komplett steril sei.

Wie genau die Zusammenhänge aussehen, ist noch immer nicht geklärt. Rufen Mikroben Krebs hervor? Begünstigen sie einfach nur das Krebswachstum? Unterstützen die Mikroben den Krebs bei der Bekämpfung des Immunsystems? Wer ist der passive Mitläufer und wer der (oder die) Übeltäter?

Eines traue ich mich allerdings vorherzusagen: Die Liste über die mit Krebs in Verbindung stehenden Mikroben ist noch lange nicht vollständig.

Prostatakrebs

Prostatakrebs ist eine der häufigsten Formen von Krebs bei Männern. Die Prostata eines Manns ist eine kleine Drüse, die mit der Harnröhre verbunden ist und einen Teil der Samenflüssigkeit produziert. So wie der Gebärmutterhals einer Frau während dem Sex mit HPV in Kontakt kommen kann, besteht auch bei der Prostata die Möglichkeit von Infektionen, die Krebs mitverursachen können. Ob es sich tatsächlich so verhält, ist bisher unbekannt – bekannt ist aber, dass katholische Pfarrer, die sich an das Zölibat halten, wohl ein geringeres Risiko für Prostatakrebs haben als andere Männer.

Als wären Alzheimer und Krebs nicht schon schlimm genug, entdecken wir laufend weitere Verbindungen zwischen Mikroben und Krankheiten. Zum Beispiel:

- Antikörper gegen das Humane Herpesvirus 1 verdoppeln das Risiko für Herz-Kreislauf-Erkrankungen
- Es finden sich Bakterien – vor allem aus dem Mundraum – in den Ablagerungen, die sich in den Blutgefäßen bilden und die auf lange Sicht Thrombosen verursachen können.
- Die Wahrscheinlichkeit, einen Herzinfarkt oder Schlaganfall zu erleiden, ist in den Tagen nach einer Grippe- oder Pneumokokkenerkrankung bis zu sechsmal höher.

Ich könnte diese Liste mit Parkinson, Sklerose und vielen, vielen anderen Krankheiten fortführen, verschone Sie aber lieber. Der Punkt ist, dass Mikroben einen riesigen Einfluss auf unsere Gesundheit haben. Gut, das im Hinterkopf zu behalten, wenn Sie sich wieder einmal fragen, ob Sie sich gerade wirklich die Hände waschen müssen.

***

Nehmen wir für einen Moment an, Sie wären ein Virus. Sie sind eine genetische Information in einer klitzekleinen Schale und schwimmen in einer Art unendlichem Ozean herum. In Wahrheit ist es die Speicheldrüse irgendeines armen Kerls.

Ihre Freunde haben es geschafft, ihn zu infizieren, und jetzt breiten Sie sich gemeinsam aus, von Zelle zu Zelle. Wie bei allen anderen biologischen Lebewesen verfolgen auch Sie das Ziel, massenweise Kopien von sich selbst herzustellen. Und zu diesem Zweck brauchen Sie die molekulare Maschinerie einer Zelle.

Das Glück ist Ihnen hold, und Sie finden ein Opfer. Sie docken an der Zelloberfläche an und beschwindeln die Zelle, damit sie sie hineinlässt. Danach verschmilzt Ihre DNA mit der der Zelle. Ab diesem Zeitpunkt ist es für die Zelle bereits zu spät. Wenn sie bemerkt, was geschehen ist, begeht sie augenblicklich zellulären Selbstmord, um wenigstens den Rest des Körpers zu schützen.

Brächte die Zelle sich um, wäre sie für Ihr Vorhaben, sich selbst zu kopieren, allerdings nutzlos. Ihre Mission wäre gescheitert. Was tun Sie also?

Vielleicht erinnern Sie sich noch daran, dass sich einer der Auslöser für zellulären Selbstmord in den Mitochondrien befindet. Dort sitzen auch andere Proteine, die für den Kampf gegen Viren eingesetzt werden können – also ein idealer Ort für einen Angriff.

Sie blockieren den Selbstmordauslöser der Zelle und können erleichtert aufatmen. Aber Sie sind noch lange nicht in Sicherheit: Die Zelle weiß ganz genau, was auf dem Spiel steht, und sie hat noch einiges in petto, um sich gegen Sie zu wehren.

Deshalb müssen Sie beginnen, Ihren Auftrag auszuführen, und neue Viruspartikel produzieren.

Also kapern Sie die Maschinerie der Zelle, und anstelle von Zellkomponenten stellen Sie damit jetzt Viruspartikel her. Aber das geht viel zu langsam. Sie wissen nie, wie viel Zeit Ihnen noch bleibt. Und außerdem sind Sie ein gieriger kleiner Satansbraten. Was können Sie jetzt unternehmen?

Sie könnten aufs Gaspedal treten – zum Beispiel, indem Sie Wachstumssignale nachahmen. Im Normalfall bedeutet Wachstum, dass die Zelle neue Zellbestandteile erzeugen soll. Jetzt sorgen Sie aber dafür, dass stattdessen neue Viruspartikel vom Fließband laufen. All diese Aktivität erfordert natürlich Energie, also prüfen Sie lieber gleich nach, ob die Kraftwerke der Zelle auch genügend davon liefern. Sie manipulieren die Mitochondrien noch ein bisschen mehr.

Spätestens jetzt ist der Zelle definitiv klar, dass irgendetwas schiefläuft, und sie hat ihre Stresssignale aktiviert. Wie wir wissen, kann Stress die Autophagie in Gang setzen, und eine Infektion bildet da keine Ausnahme. Die Zellenmüllabfuhr verteidigt die Zelle gegen das Virus, indem sie so viele Viruspartikel wie möglich einsammelt und zerstört. Eine Bedrohung, der viele Viren entgegenwirken, indem sie die Autophagie unterbinden. Manche Viren haben sich sogar beigebracht, die Autophagie der Zellen zu missbrauchen, und nutzen sie, um sich noch besser zu vermehren.

Die Zelle ist inzwischen zutiefst verzweifelt. Sie wendet sich an ihre Umgebung, damit die Immunabwehr zu Hilfe eilt und die umliegenden Zellen warnt. Wenn das spezielle Virenkommando der Immunabwehr die infizierte Zelle ausfindig macht, wird sie sofort eliminiert. Aber auch viele andere Zellen der Immunabwehr stellen eine mindestens ebenso große Gefahr für Sie dar. Zum Beispiel die Zellen, die Antikörper produzieren. Mit anderen Worten bedeutet es richtig schlechte Nachrichten für Sie, wenn die Immunabwehr Ihnen auf die Schliche kommt und herausfindet, wie sie Sie bekämpfen muss.

In Kooperation mit Ihren Verwandten in den anderen infizierten Zellen arbeiten Sie mit Hochdruck daran, die Immunabwehr in die Irre zu führen. In diesem Moment klappt es – zumindest für eine Weile –, und Sie können damit fortfahren, neue Viruspartikel herzustellen. Sobald Sie so viele davon zusammenhaben, dass die Zelle voll ist, wird es Zeit weiterzuziehen.

Sie und Ihre Kumpels verpassen der Zelle den Todesstoß und begeben sich auf der Jagd nach dem nächsten Opfer wieder in den unendlichen Ozean.

Todesursachen bei 100-Jährigen

Selbst wenn man den Großteil seines Lebens weitestgehend unbeschadet übersteht, ist es schwer, den Klauen der Mikroben ganz zu entkommen. Bei Menschen, die älter als 100 Jahre werden, zählen Grippeerkrankungen und Infektionen der unteren Atemwege zu den häufigsten Todesursachen.

Ahnen Sie, worauf ich hinauswill? Zwar besitzen nur die allerwenigsten Viren *alle* diese Waffen, aber allein bei unserem kurzen Gedankenspiel sind uns die Mitochondrien, Wachstumssignale, zellulärer Selbstmord, Autophagie und die Immunabwehr begegnet. Also viele der Anti-Aging-Themen, die wir bisher kennen gelernt haben. Infektionen können alle diese Prozesse negativ beeinflussen, und deshalb bilden sie einen idealen Punkt, an dem die Anti-Aging-Forschung ansetzen kann.

Tatsächlich ist die Liste, auf welche Arten Viren unser Älterwerden beeinflussen, noch länger. Hier ein paar Beispiele:

- Viele Viren verursachen in den von ihnen infizierten Zellen übermäßigen oxidativen Stress. Genau wie wir es auch in älteren Zellen beobachten.
- Die Verwandlung in eine Zombiezelle fungiert bisweilen als

Verteidigung gegen Viren. Zombiezellen sind auf eine Art »deaktiviert«, wodurch es dem Virus schwerer fällt, die Zellen zu seinen eigenen Zwecken zu missbrauchen. Dafür lassen uns Zombiezellen auf Sicht schneller altern.

- Dass unser Körper mit dem Alter die Produktion von Anti-Aging-Stoffen wie Spermidin herunterfährt, lässt uns ebenfalls altern. Es klingt zwar seltsam, aber einige Viren nutzen Spermidin, um sich selbst zu vermehren. Die sinkende Spermidin-Produktion könnten wir deshalb als *Ausgleich* betrachten, der uns vor Infektionen schützt.
- Manche Viren stellen Proteine her, die IGF-1 und Insulin (zwei unserer wachstumsfördernden, aber auch das Altern begünstigenden Hormone) ähnlich genug sind, um die Rezeptoren unserer Zellen zu aktivieren. Das heißt, die Mogelproteine der Viren haben denselben Effekt, als wenn wir die Hormone selbst produziert hätten. Welche Ausmaße dieses Phänomen annimmt, ist noch unklar, aber Studien an Mäusen deuten darauf hin, dass solche Proteine zu Insulinresistenz führen können (wie bei Diabetes).
- Es gibt sogar Viren, die Fettleibigkeit bei Tieren verursachen. Und mittlerweile ist auch die erste Virusinfektion beim Menschen entdeckt worden, die mit einer Gewichtszunahme verbunden zu sein scheint.

Die Hygienehypothese

Vielleicht haben Sie schon einmal gehört, dass es eine schlechte Idee ist, *allzu* reinlich zu sein. Dass es gesund sein soll, wenn man als Kind mit verschiedenen Mikroorganismen in Kontakt kommt (solange sie relativ harmlos sind). So wird das Immunsystem trainiert, angemessen auf unbekannte Substanzen zu reagieren, damit man nicht plötzlich eine Allergie gegen unbedenkliche Äpfel oder ungefährliche Pollen entwickelt. Als Beweise dienen oft Kinder aus Entwicklungsländern, die in Städten leben und sehr viel häufiger unter Allergien leben als Kinder vom Land, unter deren Fingernägel Erde sitzt und die viel mit Tieren zusammen sind. Diese Theorie läuft darauf hinaus, dass es einen hormetischen Effekt hat, während der Kindheit ein paar Mikroorganismen und Dreck abzubekommen. Infektionen können aber wirklich schlimme Verläufe nehmen, weshalb man mit dieser Form von Hormesis besser nicht herumexperimentieren sollte.

In Tümpeln in Mosambik und Simbabwe leben kleine, türkisfarbene Killifische. Für ungeübte Augen ähneln sie den gewöhnlichen Aquarienfischen, oder vielleicht Guppys. Für Anti-Aging-Forschende sind sie aber mehr als das. Killifische zählen nämlich zu den am kürzesten lebenden Wirbeltieren der Welt. Ihre Lebenszeit umfasst nur ein paar Wochen, während nahe Verwandte dieser Fische wesentlich länger überleben.

Wie alle anderen Tiere besitzen auch die Killifische ein Mikrobiom, um das sie nie gebeten haben. Besonders im Darm. Viele der Bakterienarten sind denen aus unserem eigenen Darm sehr ähnlich. Und genau wie bei uns ändert sich die Zusammensetzung dieser Bakterienarten mit steigendem Alter. Je älter die Fische werden, desto weniger vielfältig gestalten sich die Bakterien. Dann wird das Geschehen von wenigen Arten dominiert, die die anderen unterdrücken oder gar vollständig ausrotten. Ein paar üble Rowdys machen alle anderen platt. Diese Entwicklung kennen wir auch von uns Menschen.

In Deutschland machten sich einige Forscher daran, zu untersuchen, ob die altersbedingten Veränderungen des Mikrobioms einen Einfluss auf die Art und Weise des Älterwerdens haben – oder ob sich diese Veränderungen nur *aufgrund* des Alterns vollziehen. Sie warteten, bis ihre Killifische ein mittleres Alter erreicht hatten, und verpassten ihnen dann eine Antibiotikakur, um die Bakterien in den Fischdärmen abzutöten. Allein das war genug, um die Fische länger leben zu lassen. Aber die Forscher fanden heraus, dass sie das Leben dieser Fischart *noch weiter* verlängern konnten. Das Geheimnis? Man darf das alte Mikrobiom nicht einfach nur eliminieren, sondern muss es anschließend durch ein neues Mikrobiom eines jungen Spenders ersetzen.

Vergleichbares wurde bereits bei Mäusen beobachtet, wo ein junges Mikrobiom ähnlich positive Effekte erzielte. Und von Menschen wissen wir, dass einige der Bakterien, die im Alter die Oberhand gewinnen, zu denen zählen, die leicht zu Krankheitserregern werden, wenn sie die Möglichkeit dazu erhalten. Die Vorstellung, dass es möglicherweise gesund ist, sie loszuwerden, fällt nicht unbedingt schwer.

Darüber hinaus deuten die Killifisch-Experimente darauf hin, dass einige unserer Darmbakterien daran beteiligt sind, das Altern aufzuhalten. Die Forscher der Killifisch-Studie wollten herausfinden, welche Bakterienarten dabei am hilfreichsten sind. Sie kamen zu dem Ergebnis, dass es insbesondere diejenigen Bakterien sind, die Ballaststoffe in sogenannte kurzkettige Fettsäuren umwandeln. Darunter auch die Butansäure, mit der wir ja bereits Bekanntschaft gemacht haben.

Wie die Killifisch-Studie vermuten lässt, haben die Mikroben, die unter völlig normalen Umständen auf uns leben, eine Auswirkung auf unser Älterwerden. Noch wissen wir nicht ganz genau, wie, aber es ergeben sich bereits mehrere mögliche Erklärungen. Eine geht davon aus, dass unser Darmsystem mit dem Alter auf irgendeine Weise undicht wird. Durch diese undichten Stellen gelangen Darmbakterien ins Blut und verteilen sich so im restlichen Körper.

In der Membran der Bakterien befinden sich Moleküle, von denen zwei eine ganz besondere Rolle spielen: Lipopolysaccharid (LPS) und Peptidoglycan. Diese beiden Moleküle geistern in einer ganzen Menge von Bakterien herum, und dessen ist sich unser Immunsystem sehr bewusst. Deshalb reagiert die Immunabwehr auch so stark auf sie. Ist man allerdings einer konstanten Berührung mit den Molekülen ausgesetzt, geht damit eine wirklich krasse Immunaktivierung einher. Was möglicherweise einer der Gründe ist, wieso ältere Menschen oft das sogenannte *inflammaging* oder Entzündungsaltern erleben – eine chronische Aktivierung des Immunsystems auf einem niedrigen Niveau.

Hinzu kommt, dass wir mit dem Alter chronische Infektionen anhäufen (wie HCMV) – und das macht die Menge der Entzündungen zu einem Problem. Eine Entzündung ist das, was der Körper nutzt, um Mikroben zu bekämpfen. Sie kennen es unter anderem als Brennen oder als Rötungen am Körper. In dem Krieg, den die Immunabwehr anzettelt, ist es unvermeidbar, dass das Gewebe rund um das Schlachtfeld ein wenig in Mitleidenschaft gezogen wird. Wenn man es mit einer gefährlichen Infektion zu tun hat, bleibt keine Zeit für Rücksichtnahme.

Wird eine Entzündung chronisch, bedeutet das ein riesiges Problem. Die Entzündung schadet dem Körper ohne einen echten Grund.

Die Wiege der Generäle

Ganz oben in der Hierarchie der Immunabwehr stehen die T-Zellen wie eine Schar Generäle, die den anderen Zellen Befehle erteilen, was und wie sie angreifen sollen. T-Zellen sind ungeheuer wichtig für uns und werden primär in einem Organ gebildet, das wir Thymusdrüse nennen.

Leider verlieren die T-Zellen und der Rest unserer Immunabwehr mit dem Alter immer mehr an Kraft. Die Immunabwehr reagiert schlechter auf neue Bedrohungen und beginnt damit, den Körper an beliebigen Stellen kreuz und quer zu verteidigen.

Eine der Ursachen für den altersbedingten Niedergang des Immunsystems ist die beginnende Rückbildung der Thymusdrüse. Im Prozess der *thymic involution* wird diese Drüse nach und nach durch Fettgewebe ersetzt. Die Geschwindigkeit dieses Vorgangs variiert, aber jährlich liegt sie bei jedem Menschen zwischen ein bis drei Prozent.

Der langsame Schwund unseres Thymus zählt zu den Gründen, weshalb ältere Menschen so viel schlechter zurechtkommen, wenn sie sich mit einem Virus oder einem Bakterium infizieren. Plötzlich ist eine Grippe etwas, an dem man sterben kann.

Gleichzeitig erschwert der Niedergang der Immunabwehr die Bekämpfung von chronischen Erkrankungen, was ebenfalls dazu beiträgt, dass sich mit dem Alter immer mehr Zombiezellen ansammeln. Wie Sie vielleicht noch wissen, können wir Zombiezellen in jungen Jahren ohne Weiteres entfernen, doch eine geschwächte Immunabwehr hat Schwierigkeiten damit, alle ihre Aufgaben zu erledigen.

Wären wir dazu in der Lage, die Thymusdrüse wiederherzustellen, bestünde durchaus die Möglichkeit, dass die Immunabwehr ihre Stärke zurückgewönne und die Probleme sich von selbst regelten. Nur, ist das realistisch? Einige russische Forscher sind dieser Frage nachgegangen, indem sie Thymusgewebe von jungen Mäusen an die Augen von alten Mäusen nähten. So bizarr das zunächst klingt, wählten die Wissenschaftler das Augengewebe, weil die Immunabwehr fremdes Gewebe dort nicht angreift.

Vermutlich ist Ihnen nicht danach, diesen Versuch an sich selbst zu wiederholen, aber das Experiment hatte tatsächlich Erfolg – die Mäuse lebten länger als normal. Andere Forscher haben inzwischen etwas schonendere Methoden ausfindig gemacht. So ist es beispielsweise gelungen, einen großen Teil des Mäusethymus wiederherzustellen, indem andere Zellen zu einem Identitätswechsel angeregt wurden.

Auf Medikamente zur Thymusnachbildung werden wir noch eine Weile warten müssen. Bis dahin kennen wir jedoch eine alternative Methode, um den Schwund gering zu halten. Jedenfalls ein kleines bisschen. Forscherinnen und Forscher haben es durch Nahrungsergänzungen mit Zink geschafft, die Thymusdrüsen alter Mäuse teilweise zu regenerieren. In einer klinischen Studie konnten andere Wissenschaftler nachweisen, dass Nahrungsergänzungen mit Zink bei älteren Menschen auch die Häufigkeit von Infektionen verringern können. Wäre einen Versuch wert, oder?

TEIL 3

GUTE RATSCHLÄGE

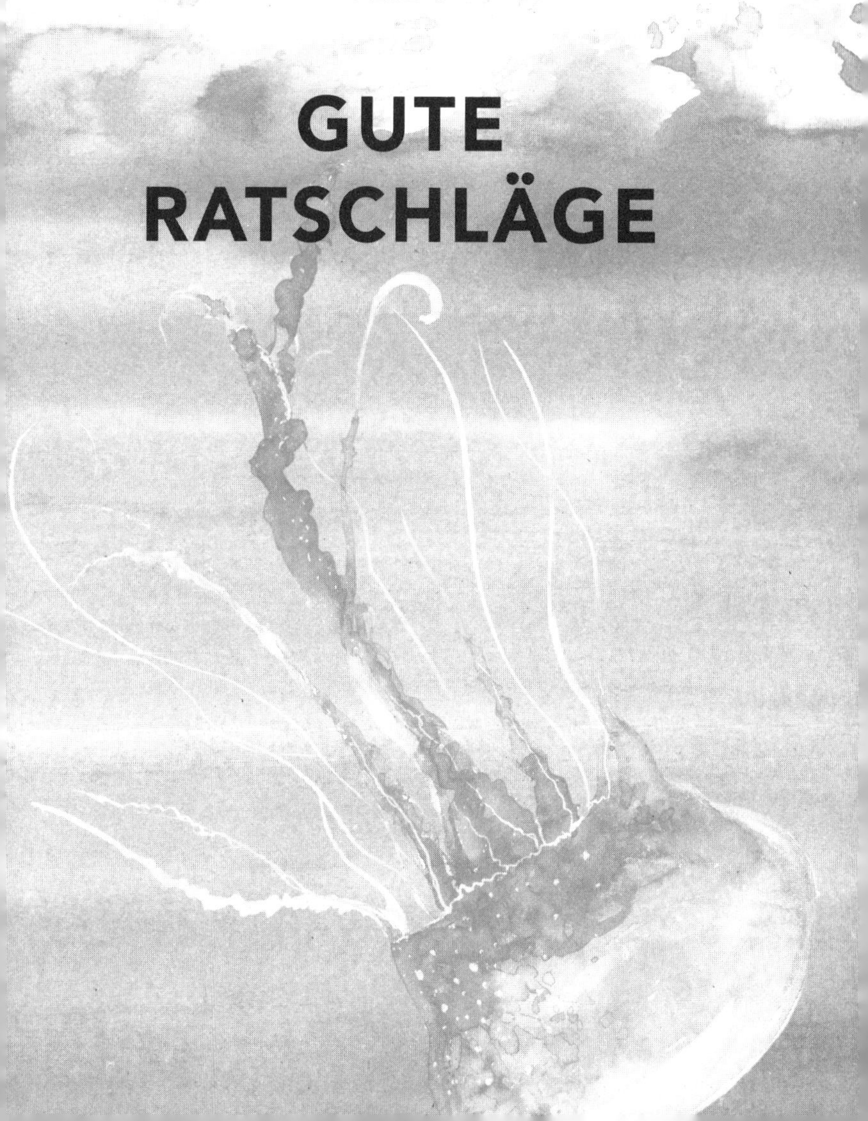

ZUM SPASS HUNGERN

Versetzen wir uns in das Venedig des 15. Jahrhunderts. Italien, wie wir es heute kennen, existiert noch nicht. Dafür ist Venedig ein unabhängiger und grotesk reicher Stadtstaat, in dem alles von Seide bis hin zu Baumwolle und Glas hergestellt wird. Außerdem handeln die venezianischen Kaufleute in ganz Europa mit exotischen Waren aus dem Orient. In Kombination mit der enormen Flotte der Stadt macht das Venedig zu einem der absoluten Machtzentren Europas.

Auf unserer Tour durch die herrlichen Kanäle ereilt uns möglicherweise der glückliche Zufall, auf einen Adelsmann namens Luigi Cornaro zu treffen. Als gestandener Mann ist ihm Reichtum und Anerkennung zuteilgeworden, aber sein Leben begann unter eher bescheidenen Bedingungen als Sohn eines Gastwirts auf dem Festland.

Cornaro erarbeitete sich sein Vermögen, indem er Methoden ersann, Feuchtgebiete trockenzulegen. Keine schlechte Idee in der Gegend rund um die Lagunenstadt Venedig. Mit dem Reichtum folgte ein Leben, in dem es Essen und Trinken im Überfluss gab. Im Alter von 40 Jahren wird Cornaro aber so langsam von seinem dekadenten Lebensstil eingeholt. Er ist übergewichtig, fühlt sich müde und schlaff. Andere hätten den Frust vielleicht mit noch mehr Essen bekämpft oder schlichtweg aufgegeben. Nicht aber Cornaro: Er will seine gute Gesundheit zurück. Nachdem er sich mit einigen Ärzten beratschlagt hat, beginnt er eine fanatische Jagd nach einem gesünderen Lebensstil.

Was letztlich in einem äußerst speziellen Speiseplan mündete: 350 Gramm Nahrung durfte er täglich zu sich nehmen, kein einziges Gramm mehr. Ei, Fleisch, Suppe und ein wenig Brot. Dazu selbstverständlich Wein, Grundnahrungsmittel für einen Venezianer. Allerdings nur 400 Milliliter, also eine halbe Flasche, pro Tag.

Diese eigenartige Diät hatte eminente Auswirkungen. Cornaro fühlte sich fantastisch und beschloss, ein Buch über seine Entdeckungen zu verfassen. Er verlieh ihm den richtungsweisenden Namen *Discorsi della vita sobria* – »Vom maßvollen Leben«.

Das Buch war ein riesiger Erfolg und wurde in kürzester Zeit in mehrere andere europäische Sprachen übersetzt. Cornaro selbst war von seinem Ernährungsplan derart begeistert, dass er nie mehr davon abließ. Allerdings forschte er weiter an diesem Thema und schrieb noch mehrere Bücher darüber. Darunter eines mit dem Titel »Die Kunst, lange zu leben«, das er im Alter von 83 Jahren verfasst haben soll.

Am Ende seines Lebens hatte Cornaro seine Diät auf ein einziges Eigelb pro Mahlzeit beschränkt. Und es funktionierte. Er erfreute sich einer blendenden Gesundheit in einem Alter, das zu seinen Lebzeiten beinahe schon unerhört war. Cornaro blieb so fit, dass er sein Schriftstellerdasein fortführte, bis er weit über 90 Jahre alt war.

Als der Sensenmann dann schließlich doch an seine Tür klopfte, hatte Cornaro quasi zwei Mittelalterleben hinter sich und ein Alter zwischen 98 und 102 Jahren erreicht.

***

Circa 400 Jahre nach Cornaro führte ein amerikanischer Forscher eine Reihe Experimente durch, die ihn auf denselben Pfad brachten wie den beharrlichen venezianischen Adelsmann.

Der Wissenschaftler Clive McCay war Professor an der Cornell University im Bundesstaat New York und ein ausgewiesener Ernährungsexperte. Damals, in den entbehrungsreichen 1930er Jahren, legte man einen großen Fokus darauf, dass Kinder so schnell wie möglich heranwuchsen – unter anderem durch den Einsatz von Vitaminen, die zu dieser Zeit immer noch als neue Entdeckung galten. Dieser Wachstumsfanatismus bereitete McCay jedoch einige Bauchschmerzen. Seiner Meinung nach war es besser, langsam zu wachsen, wenn man ein langes und gesundes Leben anstrebte.

Die Quelle seiner Inspiration? Ein englischer Wissenschaftler aus dem 16. Jahrhundert mit dem passenden Namen Lord Francis Bacon. In einem seiner Bücher schrieb Bacon genau das, was McCay behauptete: Wolle man lange leben, gehe es nicht darum, schnell zu wachsen, sondern im Gegenteil so langsam wie möglich.

Am schlimmsten sei es, in kurzer Zeit eine große Körpergröße zu erreichen; wachse man schnell, aber nur bis zu einer kleinen Körpergröße, sei das immerhin ein wenig besser. Das Beste sei es jedoch, fand Bacon, langsam zu wachsen und dabei eine kleine Körpergröße zu erreichen. Klingelt da nicht etwas?

Um seine Theorie auf die Probe zu stellen, dachte sich McCay ein Experiment mit Ratten aus. Er teilte die Tiere in drei Gruppen auf: Die erste erhielt normales Futter, während die beiden anderen Gruppen einen Speiseplan vorgesetzt bekamen, der zwar alle notwendigen Nährstoffe enthielt – aber wesentlich weniger Kalorien. Die Ratten wurden also nicht fehlernährt – sie nahmen lediglich weniger Kalorien als normal zu sich. Diese Methode, bei der man ausreichend Nährstoffe, aber zu wenig Energie erhält, nennt man Kalorienrestriktion oder kalorische Restriktion.

Mit der Zeit starben die Ratten seines Experiments, und McCay notierte eifrig, wie hoch ihre Lebensdauer gewesen war. Nach 1200 Tagen waren nur noch 13 der ursprünglichen 106 Ratten am Leben. Sie stammten ausnahmslos aus den beiden Gruppen, die weniger Kalorien bekommen hatten. Damals wurde den 13 verbliebenen Ratten die zweifelhafte Ehre zuteil, zu den ältesten Laborratten aller Zeiten gekürt zu werden.

Es hatte den Anschein, als bestätigten die Ratten McCays Theorie. Durch die Kalorienrestriktion waren sie langsamer gewachsen und hatten eine geringere Körpergröße erreicht – und gleichzeitig hatte das ihr Leben verlängert.

Einige Jahrzehnte später, in den 1980ern, entdeckten die beiden Wissenschaftler Richard Weindruch und Roy Walford, dass das Hemmen des Wachstums eigentlich gar nicht notwendig ist. Die kalorische Restriktion verlängert das Leben von Nagetieren sogar, wenn ihre Kalorienaufnahme erst eingeschränkt wird, nachdem sie vollständig ausgewachsen sind.

Weindruch und Walford konnten außerdem ein lineares Verhältnis zwischen der Intensität der Kalorienrestriktion und der Dauer der Lebensverlängerung bei Mäusen nachweisen. Mäuse mit übermäßigen Essgewohnheiten leben am kürzesten. Mäuse, deren Kalorienaufnahme in irgendeiner Form begrenzt ist, leben länger. Diese Dynamik setzt sich fort, bis wir zu den langlebigsten Mäusen von allen kommen: denen, die gerade so viele Kalorien zu sich nehmen, dass sie nicht verhungern.

Roy Walford kam übrigens selbst in den Genuss der Kalorienrestriktion, als er 1991 zum ersten Forschungsteam des Biosphere-2-Projekts gehörte. Erinnern Sie sich noch an das riesige futuristische Gewächshaus, dessen Ziel es war, ein geschlossenes Ökosystem zu erschaffen, das sowohl Menschen als auch Tiere mit allem zum Überleben Notwendigen versorgen konnte? Walford und seine

Kollegen waren für ganze zwei Jahre in diesem Ökosystem eingeschlossen. Wie sich herausstellte, ist es unglaublich anstrengend und schwer, ein gesamtes Ökosystem von Grund auf zu erschaffen. Das Forschungsteam in Biosphere 2 musste seinen Nahrungsverbrauch drastisch einschränken und war bisweilen auf externe Unterstützung angewiesen. Mit der Zeit wurde es akzeptabel, seinen Teller nach jedem Essen sauber zu lecken, um auch die letzte Kalorie zu verwerten.

Sicher hält sich Ihre Enttäuschung darüber, nicht Teil dieses Projekts gewesen zu sein, in Grenzen. Für Walford hingegen waren die dortigen Bedingungen ein echter Coup. Die Zeit in Biosphere 2 erlaubte es ihm, die Methode der Kalorienrestriktion an Menschen zu testen, und die Ergebnisse bestätigten seine Vermutungen. Während ihres hungernden Aufenthalts in Biosphere 2 hatten alle Mitglieder des wissenschaftlichen Teams niedrigere Cholesterinwerte, einen niedrigeren Blutdruck und ein besser funktionierendes Immunsystem als vor dem großen Experiment.

Seit diesen ersten Studien zur Kalorienrestriktion konnte der Effekt viele Male erneut nachgewiesen werden. Bei eingeschränkter Kalorienaufnahme leben Nagetiere im Schnitt zwischen 20 und 40 Prozent länger. Zudem sind die Tiere länger in der Lage zur Fortpflanzung, haben ein stärkeres Immunsystem, laufen weniger Gefahr, an Krebs zu erkranken, und neigen auch dazu, jünger *auszusehen*, als sie eigentlich sind.

Während sich Ratten und Mäuse zwar hervorragend für Untersuchungen im Labor eignen, wissen wir jedoch, dass sich so gewonnene Forschungserkenntnisse nicht immer so leicht auf Menschen übertragen lassen (manchmal nicht einmal auf andere Nagetiere …). Bei einem Versuch, an Daten zu gelangen, die sich besser auf Menschen beziehen lassen, führten zwei Forschungsteams aus den USA Tests an Rhesusaffen statt an Mäusen oder Ratten durch. Rhesusaffen können über 40 Jahre alt werden, weshalb wissenschaftliche Experimente wie diese zu den besonders interessanten zählen: Die Forschenden, die das Projekt starten, sind nicht zwangsläufig auch die, die es zu Ende bringen.

Die beiden Studien mit den Rhesusaffen wurden 1987 begonnen, und erst im Lauf der letzten zehn Jahre zeichneten sich erste Ergebnisse ab. Waren sie die lange Wartezeit wert?

Wenn man sich dazu entschließt, mehr als 30 Jahre in ein Forschungsprojekt zu investieren, und nur exakt zwei verschiedene Studien durchführt, dann besagt Murphys Gesetz, dass sie zu widersprüchlichen Resultaten kommen müssen. Was auch genauso geschah. In der ersten Studie lautete die Antwort: Ja, die Kalorienrestriktion hat die Lebensdauer der Rhesusaffen verlängert. Tatsächlich lebten sechs der Affen länger als 40 Jahre, und einer von ihnen stellte sogar den Altersrekord für seine Spezies auf. In der zweiten Studie konnte allerdings keine nennenswerte Verlängerung der Lebensspanne beobachtet werden, obwohl die kalorisch eingeschränkten Affen während ihres Lebens gesünder wirkten.

Die widersprüchlichen Ergebnisse lassen keine aussagekräftigen Schlüsse darüber zu, ob Affen, die weniger Kalorien zu sich nehmen, nun länger leben oder nicht. Und wir sollten nicht davon ausgehen, dass man Millionen von Dollar für ein neues Projekt bereithält, das ungefähr in der Mitte des aktuellen Jahrhunderts beendet wäre. Was können wir also unternehmen, um herauszufinden, ob Kalorienrestriktion bei Menschen funktioniert? Die meisten Studien oder Versuche an Menschen wären recht schwer durchführbar und außerdem ziemlich unethisch. Wer hungert schon gern freiwillig?

Allerdings kennen wir natürliche Experimente wie das in Biosphere 2. Darüber hinaus gibt es tatsächlich sogar so etwas wie Kalorienbeschränkungsenthusiasten. Die Mitglieder der Calorie Restriction Society praktizieren diese Methode freiwillig. Menschen leben selbstverständlich länger als Rhesusaffen, sodass es viel zu früh ist, um zu wissen, ob die Mitglieder der Calorie Restriction Society ein biblisches Alter erreichen werden. Studien an den Mitgliedern dieses Vereins haben inzwischen jedoch bereits ergeben, dass ihre Risikoparameter für alles Mögliche von Diabetes bis Herz-Kreislauf-Erkrankungen exzellent sind. Zweifellos handelt es sich bei ihnen um ungewöhnlich gesunde Menschen.

Um den Effekt der kalorischen Restriktion wissenschaftlich zu überprüfen, wurden randomisierte klinische Kontrollstudien durchgeführt. Bei einer davon teilte man die Teilnehmerinnen und Teilnehmer in zwei Gruppen auf. Gruppe 1 (die Kontrollgruppe) durfte ihre Essgewohnheiten einfach beibehalten, während Gruppe 2 ihre Kalorienaufnahme im Lauf von zwei Jahren um 25 Prozent verringern sollte. Es stellte sich heraus, dass es in der Praxis natürlich unmöglich war, die Nahrungsmenge freiwillig so drastisch herunterzufahren. Nachdem die zwei Jahre vorüber waren, hatten es die Teilnehmenden aus Gruppe 2 aber immerhin geschafft, ihre Kalorienaufnahme um 12 Prozent zu reduzieren.

Auch wenn die Reduktion geringer ausfiel als geplant, erwies sie sich für die Studienteilnehmerinnen und -teilnehmer trotzdem als ungemein profitabel – bei den Testpersonen aus Gruppe 2 stellten sich durch die Bank weg gesundheitliche Verbesserungen ein. Die Veränderungen erinnerten sogar an diejenigen, die man zuvor bei den Mitgliedern der Calorie Restriction Society beobachtet hatte. Wie auch bei den Labortieren, die in den Studien zur Kalorienrestriktion eingesetzt wurden.

Na, habe ich Sie davon überzeugt, freiwillig zu hungern? Wahrscheinlich nicht. Für die überwältigende Mehrheit der Menschen (inklusive mich selbst) sind die Vorteile einfach nicht groß genug.

Zuallererst ist da die Unsicherheit – wie gut funktioniert die Kalorienrestriktion bei Menschen wirklich? Generell sieht es danach aus, als würde das Beschränken von Kalorien umso schlechter funktionieren, je länger ein Tier normalerweise lebt. Das heißt, bei Würmern klappt es ausgezeichnet, bei Mäusen funktioniert es gut, bei Rhesusaffen so einigermaßen und bei Menschen eben nur *vielleicht*. Eine ähnliche Tendenz ist bei den meisten lebensverlängernden Eingriffen zu beobachten. Ich schätze, dass sich die Lebensdauer eines Menschen durch Kalorienrestriktion höchstens um ein paar Jahre verlängern lässt. Vorausgesetzt, die Person weiß, was sie tut.

Zweitens sind die Erfahrungen der bisherigen Versuchspersonen keine besonders angenehmen. Ihren Berichten zufolge fühlten sie sich während der Restriktion kalt, lustlos und müde. Wahrscheinlich erging es den Labortieren ebenso. Kalorienbeschränkte Mäuse fressen nämlich wie gierige Raubtiere, wenn man ihnen zusätzliches Futter hinstellt.

Es mag sein, dass die Vorteile der Kalorienrestriktion die Nachteile nicht aufwiegen, nützlich können die Resultate dieser Studien für uns aber dennoch sein.

Zum einen zeigen sie uns auf, dass es wichtig ist, sich nicht zu überfressen. Klar wollen wir nicht verhungern, aber es gibt keinen Grund weiterzuessen, wenn man bereits satt ist. Zum anderen, und noch wichtiger, haben wir eine neue Lebensverlängerungsstrategie kennengelernt. Zwar werden wir sie unter diesen Voraussetzungen nicht anwenden wollen, aber vielleicht finden wir einen Weg, die Unannehmlichkeiten zu umgehen. Momentan versuchen Forscherinnen und Forscher Methoden zu identifizieren, mit denen sich der Effekt von kalorischer Restriktion nachahmen lässt, ohne dass man tatsächlich hungern muss. Die Idee dahinter ist relativ simpel, und sie ist uns schon zuvor begegnet: Wenn wir herausfinden, *wie* Kalorienrestriktion Tiere physiologisch beeinflusst, können wir

Medikamente oder Behandlungsformen entwickeln, die diesen Effekt nachahmen.

Solche Medikamente nennt man Kalorienrestriktionmimetika oder *calorie restriction mimetics.* Zwei potenzielle Kandidaten sind uns sogar bereits über den Weg gelaufen: Rapamycin und Spermidin. Es gibt aber auch natürliche Methoden, um die Wirkung der Kalorienrestriktion nachzubilden. Und genau darin besteht die zweite Möglichkeit – ein Ansatz, der sich im Wissen vergangener Jahrtausende verbirgt.

Warum es das Leben verlängert, weniger Kalorien zu sich zu nehmen

Es wird viel daran geforscht, wie Kalorienrestriktion funktioniert und warum sie eigentlich lebensverlängernd wirkt. Ein interessanter Fund hat mit Würmern zu tun. Wie sich herausstellt, verlängert die Kalorienbeschränkung das Leben von Würmern nur, wenn auch ihre Autophagie funktioniert. Das heißt, durch kalorische Restriktion können Würmer länger leben, solange die Zellenmüllabfuhr ihre Arbeit ordentlich macht. Falls es ein Problem bei der Zellenmüllabfuhr gibt, funktioniert auch die Kalorienrestriktion nicht mehr. Was darauf hindeutet, dass Autophagie eine Schlüsselrolle bei den positiven Auswirkungen der Kalorienrestriktion spielt. Ein weiterer Hinweis, der in dieselbe Richtung geht, ist, dass kalorische Restriktion bei Labortieren keinerlei *zusätzlichen* Vorzüge bietet, wenn sie Rapamycin verabreicht bekommen. Rapamycin blockiert, wie Sie vielleicht noch wissen, das wachstumsfördernde mTOR-Protein, das die Autophagie hemmt. Also scheint die Kalorienrestriktion in derselben Weise zu funktionieren, wie wenn man die Blockade der Autophagie blockieren (das heißt, die Autophagie/die Zellenmüllabfuhr anschalten) würde.

Nicht rasten, fasten

Wenn Forscherinnen und Forscher Experimente zur Kalorienrestriktion durchführen, füttern sie ihre Labortiere für gewöhnlich nur einmal am Tag, sodass die armen Dinger meistens alles auf einmal verputzen. Bis zur nächsten Mahlzeit am folgenden Tag fasten sie. Was bei manchen Forschenden den Verdacht aufkommen ließ, dass das Fasten – und nicht die Beschränkung der Kalorienaufnahme – für den lebensverlängernden Effekt verantwortlich sein könnte. In einem genialen Experiment zur Bestätigung ihrer Vermutung beschränkten sie die Kalorienaufnahme von Mäusen auf eine andere Art. Statt kleine Rationen von normalem Futter erhielten die Mäuse ein Spezialfutter mit einer besonders geringen Kalorienzahl. Die Mäuse durften den ganzen Tag lang fressen – was sie auch taten –, nahmen aber trotzdem nicht genügend Kalorien auf. Auf diese Weise hatten die Forscher eine Möglichkeit zur Kalorienrestriktion gefunden, bei der die Tiere nicht fasten mussten. Falls nun die verringerte Kalorienanzahl positive Auswirkungen auf die Mäuse hätte, müsste sich ihre Lebensdauer erhöhen. Wenn allerdings das *Fasten* der Grund für die Lebensverlängerung wäre, würden die Mäuse *nicht länger* leben, da sie ja den ganzen Tag so viel fressen konnten, wie sie wollten. Das Ergebnis war Letzteres: Wenn man die Kalorienaufnahme von Mäusen beschränkt, ohne sie fasten zu lassen, leben sie nicht länger als normal.

Andere Forscherinnen und Forscher sind die Frage aus der entgegengesetzten Richtung angegangen: Sie ließen die Mäuse fasten, ohne ihre Gesamtfuttermenge zu reduzieren. Zum Beispiel geht das, indem man die Mäuse nur jeden zweiten Tag füttert. An den Fütterungstagen fressen die Mäuse dann typischerweise die doppelte Ration, sodass sie nicht weniger Kalorien zu sich nehmen als gewöhnlich – aber trotzdem fasten. Und auch diese Mäuse leben länger als die Tiere in der Vergleichsgruppe. Tatsächlich beläuft sich die Spanne ihrer Lebensverlängerung auf eine ähnliche Höhe wie bei den fastenden Mäusen, deren Kalorienanzahl beschränkt wurde.

An diesem Punkt besteht wenig Zweifel, dass Fasten bei Nagetieren den Effekt der Kalorienrestriktion nachahmen und die Lebensdauer verlängern kann. Angesichts unserer früheren Erkenntnisse ergibt das Sinn. Fasten ist also eine Art von Hormesis, ein Stressfaktor, der uns letzten Endes stärker macht. Und genau wie die Kalorienrestriktion blockiert Fasten den wachstumsfördernden mTOR-Signalweg, während es gleichzeitig die Aktivität der zellulären Müllabfuhr Autophagie steigert.

***

Fasten ist ein weltweit höchst verbreitetes Phänomen. Wir stoßen in nahezu jeder Kultur und Religion darauf. Selbst im antiken Griechenland empfahl Hippokrates – der Vater der modernen Medizin – das Fasten aus gesundheitlichen Gründen. Und der Historiker Plutarch schrieb einige hundert Jahre später: »Statt Medizin zu nehmen, faste heute lieber.« Bis zum heutigen Tag ist Fasten ein wichtiger Bestandteil aller großen Weltreligionen. Im Christentum gibt es mehrere Fastenperioden – inklusive der 40 Tage zwischen Gründonnerstag und Ostern; Juden und Jüdinnen begehen regelmäßig Fastentage, darunter auch ihr heiligster Tag, Jom Kippur, an dem sie vom Sonnenuntergang des einen bis zum Sonnenuntergang des nächsten Tages nichts essen; im Islam wird jährlich der Fastenmonat Ramadan gefeiert, während dem Essen und Trinken verboten sind, solange die Sonne am Himmel steht; Buddhisten fasten in Phasen intensiver Meditation; und auch Hindus begehen das Jahr hindurch eine breite Palette an Fastenzeiten. Fasten ist sogar so gebräuchlich, dass man in ziemliche Erklärungsnot geriete, müsste man eine Kultur oder Religion nennen, in der keine Form von Fastentradition existiert.

Jetzt ist es natürlich nicht so, als verordneten diese Religionen das Fasten zu lebensverlängernden Zwecken, aber religiöse Texte beschreiben Fasten häufig als etwas sehr Gesundes, ob es dabei nun um Reinigung (Autophagie?), Stärke durch Prüfungen (Hormesis?), geistige Klarheit oder Selbstreflexion geht.

Gefastet wird außerdem auf viele verschiedene Arten. Manche Menschen essen einfach gar nichts, manche verzichten auf bestimmte Lebensmittel (besonders Fleisch), andere essen sehr viel weniger als normal, und wieder andere essen nur zu bestimmten Zeiten nichts.

Dementsprechend lassen sich mindestens genauso viele wissenschaftlich basierte wie religiös fundierte Methoden des Fastens finden. Werfen wir einmal einen genaueren Blick auf sie. Ein klassischer Weg zu fasten ist es, nur in einem vorher festgelegten Zeitfenster zu essen, was man auch zeitbegrenztes Essen oder *time restricted eating* nennt. Bis zu einem gewissen Grad halten wir uns alle daran. Wenn Sie nicht gerade zu den Leuten gehören, die mitten in der Nacht aufstehen, um sich einen Snack zu gönnen, fasten auch Sie zwischen Abendessen und Frühstück am nächsten Tag. Manche Menschen experimentieren damit, diese kurze Fastenperiode auszudehnen. Beispielsweise indem sie nur in einem Zeitfenster von vier bis acht Stunden Nahrung zu sich nehmen statt der ansonsten üblichen 12 bis 14 Stunden. Das schafft man durch das Auslassen von ein oder zwei Mahlzeiten.

Bei Mäusen hat dieser Ansatz zu einigen vielversprechenden Resultaten geführt. So haben Studien gezeigt, dass zeitbegrenztes Essen Mäuse vor den negativen Auswirkungen einer ungesunden Ernährung schützt – egal ob die Ernährung viel Zucker oder viel Fett enthält. Anders formuliert: Eine ungesunde Ernährung kann ein Stück weit durch zeitbegrenztes Essen ausgeglichen werden. Diese Strategie könnte man, so oder so ähnlich, während der Weihnachts- oder Osterfeiertage anwenden, die bei den meisten

Menschen für den Löwenanteil ihrer Gewichtszunahme verantwortlich sind.

Ein bisschen Alkohol schadet nicht – womöglich hilft er sogar

Zweifellos ist der Konsum von zu viel Alkohol extrem ungesund (um das schon einmal vorwegzunehmen). Die große Anti-Aging-Frage aber lautet, ob es gesund – oder wenigstens okay – ist, sich ein bis zwei Gläschen die Woche zu genehmigen.

Vergleicht man Statistiken zum wöchentlichen Alkoholgenuss mit der Sterblichkeit, dann erinnert das Ergebnis an den Effekt, den wir bereits von der Hormesis kennen: Wer sich den einen oder anderen Drink gönnt, lebt länger als solche, die keinen Alkohol anrühren. Ganz so simpel ist die Sachlage jedoch nicht. Oft gehören zur Gruppe der Nichttrinker Menschen, die früher einmal viel getrunken, dann aber komplett aufgehört haben. Jahrelange Sucht kann bleibende Schäden hinterlassen und anfällig für einen vorzeitigen Tod machen. Daher ziehen die ehemals Alkoholkranken den Schnitt für die anderen Nichttrinker nach unten.

Sieht man von den trockenen Alkoholikern ab, gibt es im Großen und Ganzen keinen Unterschied zwischen denen, die dem Alkohol ganz entsagen, und denen, die ab und zu ein wenig trinken.

In der Schlussfolgerung heißt das, das Altern lässt sich nicht durch den Konsum von Alkohol bekämpfen. Umgekehrt sieht es aber auch nicht danach aus, als hätte er schädliche Auswirkungen, solange man sich auf ein paar Gläser – weniger als fünf – pro Woche beschränkt.

Neben dem zeitbegrenzten Essen beinhalten die meisten anderen Formen des Fastens den kompletten Nahrungsverzicht für einen oder mehrere Tage. Diese Art des Fastens wird intermittierendes Fasten oder Intervallfasten genannt, und es ist die Form, die uns insbesondere in religiösen Kontexten begegnet.

Die wissenschaftliche Geschichte des Intervallfastens nahm ihren Ursprung in den 1940er Jahren bei den Forschern Anton Carlson und Frederick Hoelzel von der University of Chicago. Diese beiden Männer bildeten ein relativ ungewöhnliches Paar. Carlson war ein angesehener schwedisch-amerikanischer Physiologe mit einem Doktortitel der Stanford University. 24 Jahre lang hatte er das Institut für Physiologie der University of Chicago geleitet und außerdem Ämter in diversen nationalen physiologischen Organisationen bekleidet. Hoelzels Weg hingegen hatte ihn auf gewundenen und vor allem auf kurioseren Pfaden zur Wissenschaft geleitet. Als Teenager litt er an fürchterlichen Bauchschmerzen, die sich durch nichts behandeln ließen. Mit der Zeit wuchs seine Überzeugung, die Schmerzen würden durch die Nahrung verursacht, die er zu sich nahm. Seine Lösung war denkbar simpel – er aß einfach gar nichts mehr. Was sich auf Dauer allerdings als problematisch herausstellte, sodass Hoelzel stattdessen auf »alternative« Lebensmittel umstieg, um seinen Hunger in Schach zu halten. Unter anderem versuchte er es mit Kohle, Sand, Haaren, Federn und – sein Favorit – Verbandwatte.

Nachdem sich Carlsons und Hoelzels Wege gekreuzt hatten, wurden die beiden zu einem dynamischen Duo. Wenn sie nicht gerade die Verdauungsdauer der verschiedenen Objekte erforschten, die Hoelzel verschluckte (Glasperlen flutschten schneller durch als Goldspäne, zum Beispiel), widmeten sie sich auch legitimeren physiologischen Fragestellungen.

1946 arbeiteten sie an einem inzwischen berühmten Experiment, bei dem sie Ratten fasten ließen. Das Duo hatte sich von

Clive McCays Studie über die Lebensverlängerung mittels Kalorienrestriktion inspirieren lassen. Sie dachten nachvollziehbarerweise, dass es nicht möglich sei, diese Methode auf angenehme Art bei Menschen anzuwenden. Stattdessen, so argumentierten sie, solle man sich am einzig vergleichbaren Phänomen in der realen Welt orientieren – religiösem Fasten.

Sie stellten diese Idee auf die Probe und fanden tatsächlich heraus, dass intermittierendes Fasten unter Versuchsbedingungen einen positiven Effekt auf Ratten hatte. Damit ergänzten Carlsons und Hoelzels Ergebnisse die zu diesem Zeitpunkt noch recht überschaubare Liste über die Möglichkeiten, das Leben von Ratten zu verlängern.

Die Methode, die Carlson und Hoelzel bei ihren Ratten anwandten, war das sogenannte Alternate-Day-Fasting oder alternierendes Fasten. Bei diesem Ansatz wird jeden zweiten Tag gefastet, ansonsten aber normal gegessen. Heutzutage ist das eine beliebte Methode in Gesundheitskreisen und bei Menschen, die Gewicht verlieren wollen. Sie ist ziemlich unkompliziert – Fastentage wechseln sich mit Tagen ab, an denen man normal isst, bis man satt ist. Manche Leute fasten dabei nicht komplett, sondern nehmen nur wenig Nahrung zu sich, zum Beispiel 500–600 Kalorien, um den schlimmsten Hunger zu bändigen.

Eine etwas sanftere Alternative dazu ist die ebenfalls populäre 5:2-Diät. Dabei gelten dieselben Prinzipien wie beim alternierenden Fasten, allerdings nur an zwei Tagen pro Woche.

Wir sammeln noch immer Beweise für die Effekte von Intervallfasten bei Menschen. Bisher gibt es einige wenige Langzeitstudien, aber noch immer fehlt uns das große Bild. Ein Problem bei der Übertragung der Mäusestudien auf den Menschen ist, dass ein ganzer Fastentag für eine Maus sehr viel länger ist als für einen Menschen. Im besten Fall lebt eine Maus ein paar Jahre, während Menschen es auf mehrere Jahrzehnte bringen. Einige Wissenschaftlerinnen und Wissenschaftler sind der Ansicht, es seien längere Fastenperioden nötig, um dieselben positiven Effekte zu erzielen wie bei Labortieren.

Einer der Fürsprecher von längeren Fastenzeiten ist der anerkannte Forscher Valter Longo. Er und sein Team fanden heraus, dass viele der positiven Auswirkungen des Fastens sich erst nach drei Tagen einstellen. Der Haken daran ist natürlich, dass dreitägiges Fasten weder angenehm noch praktisch ist. Besonders in einem normalen Alltag, der nebenbei weiterlaufen soll (und es gibt wahrscheinlich nur wenige Menschen, die ihren Urlaub oder ihr Wochenende fastend verbringen wollen).

Die Lösung, die Longo und sein Team erarbeitet haben, nennt sich *Fasting Mimicking Diet* oder Scheinfasten-Diät. Wie der Name schon vermuten lässt, simuliert diese Diät das Fasten nur, ohne dass man tatsächlich aufs Essen verzichten muss. Dabei nimmt eine Person für fünf Tage sehr kleine Mahlzeiten mit niedrigem Kaloriengehalt zu sich. Diese Mahlzeiten haben gleichzeitig aber einen hohen Fettgehalt, um den Körper glauben zu lassen, er würde fasten. Dahinter steckt die Idee, dass das Verdauen fetthaltiger Mahlzeiten dem Prozess ähnelt, bei dem die Körperfettreserven zur Energiegewinnung verbrannt werden. Die Scheinfasten-Diät ist allerdings nicht dazu gedacht, den normalen Lebensstil zu ersetzen. Stattdessen sollte sie ein- bis zweimal pro Jahr angewandt werden, sofern man ansonsten gut in Form ist und sich gesund ernährt.

Noch eine Tasse Kaffee bitte

Früher fürchtete man, Kaffee könne Krebs verursachen, doch inzwischen hat sich diese Befürchtung als haltlos erwiesen. Vieles deutet sogar darauf hin, dass es gesund ist, Kaffee zu trinken.

Mehrere Untersuchungen haben nämlich gezeigt, dass Menschen, die viel Kaffee trinken – zwischen zwei und vier Tassen am Tag –, eine niedrigere Sterblichkeit haben als Menschen, die überhaupt keinen Kaffee trinken.

Man könnte natürlich denken, die gesunden Eigenschaften des Kaffees lägen am Koffein – aber koffeinfreier Kaffee scheint ebenso gut zu sein. Möglicherweise sind ein paar Tassen Kaffee täglich – ob nun koffeinhaltig oder -frei – deshalb so gesund, weil sie den Appetit mindern. Und dass es einen Zusammenhang zwischen weniger essen und länger leben gibt, wissen wir ja bereits.

Die appetitmindernden Eigenschaften von Kaffee kommen auch in Verbindung mit einigen Fastenkuren zum Einsatz. Solange man den Kaffee nämlich schwarz trinkt – also ohne Zucker, Milch, Sahne und dergleichen –, hat unser heißes, belebendes Getränk im Grunde keine Kalorien.

Manch einem wird beim Gedanken an lange Fastenzeiten vielleicht angst und bange, und das nicht ohne Grund. Offensichtlich sollten gewisse Menschen nicht über einen längeren Zeitraum hinweg fasten, zum Beispiel Kinder, Schwangere, kranke Menschen und Ältere. Für durchschnittliche, gesunde Menschen sind ein paar Tage Fasten aber völlig in Ordnung, solange sie daran denken, genug Wasser zu trinken. Grundsätzlich gilt die Regel, dass Menschen drei Minuten ohne Sauerstoff, drei Tage ohne Wasser und drei Wochen ohne Essen auskommen können. Wobei der letzte Punkt nicht ganz zutrifft: Mit genügend Fett, das der Körper verbrennen kann, sind auch deutlich längere Zeiten möglich.

Den Weltrekord für die längste Fastenzeit hält der Schotte Angus Barbieri. Im Alter von 27 Jahren brachte Barbieri stolze 207 Kilogramm auf die Waage und wusste, dass ihm ein frühzeitiger Tod drohte. Er wollte unbedingt abnehmen. Damals, in den 1960er Jahren, wurde viel daran geforscht, wie man Fasten für das Verlieren von Körpergewicht nutzen konnte. Die Logik dahinter basierte darauf, dass man so lange nichts essen sollte, bis man sein Wunschgewicht erreicht hatte.

Barbieri wollte die Sache mit dem Fasten wenigstens ausprobieren, weshalb er sich im Maryfield Hospital in Dundee, ganz in der Nähe seines Wohnorts, meldete. Er sagte den Ärzten, er sei bereit, auf Essen zu verzichten, um endlich Gewicht zu verlieren. Da seine Entschlossenheit sie beeindruckte, stimmten die Ärzte zu, Barbieri während seiner Fastenzeit medizinisch zu überwachen.

Für den Anfang hatte Barbieri geplant, nur eine kurze Zeit auf Nahrung zu verzichten. Aber je länger er durchhielt, desto stärker wuchs in ihm der Wille, sein Idealgewicht zu erreichen. Die Ärzte waren einverstanden, Barbieri weiter fasten zu lassen, verschrieben ihm aber sicherheitshalber ein Multivitaminpräparat, um sicherzustellen, dass keine Mangelerscheinungen auftraten. Abgesehen davon brauchte der schwer übergewichtige Barbieri nicht viel – sein Körper hatte ausreichend Brennstoff, um sich selbst zu versorgen.

Aus Wochen wurden Monate, und Barbieri war immer noch auf der Jagd nach seinem Traumgewicht von 83 Kilogramm. Als er es endlich geschafft hatte, lagen 382 Fastentage hinter ihm. Ein Jahr und 17 Tage, ohne etwas zu essen. Fast noch unglaublicher ist, dass es Barbieri anschließend gelang, sein Gewicht zu halten. Fünf Jahre später untersuchten ihn die Ärzte zur Kontrolle und stellten fest, dass er lediglich sieben Kilogramm zugenommen hatte.

Über einen so langen Zeitraum zu fasten ist *nichts*, das ich irgendjemandem empfehlen würde. Ganz egal, wie viel Übergewicht eine Person mit sich herumschleppt. Dass wir Barbieris Methode heutzutage nicht mehr anwenden, hat einen einfachen Grund: Mehrere

Menschen, die sich nach Barbieris Erfolg an seiner Methode versuchten, starben letztendlich daran.

Neben der Frage der Sicherheit wird gegen das Fasten meistens angeführt, dass man sich dabei in einen Hungerzustand begibt und Muskeln abbaut, wenn man nicht dauerhaft isst.

Es stimmt, dass der Körper bei längerem Fasten den Stoffwechsel herunterfährt und irgendwann die Muskelreserven anzapft. So sensibel, dass er bei einem oder zwei Fastentagen schon mit der Selbstzersetzung beginnt, ist unser Körper dann aber doch nicht. Aus Studien geht hervor, dass der Stoffwechsel nicht zurückgeht, wenn eine Person jeden zweiten Tag fastet. Stattdessen lässt sich sogar beobachten, dass das die Fettverbrennung anregt. Aus evolutionärer Sicht ergibt das durchaus Sinn: Wenn einem Tier die Nahrungsvorräte ausgehen, muss es sich auf die Suche nach neuer Verpflegung machen, was bedeutet, dass die Körperaktivität ansteigt und nicht etwa zurückgeht.

Darüber hinaus zeigen Studien, dass Menschen, die mit Krafttraining beginnen und gleichzeitig in einem begrenzten Zeitfenster essen, dieselbe Menge an Muskelmasse aufbauen wie Menschen, die regelmäßig essen. Und in einer Studie, in der die Teilnehmer über acht Wochen jeden zweiten Tag fasteten, ging ihr Körperfettanteil zurück, *nicht aber* ihre Muskelmasse.

WAS WIR ESSEN ... BEEINFLUSST UNSER ALTERN

Seine Kalorienzufuhr einzuschränken mag zwar eine gute Lebensverlängerungsstrategie sein, an irgendeinem Punkt müssen wir aber trotzdem etwas essen. Stellt sich nur die Frage, was.

Es gibt so viele verschiedene Diäten, dass wir für den Rest unseres Lebens mit ihnen experimentieren könnten: Low Carb oder Low Fat? Wie wäre es mit veganer Ernährung? Oder vielleicht die Paleo-Diät, die Ketogene Diät oder die Mittelmeer-Diät? Die Liste möglicher Varianten ist so lang, dass ich mein ganzes Buch damit füllen könnte. Na, wer hat Lust auf die Gummibärchen- oder die Babybrei-Diät?

Wenn man sich mit dem Thema Ernährung auseinandersetzt, stimmen die vielen Möglichkeiten zuversichtlich. Wir stoßen beispielsweise auf einen glaubwürdig wirkenden Guru, der uns etwas Überraschendes erzählt: Bacon ist in Wahrheit gesund! Sofort gibt er uns eine Studie an die Hand, die seine Behauptung stützt. Es ist eine einwandfreie Studie mit tollen Diagrammen und modern klingenden Wörtern. »Wissen Sie«, sagt der Guru, »all die anderen sind Idioten. Es besteht kein Anlass zur Sorge, meine Daten zeigen eindeutig, dass Bacon absolut gesund ist.«

Als wir eines Tages einen ganzen Teller knusprigen Frühstücksspeck verputzen und uns dafür vor unseren Familienmitgliedern rechtfertigen müssen, suchen wir diese grandiose Studie noch einmal heraus. Damit zeigen wir es ihnen! Bei der Suche entdecken wir aber eine andere Studie, die das genaue Gegenteil besagt: Bacon führt zum Herzinfarkt. Viele Quellen belegen diese These, und am Ende landen wir bei einem glaubwürdig wirkenden Guru. Ganz nüchtern erklärt er uns, dass Bacon das schlimmste aller Nahrungsmittel darstellt und dass jeder, der davon isst, früh aus dem Leben scheiden wird. Wir schieben den Teller zur Seite. Wie konnten wir nur so dumm sein?

Monate später stolpern wir in der Zeitung zufällig über einen Artikel: »Neue Studie: Bacon könnte unser Leben verlängern«. In einem Interview legt ein glaubwürdig wirkender Guru dar, wieso alte Studien über Bacon grundlegend falsch sind. Seine neue Untersuchung, die alle diese Fehler behebt, beweist, dass Bacon in höchstem Maße gesund ist. »Anfangs war ich skeptisch«, sagt der Guru. Aber seit er sich ausschließlich von Bacon ernähre, habe er fünfzig Kilo abgenommen und schaffe beim Bankdrücken das Gewicht eines kleinen Familienautos.

Vielleicht übertreibe ich an dieser Stelle ein bisschen, aber sich in der Welt der Ernährung zurechtzufinden ist ein notorisch schwieriges Unterfangen. Ein und dasselbe Lebensmittel ist mal gesund, mal schädlich oder gar beides zur selben Zeit, je nachdem, welche Quelle man zu Rate zieht. Man muss nicht besonders tief graben, ehe es so aussieht, als drohe jedes Nahrungsmittel, Krebs hervorzurufen.

Warum die ernährungswissenschaftliche Forschung zu so widersprüchlichen Aussagen kommt, hat vielerlei Gründe. Eine offensichtliche Ursache dafür ist, dass manche Studien von Lebensmittelkonzernen in Auftrag gegeben werden. Zur großen Überraschung stellt sich heraus, dass industriell geförderte Studien oft zu Ergebnissen kommen, die ihren Sponsoren nützen.

In anderen Fällen lässt sich der Schwarze Peter allerdings nicht der bösen Industrie zuschieben. Manchmal sind wir nämlich selbst schuld. Eine Studie, die behauptet, Schokolade sei in Wahrheit gesund, fände überall riesigen Anklang. Während wir die zwanzig dazu im Widerspruch stehenden Studien totschweigen würden. Es ist um einiges einfacher, Menschen von etwas Bequemem oder Angenehmem zu überzeugen. Unser vernunftbegabtes Gehirn ergreift jede Gelegenheit, um einen Grund zu finden, mehr Schokolade zu essen. Aber wie der berühmte Physiker Richard Feynman einmal sagte: »Das erste Prinzip lautet, dass man sich nicht selbst täuschen darf – denn sich selbst täuscht man immer am leichtesten.«

Neben diesen offensichtlichen Schwierigkeiten gibt es in der Ernährungswissenschaft aber auch subtilere Probleme, die wir uns bewusst machen müssen, wenn wir uns zu einem längeren Leben essen wollen …

***

Korrelation und Kausalität

Während des Zweiten Weltkriegs errichteten die Amerikaner und die Japaner jeweils mehrere Luftstützpunkte auf einigen Inseln im Südpazifik. Diese Militärbasen stellten für viele der einheimischen Inselbewohner den ersten direkten Kontakt mit der modernen Welt dar. Sie waren wie vor den Kopf gestoßen. Hier lebten sie, schwer schuftend, um zu überleben, kümmerten sich um ihre Felder und das Vieh, bauten Häuser und stellten ihre eigenen Waffen her. Dort kamen die Fremden mit einem schier endlosen Vorrat an Nahrung, Kleidern, Medikamenten und Ausrüstung aus einer anderen Welt, der ihnen von oben geliefert wurde. Die Männer aus der Ferne hatten eigenartige Rituale wie das Hin-und-her-Marschieren, sie brüllten sich gegenseitig an oder winkten in den Himmel. Dann erschienen riesige Maschinen, die mehr Waren geladen hatten, als die Inselbewohner in mehreren Generationen hätten herstellen können. Nur die Götter waren mächtig genug, um der Quell all dieses Überflusses sein zu können.

Irgendwann aber ging der Krieg zu Ende, und die Fremden zogen wieder ab. Mit ihnen verschwand auch die kostbare Fracht. Verzweifelt sehnten sich die Inselbewohner danach, dass die Flugzeuge zurückkamen. Nur wie? Sie wandten sich an die Götter und imitierten die eigentümlichen Rituale der Fremden. Legten Landebahnen im Urwald an und marschierten mit Bambusgewehren darauf auf und ab. Aus Kokosnüssen und Stroh bastelten sie Kopfhörer und Funkgeräte, sogar Büros, Kontrolltürme und Flugzeuge bauten sie aus Holz nach. Schließlich entwickelten sich aus diesen Ritualen ganze Religionen, die von Anthropologen Cargo-Kulte genannt werden. Noch heute existieren einige dieser Cargo-Kulte in dem festen Glauben, dass die Götter eines Tages Notiz von ihren Ritualen nehmen und wieder Frachtflugzeuge schicken.

Die Anhänger dieser Kulte wenden eine unserer stärksten Lerntechniken an: das Imitieren von erfolgreichen Menschen. In unserer Welt kopieren manche Leute alles, was ihr Lieblingssportler, ihre Lieblingsmusikerin oder -unternehmerin so treibt. Nicht immer ist klar, was der Grund für den Erfolg unserer Idole ist, daher ergibt es Sinn, ihnen wortwörtlich alles nachzumachen, wenn man denselben Erfolg anstrebt. Ob das nun heißt, jeden Morgen um vier Uhr aufzustehen und ein Eisbad zu nehmen, ein Buch nach dem anderen zu verschlingen oder ausschließlich schwarze Rollkragenpullover zu tragen. Wenn wir den »Generator« des Erfolgs allerdings nicht kennen, riskieren wir, eine ganze Menge unbedeutender und oberflächlicher Merkmale nachzuahmen.

Etwas Ähnliches geschieht in der Ernährungswissenschaft die ganze Zeit. Wir studieren langlebige Menschen, um die Geheimnisse eines langen Lebens zu enthüllen. Oft enden wir allerdings damit, oberflächliche und nutzlose Verhaltensweisen reicher, gebildeter Menschen zu imitieren.

Im Durchschnitt leben reiche Menschen mit einem höheren Bildungsstand nämlich länger als arme Menschen mit einem niedrigeren Bildungsstand. Jemand mit Studienabschluss kann davon ausgehen, einige Jahre länger zu leben als jemand, der nur einen Realschulabschluss vorzuweisen hat. Diese Tendenz trifft in jedem Land unserer Erde zu, und mit der Zeit scheint die Lücke immer weiter auseinanderzuklaffen.

Diese Lücke ist dem Umstand geschuldet, dass Wohlstand und Bildung stärker dazu führen, dass Menschen sich an Gesundheitsempfehlungen halten. Die Frage, warum das so ist, überlasse ich den Soziologen. Fakt ist aber, dass je wohlhabender und gebildeter jemand ist, desto wahrscheinlicher ist es, dass er oder sie nicht raucht, regelmäßig Sport treibt, sich impfen lässt und ein gesundes Körpergewicht hat. Diese gesundheitsförderlichen Angewohnheiten lassen sich natürlich wunderbar nachahmen, aber wie trennen wir sie von all dem anderen, was reiche und gebildete Menschen so treiben?

Zum Beispiel wissen wir, dass hochgebildete Menschen häufiger Brillen tragen. Würden wir eine Studie anstrengen, um Merkmale zu finden, die mit einem langen Leben in Verbindung stehen, wäre das Tragen von Brillen eines davon. Aber dass jemand eine Brille trägt, hat logischerweise keinerlei Auswirkungen auf die Lebensdauer. Wir könnten niemandem ein längeres Leben verschaffen, indem wir ihm oder ihr einfach eine Brille auf die Nase setzen. Genauso wenig wäre es ratsam, in dem Bestreben, länger zu leben, absichtlich die eigene Sehstärke zu ruinieren.

Vielleicht ist Ihnen ja der Merksatz »Korrelation ist nicht gleich Kausalität« geläufig. Er besagt, dass zwei Dinge (selbst geringfügig) miteinander in Verbindung stehen, also miteinander korrelieren können, ohne dass sie sich gegenseitig bedingen. Die Inselbewohner im Südpazifik beobachteten eine starke Korrelation zwischen dem Winken in den Himmel und der Ankunft eines Flugzeugs.

Mit der Ursache für das Landen einer Frachtmaschine hatte das Winken aber gar nichts zu tun. In ähnlicher Weise besteht eine deutliche Korrelation zwischen der Anzahl der Menschen, die an einem Tag an Herzinfarkten sterben, und der Menge von verkauften Eiswaffeln. Daraus folgt jedoch nicht, dass der Verzehr von Eis bei Menschen zum Herzinfarkt und zum Tod führt. Vielmehr werden sowohl die Eis-Verkaufszahlen als auch die Zahl der Herzinfarkttoten von hohen Temperaturen verursacht. Aufeinander haben die beiden Werte überhaupt keinen Einfluss.

In der sonnigen südkalifornischen Kleinstadt Loma Linda gibt es ein reales Beispiel für das gerade beschriebene Phänomen. Loma Linda zählt zu den schon zuvor erwähnten Blauen Zonen, und die Einwohner der Stadt waren bereits Gegenstand vieler umfassender Untersuchungen zu ihrer überdurchschnittlichen Lebensdauer. Viele der dort lebenden Menschen sind Siebenten-Tags-Adventisten und verzichten aus religiösen Gründen auf Fleisch (die Idee geht ursprünglich auf einen gewissen John Harvey Kellogg zurück, dessen Frühstücksprodukte Ihnen bestimmt schon einmal untergekommen sind). Nach jahrzehntelanger Forschung lautet der wissenschaftliche Konsens, dass ein fleischfreier Lebensstil ungefähr drei zusätzliche Jahre einbringt. In Loma Linda erreichen Veganer das höchste Alter, gefolgt von Vegetariern und Semi-Vegetariern. Auf dem letzten Platz landen die Fleischesser.

Wie wir aber bereits vermuten, ist das nicht die ganze Wahrheit. Eine vegane oder vegetarische Ernährung ist vor allem in wohlhabenden und bildungsnahen Bevölkerungsgruppen verbreitet. In einer Universitätsstadt finden sich deutlich mehr auf pflanzliche Gerichte spezialisierte Restaurants als beispielsweise in ländlichen Gebieten. Das bedeutet, Veganer und Vegetarier neigen dazu, auch viele andere gesunde Angewohnheiten zu pflegen: Sie sind sportlicher als der Durchschnitt, rauchen weniger und haben ein gesünderes Körpergewicht. In Analogie zu ihrer Lebenserwartung haben die Veganer und Veganerinnen aus Loma Linda einen durchschnittlichen BMI von 23. Vegetarier haben einen von 25,5, der von Semi-Vegetariern liegt bei 27, und der von Fleischessern bei 28.

Epidemiologen sind sich dieses Problems sehr wohl bewusst und haben diverse Lösungsansätze dazu entworfen. Am geläufigsten ist der Versuch, Gesundheitsunterschiede zu berücksichtigen, bevor man Gruppen von Menschen miteinander vergleicht. Zum Beispiel könnten wir vor dem Vergleich der Lebensdauern von Veganern und Fleischessern den Effekt abziehen, der bei den Veganern, wie wir wissen, durch mehr Sport, weniger Rauchen und einen gesünderen BMI verursacht wird. Auf diese Weise können wir so tun, als würden wir ähnliche Gruppen miteinander vergleichen. Wendet man diese Methode an, ist eine vegane Ernährung plötzlich nicht mehr lebensverlängernd.

Klar ist aber auch, dass die Daten mit dieser Methode nie völlig exakt angepasst werden können. Es ist unmöglich, jedes kleine Detail zu kennen, das angepasst werden müsste. Ebenso wenig können wir sicher wissen, wie groß der jeweilige Einfluss ist.

***

Wenn wir wirklich Gewissheit haben wollen, ob ein Lebensmittel oder eine Angewohnheit nicht nur mit Gesundheitsvorteilen in Verbindung steht, sondern sie explizit herbeiführt, dann ist eine sogenannte randomisierte kontrollierte Studie das Mittel unserer Wahl. Diese Methode, in der Medizin eine Art Goldstandard, ist uns schon ein paarmal begegnet. In einer randomisierten Kontrollstudie teilen Wissenschaftler und Wissenschaftlerinnen mehrere Menschen in zwei Gruppen mit gleichen Grundeigenschaften auf und verordnen einer Gruppe eine Maßnahme – zum Beispiel ein Medikament, einen neuen Trainingsplan, eine bestimmte Diät –, während die andere Gruppe, die Kontrollgruppe, ein Placebo erhält. Nach einiger Zeit lässt sich dann erkennen, ob sich in Bezug auf einen gewissen Umstand – wie die Lebensdauer oder die Entwicklung einer Krankheit – Unterschiede eingestellt haben.

Zum Beispiel könnten wir bemerkt haben, dass Menschen, die viel Spinat essen, dazu tendieren, größere Muskeln zu haben. Wenn wir herausfinden wollen, ob Spinat unsere Muskeln wachsen lässt, könnten wir eine randomisierte kontrollierte Studie durchführen. Dafür würden wir Testpersonen einladen, sie in zwei Gruppen aufteilen und einer Gruppe sagen, dass sie in den nächsten Monaten jeden Tag Spinat essen soll. Danach würden wir überprüfen, ob das Muskelwachstum der Spinatgruppe im Vergleich zur anderen Gruppe, die sich normal ernährt hat, zugenommen hat.

Obwohl solche Studien sehr viel mehr Aufwand bedeuten, als einfach nur nach Korrelationen Ausschau zu halten, wären Sie überrascht, was im Lauf der Jahre alles mittels dieser Methode erforscht worden ist.

Die Spanne reicht von der Anwendung lebender Parasiten, um Allergien zu heilen, bis zur Bekämpfung von Blindheit durch Algenproteine. Allerdings hat die moderne Medizin auch einige Lieblingsforschungsobjekte. Insbesondere zwei Nahrungsergänzungsmittel wurden im Rahmen von randomisierten Kontrollstudien auf so ziemlich alles getestet. Inklusive ihrer Fähigkeiten, das menschliche Leben zu verlängern.

Eines dieser Nahrungsergänzungsmittel ist Fischöl beziehungsweise Omega-3-Fettsäuren, um genau zu sein. Omega-3-Säuren sind mehrfach ungesättigte Fettsäuren, die eine zentrale Rolle in unserer Physiologie spielen. Unter anderem nutzen wir sie in Zellmembranen und als Grundmaterial für die Herstellung anderer wichtiger Stoffe.

Wir beziehen Omega-3-Fettsäuren hauptsächlich über die

Nahrung, wobei sich fette Fische wie Lachs, Makrele und Hering als beste Quelle dafür herausgestellt haben. Forschungen sind wiederholt zu dem Ergebnis gekommen, dass ein hoher Fischkonsum mit einem langen Leben in Verbindung zu stehen scheint, und Omega-3-Fettsäuren stehen dabei im Fokus. Je höher der Wert an Omega-3-Fettsäuren im Blut oder in den Zellmembranen einer Person ist, desto stärker neigt sie zu einem längeren Leben.

Jetzt sollten aber unsere neuen Alarmglocken schrillen. Essen wohlhabende Menschen mit hohem Bildungsniveau nicht mehr Fisch als andere? Ist das möglicherweise der Grund für diese Korrelation? Sicher werden in schicken Restaurants mehr Fischgerichte serviert als bei McDonald's. Gesundheitsbehörden empfehlen Fisch schon seit Jahrzehnten, und aus Studien geht tatsächlich hervor, dass reiche, gebildete Menschen am meisten Fisch zu sich nehmen. Deshalb sollten wir die Korrelationen außen vor lassen und uns stattdessen randomisierten Kontrollstudien zuwenden.

In solchen Studien zu Fischöl sind die gesundheitlichen Vorzüge um einiges bescheidener, als wir ausgehend von den Ergebnissen der Korrelationsstudien erwartet hätten. Wie sich zeigt, existiert ein Großteil der Korrelation zwischen Fisch und Gesundheit, *weil* reiche, gut gebildete Menschen mehr Fisch essen. Mit dem Fisch an sich hat das nichts zu tun. Allerdings verschwinden die gesundheitlichen Vorteile nicht völlig, wenn man von der Korrelation absieht. Wenn wir die Augen ein klein wenig zusammenkneifen und die rosarote Brille aufsetzen, weisen randomisierte Kontrollstudien auf einige wenige Vorteile der Einnahme von fischölhaltigen Nahrungsergänzungen hin. Insbesondere scheinen sie das Risiko für verschiedene Krankheiten des Herz-Kreislauf-Systems zu senken, was bei hohen Dosen besser funktioniert.

Da Fisch (den meisten) gut schmeckt und fischölhaltige Nahrungsmittel leicht zu bekommen sind, kann es nicht schaden, sie in eine auf ein langes Leben bedachte Ernährung zu integrieren. Es gibt keinerlei Anzeichen für Schäden, woraus folgt, dass man im schlimmsten Fall keine gesundheitlichen Vorteile hat.

Wie immer gilt dabei, dass es besser ist, auf das eigentliche Lebensmittel statt auf Nahrungsergänzungen zurückzugreifen. Denn Fisch könnte noch andere gesundheitsförderliche Effekte haben, die allein durch Fischöl nicht zu erreichen sind. Aber Fisch ist teuer und, unter uns – wenn Sie ähnlich unbegabt sind wie ich – ziemlich schwer zuzubereiten.

Nutzt man also Nahrungsergänzungsmittel mit Fischöl, ist es wichtig, darauf zu achten, dass sie auf ihren Omega-3-Gehalt getestet wurden. Manche haben nämlich nur wenig davon, während andere Giftstoffe enthalten oder von schlechter Qualität sein könnten. Es wird viel betrogen da draußen.

Betrügereien gibt es aber auch mit echtem Fisch und Meeresfrüchten. In einer Reihe von tragikomischen Untersuchungen konnten Forscher und Forscherinnen nachweisen, dass viele Fische in Restaurants und Supermärkten nicht das sind, wofür sie sich ausgeben. Irgendwo in der Lieferkette fällt irgendjemandem auf, dass die meisten Menschen gar keine Ahnung von Fisch haben, woraufhin der teure Fisch durch eine billigere Sorte ersetzt wird. Zum Beispiel zeigte eine Studie, die in mehreren Ländern durchgeführt wurde, dass 40 % der »Red Snapper«, die in Restaurants und Supermärkten angeboten werden, rein gar nichts mit Snappern zu tun hatten. Bei einer weiteren Studie kam heraus, dass nahezu die Hälfte der in Los Angeles untersuchten Sushis mit einem anderen als dem angegebenen Fisch zubereitet worden waren. Und in einer dritten Studie enthielten viele »Prawn Balls« (Krabbenbällchen) aus Singapur sogar überhaupt keine Krabben. Irgendjemandem war es gelungen, sie durch *Schweinefleisch* zu ersetzen und damit durchzukommen.

***

Wenn Fischöl als der Prinz unter den erforschten Nahrungsergänzungsmitteln gilt, dann ist Vitamin D der unangefochtene König. Es existiert eine solche Flut an Vitamin-D-Studien da draußen, dass ich mindestens Ihr Mitleid dafür verdient habe, sie alle überprüfen zu müssen.

Wieder einmal scheint die Geschichte oberflächlich betrachtet eine eindeutige Sache zu sein. Niedrige Vitamin-D-Werte stehen nachweislich in Verbindung mit einem frühen Tod. Wie ich inzwischen aber schon bis zum Umfallen gepredigt habe, bedeutet das nicht zwangsläufig, dass es auch einen kausalen Zusammenhang gibt. Im Gegenteil, es gibt sogar eine Menge Gründe zu glauben, dass gar keine Kausalität besteht. Erstens könnten wir den Gaul von hinten aufgezäumt haben. Wie sich herausstellt, sorgen nämlich viele Krankheiten für einen Einsturz der Vitamin-D-Werte – und nicht umgekehrt. Das bedeutet, ein niedriger Vitamin-D-Spiegel verursacht die Krankheiten, mit denen er in Verbindung gebracht wird, gar nicht. Stattdessen sind *die Krankheiten* schuld an den niedrigen Vitamin-D-Werten. Zweitens haben wir auch hier unser ärgerliches Problem, dass arme Menschen tendenziell einen niedrigeren Vitamin-D-Spiegel haben als wohlhabende Menschen. Und drittens ist Vitamin D ein fettlösliches Vitamin (beziehungsweise eigentlich sogar ein Hormon). Wie sich zeigt, haben Menschen mit überschüssigem Körperfett niedrige Vitamin-D-Werte, was an der Anhäufung im Fettgewebe liegen könnte. Mit anderen Worten führt Übergewicht möglicherweise zu einem niedrigen Vitamin-D-Spiegel, und außerdem wissen wir, dass Übergewicht auch die Entwicklung verschiedener Krankheiten begünstigt.

Um dieses Henne-oder-Ei-Dilemma aufzulösen, machen wir uns abermals randomisierte Kontrollstudien zunutze. Also Studien, in denen Wissenschaftler und Wissenschaftlerinnen den Testpersonen Vitamin-D-Nahrungsergänzungsmittel verabreichen und sie dann beobachten, um festzustellen, ob sich so ihre Gesundheit verbessert.

Im Fall von Vitamin D müssten wir eine *wirklich knallpinke* Brille aufsetzen, um einen lebensverlängernden Vorteil aufzuspüren. Tragen Forschende die vielen Studien zusammen, kommen sie zu dem Schluss, dass Vitamin-D-Nahrungsergänzungen weder in der Lage sind, das Risiko für einen vorzeitigen Tod noch für die meisten altersbezogenen Krankheiten zu senken.

Die Rolle von Genen für unsere Ernährung

Das Enzym Amylase ist ein wichtiger Teil unseres Kohlenhydratstoffwechsels. Wir produzieren Amylase in unserem Speichel und unserem Verdauungstrakt, wo sie uns dabei hilft, Stärke aus Nahrungsmitteln wie Brot, Reis und Kartoffeln zu gewinnen. Das bedeutet, dass Amylase besonders wichtig für Menschen ist, deren Ernährung auf landwirtschaftlichen Produkten basiert. Als die Jäger und Sammler der Steinzeit sich irgendwann einmal niederließen und damit begannen, Ackerbau zu betreiben, wurde die Fähigkeit zur Verdauung von Stärke überlebensnotwendig. Noch heute sind die Überbleibsel dieser Entwicklung in unserem Genom sichtbar.

Im Lauf der Evolution hat es sich ergeben, dass wir Menschen mehrere Kopien des Amylase-Gens besitzen (was interessanterweise auch bei Hunden der Fall ist). Alle diese Kopien tun das Gleiche – Amylase produzieren –, helfen uns aber dabei, größere Mengen davon herzustellen, und verbessern so die Verarbeitung von Stärke.

Aus evolutionärer Sicht ist unser Übergang zu Ackerbau und Viehzucht noch gar nicht so lange her, einmal abgesehen davon, dass dieser Wandel rund um den Globus zu verschiedenen Zeitpunkten stattfand. Daraus folgt, dass die Anpassung an landwirtschaftliche Nahrungsmittel noch nicht gleichmäßig verteilt ist. So haben Forschende herausgefunden, dass die Anzahl der Amylase-Gene bei

Menschen variiert und zwischen zwei und mehr als zehn Kopien vorhanden sein können. Im Durchschnitt besitzen Menschen aus Bevölkerungen, die seit Langem Ackerbau betreiben – wie beispielsweise Europäer oder Ostasiaten –, mehr Amylase-Gene als agrikulturelle Spätzünder. Doch selbst unter Europäern und Ostasiaten besitzen manche Menschen nur wenige Amylase-Gene, weshalb eine sehr stärkehaltige Ernährung für diese Leute weniger geeignet ist.

Amylase ist nur eine kleinere Komponente unseres Stoffwechsels, aber wir kennen mehrere andere genetische Varianten, deren Verbreitung sich ähnlich ungleich gestaltet. Ein typisches Beispiel dafür sind Genvarianten, die die Aufspaltung von Laktose, Milchzucker, ermöglichen. Ursprünglich konnten nur Säuglinge Laktose verwerten, damit ihre Ernährung über die Muttermilch sichergestellt war. Vor einigen tausend Jahren entstanden jedoch Mutationen, die diese Fähigkeit auch bei Erwachsenen zuließen. Für Jäger und Sammler wären solche Mutationen nutzlos gewesen (woher hätten sie die Milch nehmen sollen?), aber für einen Bauern, der sich jetzt mit Milchprodukten versorgen konnte, waren sie Gold wert. Bei mir zu Hause in Dänemark – nicht weit vom Ursprungsort dieser Mutationen – ist heute nahezu jeder erwachsene Mensch dazu in der Lage, Laktose aufzuspalten. Je weiter man sich von Nordeuropa entfernt, desto seltener lassen sich diese Mutationen finden, aber das liegt einzig daran, dass sie noch nicht genügend Zeit hatten, sich weiterzuverbreiten. Für einen Bauern ist es zweifellos von großem Vorteil, laktosetolerant zu sein. Wenn wir uns einmal vorstellen, die Neuzeit hätte später begonnen, dann hätten sich diese genetischen Varianten wahrscheinlich noch stärker verbreitet. Momentan sind sie aber ungleich verteilt, was zur Folge hat, dass ein und dasselbe Lebensmittel für die einen ein gesunder Kalziumlieferant sein kann, während es bei anderen für explosive Toilettengänge sorgt.

In manchen Fällen finden sich sogar *entgegengesetzte* Genvarianten in unterschiedlichen Populationen. Nehmen wir beispielsweise die Gene FADS1 und FADS2, die für Enzyme codieren, die in die Erzeugung von langkettigen mehrfach ungesättigten Fettsäuren involviert sind. Zu diesen wahren Zungenbrechern von Molekülen zählen auch einige Omega-3-Fettsäuren. Die Inuit Grönlands ernähren sich seit Tausenden von Jahren hauptsächlich von Fisch, der ihnen Omega-3-Säuren in großer Menge liefert. Infolgedessen sind bei Inuit häufig solche genetische Varianten von FADS1 und FADS2 zu finden, die die körpereigene Produktion von Omega-3 begrenzen. Sie wird schlicht und ergreifend nicht gebraucht, wenn die Moleküle bequem über die Nahrung aufgenommen werden können. Im Gegensatz dazu gibt es im indischen Bezirk Pune historisch vegetarisch lebende Gemeinden, in denen die meisten Menschen Versionen von FADS2 in sich tragen, die die Synthese von langkettigen mehrfach ungesättigten Fettsäuren *steigern*. Ein großer Vorteil im Fall einer streng vegetarischen Ernährung, die nur wenige dieser Moleküle liefert.

Sollten wir uns um der Gesundheit willen also kohlenhydratarm ernähren? Milch trinken? Vegetarisch werden? Das Puzzleteil, das uns bisher fehlte, ist, dass die Antwort auf diese Frage von unseren Genen abhängt. So könnte ein Bekannter von uns auf eine vegetarische Ernährung umsteigen und damit gut fahren, während wir selbst uns mit einer Low-Carb-Ernährung besser fühlen. Das muss nicht bedeuten, dass einer von uns beiden unrecht hat. Oder gesünder als der andere lebt – auch wenn unsere Ernährungsweisen nahezu das komplette Gegenteil voneinander sind.

***

Die meisten Bemühungen um unsere Gesundheit erscheinen zu einem gewissen Grad immer noch recht wahllos. Wir hören, dass irgendetwas »gesund« sein soll, und schon drücken wir uns einfach selbst die Daumen, dass das auch stimmt. Wie wir inzwischen aber gelernt haben, tut es das ganz oft leider nicht. Was für Sie gesund ist, muss es für mich noch lange nicht sein. Wenn eine Studie beispielsweise zu dem Ergebnis kommt, dass »die Muskelmasse durch das Essen von Spinat um 25 Prozent zunahm«, dann gilt dieser Wert für den Durchschnitt. Also nicht jede Person, die Spinat gegessen hat, konnte 25 Prozent mehr Muskelmasse zulegen. Manche erreichten eine größere, andere eine geringere Zunahme, während wieder andere vielleicht gar nicht an Muskelmasse zugelegt oder sogar Masse verloren haben. Wir Menschen sind nicht immer miteinander vergleichbar, und das ist auch der Grund, warum ein wahlloser beziehungsweise blinder Ansatz oft scheitert. Statt zu raten, sollten wir besser messen, was in unseren Körpern vor sich geht, und unsere Bemühungen und Ansätze genau darauf ausrichten. Zum Beispiel könnten wir damit anfangen, Spinat zu essen, und dann messen, welchen Einfluss das grüne Gemüse auf unsere Muskelmasse, unsere Kraft oder auf Biomarker im Blut hat. Wir könnten eine Kombination dieser Messungen auch dazu nutzen, die optimale Ernährung, Trainingsroutine oder Lebensweise zu finden.

Warum wir nicht schon längst solche Daten in geeigneter Menge über uns selbst sammeln, liegt an technologischen und wirtschaftlichen Begrenzungen. In manchen Fällen fehlt uns das nötige Wissen. Zum Beispiel wenn es darum geht, unsere Gene richtig zu deuten. Wir können unser Genom durch die sogenannte Genomsequenzierung zwar »lesen«, die Interpretation der Ergebnisse ist aber um einiges schwerer und steckt noch in den Kinderschuhen.

In anderen Fällen wissen wir, was zu tun ist, allerdings sind die Maßnahmen oft lästig. So sind immer noch Blutentnahmen nötig, um die meisten Biomarker unseres Bluts wie zum Beispiel Hormonlevel, Stoffwechselprodukte, Vitamine und Entzündungsmarker zu messen.

Abgesehen davon ist es in den allermeisten Fällen viel zu teuer, regelmäßig Biomarker zu messen. Wenn Sie auf diesem Gebiet irgendeine Expertise oder Erfahrung haben, dann probieren Sie es einfach aus und helfen uns allen damit. Zugang zu mehr Daten über unsere Körper zu haben könnte eine Revolution in Sachen Gesundheit und Wellness auslösen.

Wie bereits erwähnt, ist eine akkurate biologische Uhr der heilige Gral der Biomarker für eine lange Lebensdauer. Also ein Biomarker, den wir über einen gewissen Zeitraum beobachten können, um zu bestimmen, mit welcher Geschwindigkeit unser Körper altert. Am besten stehen die Chancen aktuell für Telomerverkürzungen und epigenetische Uhren. Beide sind hilfreich beim Untersuchen von größeren Menschengruppen, aber leider sind biologische Uhren nicht präzise genug, um auch für Einzelpersonen aussagekräftige Ergebnisse zu liefern. Noch nicht jedenfalls.

Für den Moment ist es am klügsten, die Biomarker zu nutzen, die uns bereits zur Verfügung stehen. Eine naheliegende Möglichkeit bietet unser Körpergewicht, da hinlänglich bekannt ist, dass Übergewicht oder Fettleibigkeit mit erheblichen gesundheitlichen Beeinträchtigungen verbunden sind. Jedoch gibt es auch Biomarker im Blut, die es sich zu untersuchen lohnt, auch wenn man dafür immer noch einen Arzttermin braucht. Sehen wir sie uns einmal an.

Länger leben dank Bockskraut?

Eine der besten Möglichkeiten, um das Leben unseres kleinen Wurms *C. elegans* zu verlängern, ist die Deaktivierung eines Gens namens DAF-2. Auf den ersten Blick mag es widersprüchlich erscheinen, aber indem man dieses Gen nutzlos macht, können die Würmer zweimal so lange wie normal leben. Das ist schön, wenn man ein Wurm ist, aber auch für den Rest von uns ist diese Entdeckung äußerst relevant. Wir Menschen tragen nämlich unsere eigene Version von DAF-2 in uns. Das DAF-2 der Würmer entspricht bei Menschen den Rezeptoren für das Hormon Insulin und seinem nahen Verwandten IGF-1. Mit dem Wachstumshormon IGF-1 hatten wir bereits das Vergnügen, Insulin ist ein neuer Bekannter.

Insulin ist ebenfalls wachstumsfördernd, seine primäre Aufgabe besteht allerdings in der Regulation des Blutzuckers. Wenn wir Kohlenhydrate zu uns nehmen, verarbeiten Enzyme in unserem Darm die meisten dieser Stoffe zu simpler Glucose. Wir absorbieren diese Glucose, und nachdem sie ins Blut gelangt ist, nennen wir sie Blutzucker. Unsere Zellen nutzen den Blutzucker als Energieträger, und an dieser Stelle betritt das Insulin die Bühne. Wenn unser Blutzucker nach dem Essen ansteigt, sondert die Bauchspeicheldrüse Insulin ab, um die Aufnahme des Zuckers in den Zellen zu ermöglichen. Insulin funktioniert also ungefähr wie ein kleiner Schlüssel, der dem Zucker eine Tür in der Zelle öffnet. Dieser Mechanismus hilft uns bei der Energieversorgung der Zellen, ist aber auch notwendig, weil ein hoher Blutzuckergehalt unsere Blutgefäße beschädigen kann. Das heißt, wir wollen den Blutzucker senken, wenn er nach dem Essen seinen Höchststand erreicht – auch wenn unsere Zellen zu diesem Zeitpunkt keine Energie benötigen. In erster Linie schaffen wir das, indem wir den Zucker zu Fettzellen transportieren, wo er in Fett umgewandelt und gespeichert werden kann. Falls der Blutzuckergehalt immer noch zu hoch liegt, bleibt als letzte Möglichkeit die Ausscheidung über unseren Urin.

Seit dem antiken Ägypten haben Ärzte Patienten beschrieben, die an endlosem Durst, Müdigkeit und einem Hang zu häufigem Wasserlassen leiden. Aus mir unerfindlichen Gründen haben zahlreiche Menschen herausgefunden, dass der Urin dieser Patienten einen leicht süßlichen Geschmack hat. Heute wissen wir, dass das an dem Versuch der Patienten liegt, ihren Blutzuckergehalt zu senken. Sie haben Diabetes, sind also zuckerkrank. Genauer bedeutet das, dass das Insulin bei diesen Patienten und Patientinnen den Blutzucker nicht ausreichend absenken kann, was den Körper verzweifelt versuchen lässt, ihn wieder loszuwerden.

Es gibt mehrere Formen dieser Krankheit, von denen vor allem zwei bekannt sind. Diabetes Typ 1 ist eine autoimmune Variante, bei der das Immunsystem versehentlich die insulinproduzierenden Zellen abtötet. Am häufigsten kommt jedoch Diabetes Typ 2 vor. Diese Variante ist abhängig vom Lebensstil der Patienten und Patientinnen. Dabei produzieren die Betroffenen in ihrem Körper zwar Insulin, aber die Zellen reagieren mit der Zeit immer schlechter darauf. Der Schlüssel öffnet das Schloss sozusagen nicht mehr. Besonders oft scheint dies bei übergewichtigen Menschen der Fall zu sein und bei Menschen, die in größerem Maß industriell verarbeitete Lebensmittel zu sich nehmen.

Während Diabetes Typ 2 eine Krankheit ist, existieren Abstufungen einer sogenannten Insulinempfindlichkeit auch bei gesunden Menschen. Das heißt, verschiedene Menschen benötigen verschiedene Mengen an Insulin, um den Zucker aus ihrem Blut zu entfernen. Man kann sich Insulinempfindlichkeit wie ein Spektrum vorstellen, an dessen einem Ende die Zellen eines Sportlers nur eine kleine Menge Insulin brauchen, um Glucose aufzunehmen, während am anderen Ende des Spektrums die Zellen einer diabeteskranken Person selbst auf hohe Insulinmengen nicht mehr reagieren.

Wenn wir unser Wissen über den Wurm *C. elegans* auf Menschen übertragen, sollten insulinempfindliche Menschen eigentlich länger leben. Immerhin verlängert es das Leben von *C. elegans*, wenn sein Pendant des Insulin-Signals gehemmt wird. Wie Forscher und Forscherinnen herausgefunden haben, neigen Menschen, die ein Alter von über einhundert Jahren erreichen, tatsächlich zu einer

Insulinempfindlichkeit und haben eine sehr gute Kontrolle über den Blutzucker. In ähnlicher Weise kann die Lebensdauer von Mäusen verlängert werden, indem man das Insulin-Signal in ihren Fettzellen blockiert.

Leider steigen Insulin- und Blutzuckerwerte mit dem Alter immer weiter an, wodurch sich auch das Risiko für eine Diabeteserkrankung erhöht. In den 1990ern fragte sich der schwedische Forscher Staffan Lindeberg, ob das wirklich so sein musste. Lindeberg studierte die Einwohner Kitavas, einer fruchtbaren Tropeninsel, die zu Papua-Neuguinea gehört. Die Menschen dort ernähren sich traditionell von dem, was sie vor Ort ernten und finden können, wie Süßkartoffeln, Yams, Taro (eine Wurzelfrucht), Obst, Kokosnüsse und ein wenig Fisch. Daraus ergibt sich eine Kost, bei der 69 Prozent aller Kalorien aus Kohlenhydraten stammen. *High Carb*, wenn man so will. Jetzt könnten wir natürlich ganz naiv davon ausgehen, dass die Kitava eher hohe Blutzucker- und Insulinwerte haben.

Lindeberg prüfte diese These, indem er Blutproben von durchschnittlichen Schweden nahm und sie mit Blutproben der Kitava verglich. Er stellte fest, dass die Kitava weniger Insulin in ihrem Blut hatten als die Schweden, obwohl sie viel mehr Kohlenhydrate zu sich nahmen. Während die Insulinwerte bei den Schweden mit dem Alter anstiegen, gab es bei den Kitava hingegen keinerlei Anzeichen für eine solche Entwicklung. Überhaupt erfreuten sich die Kitava einer außergewöhnlichen Gesundheit. Lindeberg konnte auf der gesamten Insel lediglich zwei übergewichtige Menschen ausfindig machen – beide waren in Großstädte auf dem Festland gezogen, um zu arbeiten, und waren nur zu Besuch auf Kitava.

Die Kitava sind der Beweis dafür, dass Kohlenhydrate per se nicht das Problem sind, wenn es um Insulinempfindlichkeit geht. Wenn man, wie die Kitava, ein gesundes Körpergewicht hat und seine

Kohlenhydrate über vollwertige Lebensmittel statt durch Süßigkeiten zu sich nimmt, ist man wahrscheinlich insulinempfindlich und gesund. Allerdings, realistisch betrachtet, ist es für die meisten von uns nicht möglich, sich dauerhaft wie die Bewohner Kitavas zu ernähren. Um dennoch gesund zu bleiben, wäre es ein optimaler Ansatz, die eigene Insulinempfindlichkeit und den Blutzuckergehalt zu messen, während man mit verschiedenen Diäten oder Lebensmitteln experimentiert. Wir wissen schließlich, dass Menschen in Bezug auf den Blutzucker ganz unterschiedlich auf dasselbe Lebensmittel reagieren können – egal, ob es sich nun um Haferbrei oder Süßkram handelt. Teils kann das an den Genen liegen, ein weiterer Grund ist das Mikrobiom unseres Darms. Es besteht nämlich eine eigenartige Korrelation zwischen gewissen Arten von Darmbakterien und der Höhe von Blutzuckerspiegelanstiegen nach dem Verzehr von verschiedenen Lebensmitteln.

Der am wenigsten Zeit und Ausrüstung erfordernde Ansatz, um wie die Kitava zu werden, wäre es, sich einige altbekannte und bewährte Gewohnheiten zu eigen zu machen. Die beste ist nach wie vor Sport – oder wenigstens Bewegung – nach dem Essen. Unsere Muskeln sind die erste Anlaufstelle für den Blutzucker, und das simple Nutzen der Muskeln kann bereits helfen, den Blutzucker- und Insulinspiegel wesentlich zu senken. Schon ein kurzer Spaziergang nach den Mahlzeiten kann sich lohnen.

Es gibt natürlich auch ein paar drastischere Methoden, um den Blutzucker in den Griff zu bekommen. Eine der faszinierendsten davon führt uns in die Gärten mittelalterlicher Klöster.

***

Würden wir im Mittelalter leben, und es stellten sich plötzlich Symptome von Diabetes bei uns ein, wie beispielsweise ein unstillbarer Durst, Ermattung und häufiges Wasserlassen, dann könnte es sein, dass man uns zu einem Mönch in ein Kloster schickt. Nachdem er sich unsere Beschwerden angehört hat, würde er in den Klostergarten laufen, eine wunderschöne lilafarbene Staude pflücken und daraus ein Heilmittel für uns mahlen. Die Behandlung mit dieser Pflanze, Geißraute oder auch Bockskraut genannt, ist kein Hokuspokus. Ein Inhaltsstoff dieses mehrjährigen Gewächses kann den Blutzucker tatsächlich senken und die Symptome von Diabetes lindern. Noch heute nutzen wir diesen Wirkstoff, auch wenn die ursprünglich verwendete Substanz inzwischen zu einem Arzneistoff weiterentwickelt wurde. Dieser Stoff heißt Metformin und wurde 1957 zur Behandlung von Diabetes zugelassen. Seitdem ist er eines der weltweit am häufigsten genutzten Medikamente gegen Diabetes.

Nachdem es Jahrzehnte als unscheinbares Diabetesmedikament verbracht hat, ist Metformin nun urplötzlich auf die Anti-Aging-Bühne gestürmt. In einer mittlerweile berühmten Studie verglichen Forschende die Lebensdauern von drei Gruppen: gesunde Menschen, Diabetiker mit Metformin und schließlich Diabetiker, die andere Arzneimittel nutzten. Wie erwartet lebten die meisten Diabetiker kürzer als der Durchschnitt. Bis auf eine krasse Ausnahme: Die Diabetiker, die Metformin einnahmen, lebten *länger* als durchschnittliche Nicht-Diabetiker. Also, noch einmal, wenn sie Metformin einnahmen, lebten diese Menschen – die an einer lebensverkürzenden Krankheit leiden – länger als vergleichbare Gesunde. Bedeutet das etwa, dass Metformin das erste Anti-Aging-Medikament ist? Vielleicht.

Es ist eine erstaunliche Erkenntnis, dass wir zwar die Effekte von Metformin kennen (gesenkter Blutzucker, gesteigerte Insulinempfindlichkeit), aber trotzdem nicht erklären können, *wie* es funktioniert. Und das, obwohl Millionen von Menschen es jeden Tag nutzen.

Die weitgehend akzeptierte Theorie dazu lautet, dass Metformin einen Energiesensor in unseren Zellen auslöst, den man AMPK nennt. Unter normalen Bedingungen wird AMPK aktiviert, wenn einer Zelle Energie fehlt. Dann wechselt die Zelle in einen Energiesparmodus wie beim Fasten oder einer kalorienrestriktiven Ernährung. Befürworter von Metformin argumentieren, dass dieser Umstand Metformin zu einer Art Fastenkur in Pillenform macht.

Eine zweite Theorie besagt, dass Metformin gar nicht auf *uns* wirkt, sondern auf unsere Darmbakterien. Verabreicht man Mäusen Metformin, steigert das ihre Insulinempfindlichkeit, aber diesen Effekt kann man übertragen, indem man ausschließlich die Darmbakterien überträgt. Also indem man die Darmbakterien einer mit Metformin behandelten Maus einer neuen Maus einpflanzt. So wird die neue Maus ebenfalls insulinempfindlicher, ohne jemals selbst das Medikament erhalten zu haben.

Beide Effekte könnten zutreffen und unabhängig voneinander funktionieren. Es ist nicht ungewöhnlich, dass Medikamente an mehreren Stellen gleichzeitig wirken. Schließlich ist unser Körper so komplex, dass es nahezu unmöglich ist, ein Medikament herzustellen, dass *nicht* auf mehrere verschiedene Arten auf uns einwirkt. Wenn Forscher neue Medikamente entwerfen, halten sie einfach die Finger gekreuzt, dass keine dieser zusätzlichen Wechselwirkungen Begleiterscheinungen nach sich zieht.

Laut einer dritten Theorie hemmt Metformin außerdem Entzündungen, und das ist der Punkt, an dem es meiner Meinung nach kritisch wird. Entzündungen im Körper zu hemmen hört sich vielleicht nach einer guten Sache an, aber wir sollten uns daran erinnern, dass Entzündungen – und Schäden im Allgemeinen – nicht immer etwas Schlechtes bedeuten. Sicher, hat man hohe Entzündungswerte, weil man sich ausschließlich von Cola und Chips ernährt, wäre es nicht schlecht, diese Werte zu senken.

Entzündungen spielen jedoch eine Schlüsselrolle bei der Hormesis. Zum Beispiel sind Entzündungswerte nach sportlicher Aktivität erhöht und dienen somit als »Warnsignale«, die eine ganze Reihe von gesundheitsförderlichen Anpassungen in Gang setzen. Durch das Hemmen von Entzündungen scheint Metformin nämlich leider auch die positiven Effekte von Training oder Sport zu unterdrücken. Wenn untrainierte Personen Metformin einnehmen und dann anfangen, Sport zu treiben, erhöhen sich ihre Ausdauer oder ihre Muskelmasse nicht im selben Maß wie bei Leuten, die kein Metformin nehmen. Außerdem entwickeln sie keine gesteigerte Insulinempfindlichkeit, und es findet keine mitochondriale Biogenese statt.

Nichtsdestoweniger sind einige prominente Forscher und Technologen von den Vorteilen von Metformin überzeugt und nutzen es, obwohl sie keine Diabetiker sind. In dieser Gruppe finden sich einige wirklich kluge Köpfe. Ich würde aber dennoch davon abraten, diese Behandlung auszuprobieren. Die eigene Gesundheit durch Training zu verbessern ist eine deutlich bessere Option als dem Ergebnis einer einzelnen Studie zu folgen, die zudem nur eine geringe Lebensverlängerung belegen kann. Selbst *wenn* »normale« Leute ihr Leben mit Hilfe von Metformin verlängern können, heißt das nicht, dass wir unser Leben durch regelmäßigen Sport nicht sogar noch weiter verlängern können. Abgesehen davon können einzelne Studien falschliegen, sei es aufgrund von Zufällen, Fehlern, Missverständnissen, Kaffeemangel im Labor oder weil die Sterne falsch standen. Bevor wir ein Diabetes-Medikament mit möglichen Nebenwirkungen nutzen, brauchen wir einfach mehr Daten.

Glücklicherweise meinen es die Befürworter von Metformin ernst mit ihrer Überzeugung und bereiten eine gründlichere Studie vor, um die Auswirkungen von Metformin auf gesunde Menschen zu erforschen. In der bevorstehenden TAME-Studie (Targeting

Aging with Metformin) werden Tausende Amerikaner Metformin oder ein Placebo erhalten, um herauszufinden, ob das Medikament unser Leben tatsächlich verlängern kann, um wie viel und zu welchem Preis. Bleiben wir gespannt.

LANG LAUFEN, LÄNGER LEBEN

Wir sind in der Lage, Verletzungen an vielen unserer Organe zu überleben. Wir verlieren eine Niere? Macht nix. Die halbe Leber? Kein Problem. Einen Arm oder ein Bein? Passt schon. Zwei Organe allerdings sind wirklich lebensnotwendig: das Herz und das Gehirn. Wenn einem von beiden etwas Schlimmes zustößt, geraten wir in ernste Schwierigkeiten. Was sich auch an der Liste unserer größten Killer ablesen lässt. In den meisten Ländern sind Herz-Kreislauf-Erkrankungen für den Großteil der Todesfälle verantwortlich – vor allem Herzinfarkte und Schlaganfälle.

Unglücklicherweise leiden die Forschenden auf diesem Gebiet an einer Art Krankheit, die sie dazu zwingt, jeden Fachbegriff so kompliziert und schwer buchstabierbar wie möglich zu gestalten. Wir wollen aber auch im hohen Alter gesund bleiben, daher wagen wir trotzdem einen Versuch, uns an dieses Thema heranzutasten.

Die meisten Krankheiten des Herz-Kreislauf-Systems lassen sich auf etwas zurückführen, das sich Atherosklerose nennt. Was eine Unterform der Arteriosklerose darstellt, nicht zu verwechseln mit der Arteriolosklerose. Ja, mir geht es genauso.

Atherosklerose können wir uns als einen fettigen Belag vorstellen, der sich an den Wänden unserer Arterien festsetzt, ähnlich wie sich an den Abflussrohren unterhalb eines Waschbeckens langsam Schmutzreste sammeln. Mit der Zeit (und aufgrund des altersbedingten Verfalls) sorgt dieser Belag für Probleme. Er kann eine Arterie verstopfen, oder es löst sich ein Stück aus den fettigen Ablagerungen, schwimmt durch den Blutstrom und blockiert ein kleineres Blutgefäß. In beiden Fällen führt das dazu, dass das dahinterliegende Gewebe nicht ausreichend mit Sauerstoff versorgt wird und Schaden nimmt oder sogar abstirbt. Besonders schlimm ist es, wenn es sich bei diesem Gewebe um das Herz (Infarkt) oder das Gehirn (Schlaganfall) handelt.

Wir können natürlich auch altern, ohne groß unter Atherosklerose zu leiden, aber das Altern stellt einen großen Risikofaktor dar. Junge Menschen bekommen einfach sehr selten Herzinfarkte. Allerdings können sich frühe Anzeichen von Atherosklerose schon in jungen Jahren zeigen. Zum Beispiel waren amerikanische Ärzte im Koreakrieg überrascht, als sie feststellten, dass sich bei annähernd 80 Prozent der gefallenen Soldaten Spuren von Fettablagerungen in den zum Herz führenden Blutgefäßen fanden. Im Durchschnitt waren diese Männer 22 Jahre alt. Wie sich herausstellt, können sogar die Blutgefäße von *Kindern* (sehr) frühe Anzeichen von solchen Plaquebildungen aufweisen – besonders wenn sie mit Rauchern zusammenleben.

Bei manchen Erbkrankheiten wird der Prozess der Atherosklerose enorm beschleunigt. Eine dieser Krankheiten, die Familiäre Hypercholesterinämie, trägt ihren Namen nur, um Menschen, die wie ich nicht fließend Altgriechisch sprechen, nachts um den Schlaf zu bringen. Nennen wir sie der Einfachheit halber ab jetzt schlicht »FH«. Unbehandelt sind Menschen mit FH einem bis zu zwanzigmal höheren Risiko für Herzinfarkte und Schlaganfälle ausgesetzt. Die Hälfte der Männer mit unbehandelter FH erleiden Herzinfarkte, bevor sie fünfzig werden, bei Frauen sind es ein Drittel vor ihrem sechzigsten Geburtstag. Was auch immer bei FH genau passiert, wir sollten uns lieber darum bemühen, das Gegenteil zu bewirken.

Die Mutationen, die FH verursachen, schränken die Fähigkeit der Leber ein, das sogenannte LDL-Cholesterin aus dem Blut zu entfernen. LDL ist eigentlich ein Protein, das Fette durch den Körper transportiert, aber wir können uns das LDL-Cholesterin einfach als »böses Cholesterin« merken. Menschen mit FH haben sehr viel mehr LDL-Cholesterin in ihrem Blut als normal, weil sie es nicht in ausreichender Menge abbauen können. Manchmal sammelt sich so viel davon an, dass sich oberhalb ihrer Augen gelbe Fettdepots bilden. Cholesterin ist übrigens auch ein Bestandteil der fettigen Ablagerungen, die in den Arterien entstehen, und damit haben wir einen sicheren Beweis. Außerdem kennen wir Menschen mit einer FH entgegengesetzten Genmutation: Manche Mutationen im Gen PCSK9 lassen die Leber das LDL-Cholesterin auf aggressive Art und Weise aus dem Blut *entfernen*, was zu außergewöhnlich niedrigen Cholesterinwerten führt und das Herzinfarktrisiko senkt.

Die Sache wird eindeutiger, da wir das gleiche Muster auch bei durchschnittlichen Menschen beobachten können: Je höher die LDL-Cholesterinwerte durch das Leben hinweg sind, desto höher liegt das Risiko für Herzinfarkte und Schlaganfälle. Selbst wenn sich die Werte im normalen Rahmen bewegen. Das Senken der LDL-Cholesterinwerte (durch Medikamente oder einen angepassten Lebensstil) verringert das Risiko, und die Abnahme verhält sich proportional zur Abnahme der LDL-Cholesterinwerte. Noch einmal: Selbst eine Senkung innerhalb des normalen Toleranzbereichs ist vorteilhaft.

Trotz der überwältigenden Masse an Beweisen wollen manche Menschen Herz-Kreislauf-Erkrankungen unbedingt auf andere Ursachen zurückführen als Cholesterin. Sie haben sogar versucht, ausgeklügelte Verschwörungstheorien zu konstruieren, denen zufolge Cholesterin eigentlich harmlos und nur ein Produkt der bösen Pharmaindustrie ist, um uns das Geld aus der Tasche zu ziehen.

Einer der Gründe, weshalb diese Theorie so verlockend klingt, ist, dass Eier zwar köstlich sind, aber sehr viel Cholesterin enthalten. Ausgehend von der Annahme, dass das Essen von viel Cholesterin die LDL-Cholesterinwerte im Blut erhöht und damit Herzinfarkte verursacht, haben Gesundheitsbehörden Eier früher oft verteufelt. Allerdings haben sich die Gesundheitsbehörden, was dieses Thema betrifft, in letzter Zeit wieder ein wenig entspannt. Auch wir können beruhigt aufatmen, wenn wir gern Eier essen. Denn wir nehmen Cholesterin nicht nur durch die Nahrung auf, unser Körper kann es sogar selbst herstellen. Tatsächlich stammt das meiste Cholesterin in uns gar nicht aus dem Essen, sondern wurde von uns selbst produziert. Das bedeutet, es besteht nicht unbedingt eine Verbindung zwischen der Menge an Cholesterin, die wir essen, und der Menge, die wir im Blut haben. Wenn wir mehr Cholesterin über die Nahrung aufnehmen, fährt unser Körper ganz einfach seine eigene Produktion herunter.

Dazu gibt es einige ziemlich skurrile Beispiele. In einer Fallstudie entdeckten Ärzte einen dementen 88-Jährigen, der fünfundzwanzig weichgekochte Eier pro Tag aß und diese Angewohnheit schon seit mehreren Jahren pflegte. Doch trotz der gigantischen Mengen an Cholesterin, die er so zu sich nahm, (und trotz des hohen Alters) waren die LDL-Cholesterinwerte in seinem Blut völlig normal. Niemals hätten die Ärzte vermutet, es mit dem menschgewordenen Osterhasen zu tun zu haben, wenn das Pflegepersonal ihnen nicht von seiner Eier-Diät erzählt hätte.

Das Geheimnis des Mannes war, dass sein Körper sich an die ungewöhnliche Ernährung angepasst hatte. Wie die Ärzte und Ärztinnen herausfanden, absorbierte er nur wenig von dem Cholesterin, das er aß, hatte den Cholesterinabbau gesteigert und produzierte kaum eigenes Cholesterin. All das unternahm der Körper, um die Cholesterinwerte im Rahmen zu halten, während er von nichts anderem als Eiern lebte.

Zu ähnlichen Resultaten kamen auch Studien aus den 1970er und 1980er Jahren, bei denen Ärzte mit einer 35-Eier-pro-Tag-Diät experimentierten, um Patienten mit schweren Verbrennungen zu behandeln. Und auch hier wiesen die Patienten während der Studien normale Blutwerte in Bezug auf Cholesterin auf, trotz ihres gigantischen Eierverbrauchs.

Ich würde diese Diäten zwar nicht unbedingt empfehlen, aber Eier *sind* lecker und außerdem völlig gesund. Forschungen zu vernünftigeren Ernährungsgewohnheiten lassen vermuten, dass ein moderater Eierkonsum (im Schnitt ein Ei täglich) das Risiko für Atherosklerose in keiner Weise erhöht.

Das bedeutet allerdings nicht, dass wir unsere LDL-Cholesterinwerte nicht durch unsere Ernährung beeinflussen könnten. Es dürfte meinen geneigten Leserinnen und Lesern vielleicht aufgefallen sein, dass ich in diesem Buch keine ellenlangen Listen mit Ratschlägen wie »Essen Sie dieses bestimmte Kraut / diesen Pilz / diese Pflanze und leben Sie für immer« aufgestellt habe. Größtenteils liegt das daran, dass solche Behauptungen so gut wie immer falsch sind. An dieser Stelle mache ich aber eine Ausnahme. Es gibt tatsächlich einige wirklich überzeugende Belege dafür, dass Knoblauch (sowohl als Pflanze als auch als Nahrungsergänzungsmittel) diverse gesundheitliche Vorteile bietet, zu denen unter anderem das Senken der LDL-Cholesterinwerte im Blut zählt. Folgende Nebenwirkungen konnten durch die Forschenden festgestellt werden: »Die Mehrzahl der Probanden in der aktiven Behandlungsgruppe bemerkte einen knoblauchigen Geschmack im Mund sowie einen knoblauchlastigen Körper- oder Mundgeruch.« Abgesehen davon bin ich fest davon überzeugt, dass das Essen von mehr Knoblauch eine ziemlich leicht umzusetzende Angewohnheit ist.

Ein noch besserer Ernährungstrick, um das LDL-Cholesterin zu senken, besteht darin, mehr Ballaststoffe zu sich zu nehmen. In der Vergangenheit haben wir nämlich einmal sehr viel mehr Ballaststoffe gegessen, als es heute der Fall ist. Sowohl Jäger und Sammler als auch Bauern im Mittelalter mussten ihre Nahrung noch wirklich kauen, was unter anderem damit zu erklären ist, dass sie Dinge aßen, die einen wesentlich höheren Ballaststoffgehalt hatten. Moderne Jäger und Sammler, die immer noch auf diese Weise leben, haben signifikant niedrigere LDL-Cholesterinwerte und laufen dementsprechend sehr viel weniger Gefahr, sich Herz-Kreislauf-Erkrankungen zuzuziehen, als wir Normalos.

In ähnlicher Weise wird in modernen Gesellschaften eine erhöhte Einnahme von Ballaststoffen in einen engen Zusammenhang mit einem langen Leben gestellt. Ist das vielleicht nur eine Art Langlebigkeits-Cargo-Kult, weil wohlhabende Menschen mit hoher Schulbildung mehr Ballaststoffe essen?

Nein. Randomisierte Kontrollstudien belegen, dass eine gute Versorgung mit Ballaststoffen die LDL-Cholesterinwerte senkt. Auch der dahinterliegende Mechanismus ist leicht zu verstehen. Wir können Ballaststoffe nicht verdauen, was heißt, dass sie unser Verdauungssystem intakt passieren. Unterwegs binden sie Gallensäure, die wir zur Verdauung und Aufnahme von Fetten nutzen. Unser Körper versucht, diese Gallensäure zu recyceln, indem er sie nach dem Verwenden erneut aufnehmen will, aber wenn sie durch Ballaststoffe gebunden ist, verlieren wir sie. Daraus folgt, dass die Leber neue Gallensäure bilden muss, und der Grundstoff dafür ist Cholesterin, das aus dem Blut gewonnen wird. Dieser Mechanismus könnte erklären, warum es bei modernen Menschen überhaupt erst zu hohen LDL-Cholesterinwerten gekommen ist. Indem wir uns im Lauf der Evolution bisher sehr ballaststoffreich ernährt haben, geht unser Körper heute noch davon aus, dass wir bedeutend mehr Gallensäure verlieren, als wir es eigentlich tun, und versucht diesen Verlust durch LDL-Cholesterin im Blut zu kompensieren. Lassen wir die Ballaststoffe aber weg, schießen die LDL-Cholesterinwerte in die Höhe.

Um mehr Ballaststoffe zu uns zu nehmen, stehen uns zwei Möglichkeiten zur Wahl.

Erste und einfachste Lösung: mehr ballaststoffreiche Lebensmittel auf den eigenen Speiseplan setzen. Die in Hafer (zum Beispiel als Haferbrei zum Frühstück) enthaltenen Ballaststoffe sind besonders gut erforscht, aber im Grunde erfüllt jedes ballaststoffreiche Lebensmittel diesen Zweck: Vollkorn, Bohnen und Obst wie Äpfel und Birnen sind allesamt exzellente Ballaststofflieferanten.

Die zweite Option sind Nahrungsergänzungsmittel, die Ballaststoffe enthalten. Ganz klar sind vollwertige Lebensmittel die bessere Wahl, aber wer von uns ist schon perfekt? Am beliebtesten und am besten dokumentiert sind Ergänzungsmittel mit Flohsamenschalen. In Studien werden für gewöhnlich 5 bis 15 g täglich eingenommen, also 5 g pro Mahlzeit.

(Falls sich die LDL-Cholesterinwerte nicht durch die Ernährung oder einen angepassten Lebensstil senken lassen, bleibt natürlich noch die Option cholesterinsenkender Medikamente.)

Andere Vorteile von Ballaststoffen

Ballaststoffe können beim Senken von LDL-Cholesterinwerten helfen, sorgen aber auch für andere gesundheitliche Vorteile. *Wir* sind vielleicht nicht dazu imstande, Ballaststoffe zu verdauen, unsere Darmbakterien allerdings schon. Wenn diese Bakterien Ballaststoffe verarbeiten, stellen sie gewisse Bindungen her, die wir als kurzkettige Fettsäuren kennen. Diese Bindungen haben diverse positive Effekte auf uns. Eine dieser

Bindungen, Butyrat, sorgt dafür, dass sich die Zellen unseres Darms so eng miteinander verflechten, dass keine Bakterien aus dem Darm in unseren Körper gelangen. Butyrat stimuliert außerdem die Produktion des Hormons FGF21, das wir erzeugen, wenn wir fasten. Ahmt man diesen Effekt bei Mäusen künstlich nach, indem man ihre FGF21-Produktion steigert, dann leben diese Mäuse länger als normal.

***

Ein weiterer großer Risikofaktor für Herz-Kreislauf-Erkrankungen ist Hypertonie, oder einfacher ausgedrückt: hoher Blutdruck. Die überwältigende Mehrheit der Menschen, die ihren ersten Herzinfarkt oder Schlaganfall erleben, litt schon vorher an einem zu hohen Blutdruck.

Eines der wichtigsten Hormone in Verbindung mit der Regulation des Blutdrucks ist Angiotensin II. Wenn dieses Hormon an seinen entsprechenden Rezeptor andockt, verengen sich die Blutgefäße, was den Blutdruck erhöht. Es funktioniert ungefähr so, wie wenn man einen Gartenschlauch abknickt. Wenn die gleiche Menge an Wasser hindurchfließen muss, dann tut sie das mit einem höheren Druck. Interessanterweise gibt es eine genetische Variante im Rezeptor von Angiotensin II, die bei über Hundertjährigen übermäßig oft auftritt. Was bedeuten könnte, dass diese Variante möglicherweise die Wahrscheinlichkeit für ein längeres Leben erhöht. Die Systematik dahinter ist unkompliziert: Die genetische Variante erschwert es Angiotensin II, seinen Rezeptor zu aktivieren, schützt also vor hohem Blutdruck.

Italienische Forschende haben Mäuse mit einer extremen Version dieser Eigenschaft gezüchtet, indem sie den Angiotensin-II-Rezeptor komplett ausgeschaltet haben. Damit sind diese Mäuse genetisch immun gegen hohen Blutdruck und heimsen die Vorteile dafür ein: Sie leben sechsundzwanzig Prozent länger als normal. Das Interessante daran ist, dass wir keine genetischen Mutanten zu werden brauchen, um diesen Rezeptor auszuschalten. Wir haben bereits Medikamente, die das können. Behandelt man Ratten mit einem dieser Medikamente, dann leben auch sie länger als normal. Sogar im Laborwurm *C. elegans* funktioniert dieses Zeug angeblich. Ziemlich bemerkenswert, zumal er nicht einmal Blutgefäße *besitzt.*

Selbstverständlich ist es eine gute Idee, hohen Blutdruck zu vermeiden, wenn wir ein langes und gesundes Leben führen wollen. Leider tendiert unser Blutdruck mit dem Alter aber dazu, anzusteigen. Manche Leute sehen das als unausweichliche Tatsache an, aber ist es das wirklich?

Ohne es zu wissen, hat die Regierung Venezuelas ein einzigartiges Experiment gestartet, das uns dabei hilft, diese Frage zu beantworten. Im venezolanischen Teil des Amazonas, an der Grenze zu Brasilien, leben mehrere indigene Bevölkerungsgruppen ein traditionelles Leben als Jäger und Sammler. Das heißt, sie jagen ihr Fleisch, sammeln verschiedene essbare Pflanzen und führen ein einfaches, schlichtes Leben. Die Mitglieder dieser Volksstämme bewegen sich viel, aber in ihrem Leben bleibt auch genügend Zeit zum Ausruhen und für soziale Interaktion.

Auf dem Territorium der Ye'kuana, einem dieser Volksstämme, hat die venezolanische Regierung eine Flugzeuglandebahn errichtet. Im Gegenzug begannen die Ye'kuana, sich leckere industriell verarbeitete Lebensmittel zu erhandeln, wenn Besucher über den Luftweg ankamen. Andere, traditionell ähnlich lebende Volksstämme allerdings halten sich in völliger Isolation weiter an ihre angestammten Ernährungsgewohnheiten. So auch das verwandte Volk der Yanomami.

Um zu erforschen, wie sich diese Ungleichheit auf die Gesundheit der Volksstämme auswirkte, reisten einige amerikanische Forscher nach Venezuela. Sie fanden heraus, dass der Blutdruck bei den landebahnbesitzenden Ye'kuana mit dem Alter vermehrt anstieg, wie es in der entwickelten Welt auch beim Rest von uns der Fall ist. Unter den isolierten Yanomami jedoch gab es keinen altersbedingten Anstieg des Blutdrucks. Solange sie sich an die Ernährungsweise ihrer Vorfahren hielten, schienen diese Menschen zu altern, ohne überhaupt jemals unter Hypertonie zu leiden. Ganz ähnliche Erkenntnisse gewannen Forscher unter den indigenen Tsimane in Bolivien. Auch dort erhöhte sich der Blutdruck mit dem Alter nur, wenn die Gruppen Zugang zu industriell verarbeiteten Lebensmitteln hatten.

Dies lässt vermuten, dass ein erhöhter Blutdruck keine zwangsläufige Begleiterscheinung des Alterns ist; es ist kein »natürlicher« Bestandteil des Alterns. Im Gegenteil könnte er sich sogar vollständig vermeiden lassen. Alles, was wir dazu tun müssten, ist, in den Dschungel zu ziehen und unser Mittagessen mit dem Speer zu erlegen.

Wie sich nun aber als freudige Überraschung herausstellt, funktionieren die meisten Maßnahmen, die wir ergreifen können, um unsere LDL-Cholesterinwerte zu senken, bei hohem Blutdruck ebenso gut: mehr Ballaststoffe zu sich nehmen, Gewicht verlieren, mit dem Rauchen aufhören und, ja, auch das, Knoblauch essen.

Darüber hinaus gibt es noch ein weiteres Medikament, das sich gut dazu eignet, den Blutdruck zu senken. Doch damit nicht genug, es reduziert auch den Blutzuckergehalt, steigert die Autophagie und verbessert die Funktion der Mitochondrien.

1991 starteten Forscher und Forscherinnen aus Cleveland eine Langzeitstudie zu diesem Medikament. Sie warben Studienteilnehmer an und teilten sie in Gruppen auf, die die Anweisung erhielten, die eingenommenen Dosen mit der Zeit zu erhöhen. Mehr als fünfzehn Jahre später führten die Wissenschaftler eine letzte Kontrolle mit den Probanden durch, um anschließend die Ergebnisse ihrer Forschungen zu veröffentlichen. Wie sie feststellen konnten, hatte die Einnahme von hohen Dosen dieses Medikaments, verglichen mit Menschen, die dieses Medikament nicht erhalten hatten, ein um *achtzig Prozent* reduziertes Sterberisiko zur Folge. Außerdem zeigte sich, dass höhere Dosierungen die Gesundheit der Probanden zuverlässig verbesserten. Die Gruppe, der es am besten ging, erhielt die höchste Dosierung, gefolgt von der mit der zweithöchsten Dosierung und so weiter bis zu denen, die das Medikament überhaupt nicht eingenommen hatten.

… Okay, ich gebe es zu. Es war gar kein Medikament. Es war Sport.

Was die Wissenschaftler aus Cleveland tatsächlich taten, war, die Versuchsteilnehmer und -teilnehmerinnnen auf Laufbänder zu stellen und ihre kardiorespiratorische Fitness, »ihre körperliche Form«, zu messen. Während der fünfzehnjährigen Überwachung fanden sie heraus, dass die Teilnehmer mit der besten Fitness ein um achtzig Prozent geringeres Risiko zu sterben hatten als diejenigen, die sich in der schlechtesten körperlichen Verfassung befanden. Und sie fanden kein Niveau, ab dem sportliche Betätigung keine Rolle mehr spielte. Selbst an der Spitze der Liste, wenn sie die »Elite« mit der Gruppe darunter verglichen, ergaben sich Vorteile für diejenigen, die besser in Form waren.

Es ist grundsätzlich nicht gerade leicht, die Langzeitauswirkungen von Sport zu erforschen. Menschen dazu zu bringen, ihre *Ernährung* über einen langen Zeitraum umzustellen, mag für uns schon schwer genug klingen, aber stellen wir uns einmal vor, Hunderte oder gar Tausende von Menschen sollten mit einer neuen Trainingsmethode beginnen und diese dann über mehrere Jahre hinweg regelmäßig ausüben. Aufgrund dieser Schwierigkeiten sind die meisten Studien über Sport von Korrelationen geprägt. In manchen dieser Studien – wie bei der aus Cleveland – messen die Wissenschaftlerinnen und Wissenschaftler tatsächlich die kardiorespiratorische Fitness der Probanden, während es in vielen anderen solcher Sportstudien vorkommt, dass die Teilnehmer die Menge ihrer sportlichen Aktivität selbst angeben sollen. Und, o Wunder, die meisten Studienteilnehmer übertreiben maßlos damit, wie viel sie trainieren. Zwar macht das diese Studien weniger zuverlässig, ausnahmsweise hat das aber einen positiven Effekt. Wenn die Menschen nicht einmal halb so viel trainieren, wie sie behaupten, Forscher aber trotzdem Gesundheitsvorteile nachweisen können, könnte das bedeuten, dass Sport sogar noch vorteilhafter ist als gedacht. Und dass weniger Sport als erwartet nötig wäre, damit wir in den Genuss dieser Vorteile kommen.

Während Langzeitstudien zu Sport also nur schwer durchführbar sind, erscheinen Kurzzeitstudien um einiges realistischer. In solchen Studien hat sich gezeigt, dass Sport alle möglichen nützlichen Anpassungen hervorruft, von denen wir wissen, dass sie lebensverlängernd wirken: mehr Mitochondrien mit besserer Funktion, höhere Insulinempfindlichkeit, gesteigerte Autophagie, verbesserte Funktion des Immunsystems und so weiter.

Sport ist ein Paradebeispiel für Hormesis, das heißt, die vorteilhaften Anpassungen stellen sich während der Erholungsphase ein. So steigt während sportlicher Aktivitäten beispielsweise der Blutdruck, genau wie der Blutzuckergehalt. In der Zwischenzeit verursacht die körperliche Belastung Entzündungen, und der so angeregte Stoffwechsel sorgt für erhöhten oxidativen Stress. Langfristig *senkt* Sport allerdings den Ruheblutdruck, *verbessert* die Blutzuckerwerte und *verringert* Entzündungen sowie oxidativen

Stress. Wir passen uns an den Stress an, der sportliche Aktivität bedeutet, indem wir widerstandsfähiger werden. Da Sport seine Wirkung aber durch Hormesis entfaltet, ist auch klar, dass es irgendwo eine Grenze geben muss. Irgendeinen Wendepunkt, an dem der Stressfaktor zu groß wird. Bäume zum Beispiel werden robuster, indem sie dem Wind ausgesetzt sind – wenn der Wind aber zu heftig weht, brechen sie oder stürzen um. Stellt sich nur die Frage, ob diese Grenze für sportliche Betätigung tatsächlich etwas ist, über das durchschnittliche Menschen wie wir uns Sorgen machen müssten. Mit anderen Worten, ob wir diese Grenze schon erreichen, wenn wir ein paarmal pro Woche hobbymäßig joggen gehen, oder ob wir dafür beim Race Across America oder beim Marathon de Sables teilnehmen müssten.

Laut der Studie aus Cleveland besteht kein Grund zur Besorgnis. Selbst den aktivsten Teilnehmern erging es gut, und wir können uns ruhigen Gewissens nach der Regel richten, dass mehr Sport immer besser ist. Allerdings ist offenkundig, dass Sport eine der Aktivitäten ist, bei der wir auf unseren Körper hören sollten. Denken wir daran, dass Sport wegen all der Vorgänge gesund ist, die geschehen, während wir uns erholen.

***

Die traditionelle Art, sich sportlich zu betätigen, ist sogenannter »Steady State«-Sport oder Ausdauertraining. Dabei treibt man den Puls in die Höhe, strengt sich auf einem moderaten Niveau an und hält dieses Niveau über längere Zeit. Beispiele für solche Sportarten wären Laufen, Fahrrad fahren, Schwimmen oder sogar Wandern. Alles ganz hervorragende Möglichkeiten, aber sie sind anfällig für die Anti-Sport-Ausrede Nummer eins: »Dafür fehlt mir die Zeit.« Wenn jemand behauptet, er oder sie hätte diese Ausrede noch nie benutzt, dann ist das sehr wahrscheinlich eine Lüge. Eine mögliche

Lösung, um dieses Problem zu umgehen, ist Intervalltraining, auch unter dem Namen »High-Intensity Interval Training« (HIIT) bekannt. Bei HIIT wechseln sich kurze Phasen intensiver Aktivität mit Ruhephasen ab. Zum Beispiel zwanzig Sekunden sprinten, zwanzig Sekunden ausruhen, wieder zwanzig Sekunden sprinten, und immer so weiter, über einen Zeitraum von fünf bis fünfzehn Minuten. Das Ziel dabei ist es, eine größere Belastung zu erreichen als bei ausdauernden sportlichen Aktivitäten. Da Hormesis bei hochintensiven akuten Stressoren oft am besten funktioniert, könnte sich diese Trainingsform auszahlen. Befürworter glauben, dass HIIT ebenso viele Vorteile bringt wie Steady-State-Training, und Studien scheinen das zu belegen. Unter anderem hat eine großangelegte Metaanalyse gezeigt, dass Intervalltraining Entzündungen und oxidativen Stress stärker reduziert als Ausdauertraining – und zur gleichen Zeit die Insulinempfindlichkeit stärker erhöht. Eine weitere Studie konnte nachweisen, dass man durch Intervalltraining ungefähr fünfundzwanzig Prozent mehr Gewicht verliert als bei Ausdauertraining auf moderatem Niveau.

Die optimale Fitnesskur könnte sowohl Steady-State-Training als auch Intervalltraining beinhalten. So könnte ein Läufer beispielsweise wie üblich joggen gehen und dabei gelegentlich Sprintintervalle einlegen. Bei alldem ist es aber wichtig, sich nicht zu sehr auf die perfekte Mischung zu versteifen und darüber das Wesentliche zu vergessen. Wie die Forschungen zeigen, ist jede Form von Sport besser als gar keiner, und die beste Form ist regelmäßiges Training. Wenn man sich dabei für etwas entscheidet, das einem Spaß macht, erleichtert das die Sache ungemein.

***

Es gibt eine Mäuseart, die man wohl am ehesten als »Muskelmaus« bezeichnen könnte. Die Mäuse dieser Art besitzen doppelt so viel

Muskelmasse wie normale Mäuse und schleppen außerdem auch weniger Körperfett mit sich herum. Sie sind alles, was sich menschliche Bodybuilder nur erträumen könnten, ohne dabei flunkern zu müssen, was das Einnehmen von Steroiden oder das exzessive Essen von gekochtem Hühnerfleisch angeht. Diese Mäuse sind deshalb so wahnsinnig muskulös, weil sie einen Defekt im Gen Myostatin haben. Normalerweise hemmt Myostatin das Muskelwachstum. Wenn es also nicht mehr funktioniert, dann werden die Muskeln größer. Solche Myostatindefekte kennen wir interessanterweise auch von anderen Tieren – Kühen, Hunden, Schafen und, ganz genau, von Menschen. Im Jahr 2004 kam in Deutschland zum Beispiel ein Junge zur Welt, dessen beide Myostatin-Gene einen Defekt aufwiesen. Ärzte beschrieben ihn als »extrem muskulös«, sogar bereits als Neugeborener. Wenig überraschend war seine Mutter eine Athletin.

Myostatin ist für uns besonders interessant, da die Muskelmäuse nicht nur außergewöhnlich muskulös sind. Sie sind außergewöhnlich muskulös *und* leben länger als durchschnittliche Mäuse. Bei den meisten Säugetieren funktioniert Myostatin auf eine ganz ähnliche Weise, daher sollten wir Menschen unsere eigenen Myostatin-Werte vielleicht ebenfalls irgendwie senken.

Ich bin mir völlig sicher, dass irgendwann einmal jemand eine Möglichkeit finden wird, diesen Effekt mit Hilfe von Medikamenten und ohne Nebenwirkungen herbeizuführen, und sich dann zu den Silicon-Valley-Leuten an der Spitze der Forbes-Liste gesellen darf. Wie auch immer, in der gegenwärtigen Situation bleibt die althergebrachte Art unsere beste Option: Gewichte stemmen. Regelmäßiges Krafttraining lässt Muskeln mit der Zeit unter anderem durch das Senken der Myostatin-Werte größer werden.

Mit zunehmendem Alter haben wir leider den Hang dazu, an Muskelmasse abzubauen. Eine achtzigjährige Person hat im Durchschnitt etwa die Hälfte ihrer Muskelfasern verloren. Das ist der

Grund dafür, dass Menschen im Alter zusehends schwächer werden, und führt außerdem dazu, dass unsere Widerstandsfähigkeit gegenüber Krankheiten spürbar abnimmt. Menschen mit geringer Muskelmasse oder Griffkraft sterben tendenziell jünger, aber Gewichtheben kann dem auf zwei Arten vorbeugen. Erstens dauert es länger, bis man den Punkt erreicht, an dem eine geringe Muskelmasse zu einem Problem wird, wenn man von Beginn an bereits eine höhere Muskelmasse hat. Zweitens kann Gewichtheben dem tatsächlichen Muskelverlust durch Hormesis entgegenwirken. Der Stress durch das Stemmen von Gewichten zwingt den Körper, Energie in den Muskelerhalt und Muskelaufbau zu investieren. In ähnlicher Weise bekämpft Krafttraining den altersbedingten Rückgang der Knochendichte. Viele ältere Menschen, besonders Frauen, haben Probleme mit Osteoporose – ausgehöhlten und fragilen Knochen. Auch hier kann die Beanspruchung der Knochen durch Krafttraining helfen.

DAS WICHTIGSTE ZUM SCHLUSS

Stellen wir uns einmal vor, wir wären zwei Ärzte und unser gemeinsamer Freund John stattet uns einen Besuch ab. John klagt über Kopfschmerzen, und natürlich sagen wir ihm, dass er dagegen eine Tablette von uns bekommt. Statt John allerdings ein Schmerzmedikament zu verabreichen, führen wir ihn hinters Licht. Wir behaupten zwar, er bekäme ein Medikament, in Wahrheit ist es aber nichts weiter als eine Zuckerpille. John bedankt sich und spült die Tablette mit einem Glas Wasser herunter.

Eigentlich dürfte die Zuckerpille jetzt keinerlei medizinischen Effekt haben. Doch schon bald wirkt John munterer, und er bedankt sich bei uns für das Heilen seiner Kopfschmerzen. Ist John also ein Lügner?

Nein. Was John da gerade erlebt, ist ein klassischer Fall des sogenannten Placebo-Effekts. Ein Phänomen, bei dem die Erwartungen einer Person tatsächlich zu einem medizinischen Effekt führen. Mit anderen Worten also ein Phänomen, bei dem ein Medikament nicht aus irgendwelchen hochtechnisierten oder molekularen Gründen wirkt, sondern einfach, weil die Patienten *glauben*, es täte es. Eine Menge deutet darauf hin, dass der Placebo-Effekt ein wichtiger Teil der meisten medizinischen Behandlungen ist, besonders bei solchen mit einer mentalen Komponente. Aus diesem Grund kann der Placebo-Effekt entsprechend der Glaubensstärke der Patienten oder Patientinnen auch gesteigert werden. Der Effekt funktioniert besser, wenn die Patienten glauben, das Medikament sei brandneu, wenn es besonders teuer, wenn die Pille besonders groß oder – aus welchem Grund auch immer – wenn die Tablette rot ist.

Kopfschmerzen mit Zuckerpillen zu behandeln ist schon recht interessant, aber da draußen gibt es noch um einiges bizarrere Fälle. Wie zum Beispiel die Verwendung von Placebo-*Chirurgie*. In einer Studie behandelte eine Forschungsgruppe Patienten mit Kniegelenkarthrose. Ein schmerzhaftes und nur schwer kurierbares Leiden, das gelegentlich aber durch Operationen abgemildert werden kann. Ärzte setzten die Studienteilnehmer und -teilnehmerinnen unter Narkose und nahmen chirurgische Eingriffe an deren Knien vor. Allerdings wurden nur ein paar der Patienten auch tatsächlich operiert. Bei den restlichen Personen wurde der Schnitt anschließend einfach wieder zugenäht, ohne dass die Ärzte etwas Weiteres am Knie unternahmen. Keiner der Patienten erfuhr davon, sodass sie alle glaubten, eine echte Operation erhalten zu haben. Es ist fast unglaublich, aber in den folgenden Monaten stellte sich heraus, dass die Placebo-Variante der chirurgischen Eingriffe genauso gute Ergebnisse lieferte wie die echten Operationen: Beide Patientengruppen berichteten von einem gleichwertigen Rückgang der Schmerzen.

Es gibt sogar Studien, bei denen die Ärzte und Ärztinnen vollkommen ehrlich sind. Sie sagen ihren Patienten freiheraus: »Das hier ist nur eine Placebo-Behandlung, wir machen im Grunde gar nichts. Aber frühere Forschungen zeigen, dass Placebo-Behandlungen wirken.« Und am Ende wirkt die Behandlung dann tatsächlich. In einer Studie an Patienten mit Reizdarmsyndrom verabreichten die Ärzte Zuckerpillen und sagten ganz offen, was es mit diesen Pillen auf sich hatte. Trotzdem besserten sich die Symptome der Patienten.

Die gute Nachricht ist wohl, dass die Ratschläge in diesem Buch meinen Leserinnen und Lesern helfen, ein längeres Leben zu erreichen, solange es mir gelingt, sie davon zu überzeugen, dass ich recht habe. Zugegeben, um wirklich lange zu leben, ist unter Umständen mehr nötig, als nur daran zu glauben. Jedoch belegen Studien, dass Menschen, die sich jünger *fühlen*, als sie in Wahrheit sind, tendenziell auch länger leben. Gleichermaßen wissen wir, dass Optimisten ebenfalls zu einem längeren Leben neigen.

Der Placebo-Effekt führt uns vor Augen, dass unser psychischer Zustand sozusagen hinter dem Steuer unseres Körpers sitzt. Er hat sogar einen Einfluss darauf, wie wir auf Lebensmittel reagieren. In einer faszinierenden Studie ließen Wissenschaftler die Probanden ein süß schmeckendes Getränk trinken. Manchen erzählte man, es handle sich um ein besonders zuckerhaltiges Getränk, während andere exakt gegenteilige Informationen erhielten. Obwohl beide Gruppen das identische Getränk zu sich nahmen, *reagierten ihre Körper unterschiedlich*. Die Personen, die im Glauben waren, ein Getränk mit viel Zucker zu trinken, hatten höhere Blutzuckerausschläge als die Probanden, die dachten, das Getränk enthielte kaum Zucker.

Genau das ist aber die Kehrseite der Placebo-Medaille. Der Placebo-Effekt hat einen bösen Zwillingsbruder: den Nocebo-Effekt. Bei ihm erfüllen sich die *negativen* Erwartungen. Ein gutes Beispiel hierfür ist eine Studie, bei der die Wissenschaftler behaupteten, Menschen auf ihr genetisches Potenzial zu untersuchen, eine gute körperliche Fitness zu erreichen. Manchen der Studienteilnehmern wurde gesagt, sie seien für eine schlechte Fitness prädisponiert, auch wenn es sich dabei um eine totale Lüge handelte. In der Folge schnitten diese Personen bei Fitnesstests schlechter ab als die Leute, denen man das Gegenteil erzählt hatte.

***

Es heißt, wer einen Hund besitzt, lebt länger. Das Gleiche gilt auch für enge Familienbeziehungen und Freundschaften. In einer Studie analysierten Forscherinnen und Forscher diverse Autobiografien und verglichen die Häufigkeit von Nennungen sozialer Rollen in den Büchern. Also Wörter wie Vater, Mutter, Geschwister und Nachbar. Die Autoren, die diese Wörter am häufigsten genutzt hatten, lebten mehr als sechs Jahre länger als die, die diese Wörter am seltensten erwähnt hatten.

Eine ausgesprochen wichtige Entdeckung, da all die Tipps und Tricks in diesem Buch nicht ausreichen. Eine gesunde Ernährung, Sport und Experimente mit unserem Lebensstil bringen uns zwar schon weit, aber eben nicht bis über die Ziellinie.

Die letzte, noch fehlende Zutat sind unsere sozialen Beziehungen. Wir wissen inzwischen, wie wichtig unser Geisteszustand für unsere körperliche Gesundheit ist, und für uns als menschliche Wesen ist das Gefühl, an einen Ort zu gehören, eines der tiefsten psychologischen Bedürfnisse überhaupt. Deshalb zählt Einsamkeit tatsächlich zu den am stärksten mit einem frühen Tod in Verbindung stehenden Faktoren. Einsamkeit hat beispielsweise größere Auswirkungen als Fettleibigkeit. Das Bedürfnis nach engen sozialen Banden ist sogar so alt, dass wir es mit einigen entfernten Verwandten teilen. Auch unter Pavianen leben die Individuen mit stärkeren sozialen Bindungen länger als solche, die weniger und schwächere soziale Beziehungen pflegen.

Neben der Freude und dem Trost, die uns das Zusammensein mit anderen Menschen gibt, leiten wir aus unseren sozialen Beziehungen auch einen tieferen Sinn und Verantwortungsbewusstsein ab. Forscher finden immer wieder Belege dafür, dass lang lebende Menschen einen starken Sinn in ihrem Leben sehen und darüber hinaus in jedem Alter außergewöhnlich engagiert sind. Statt ihr Dasein in »Arbeit« und »Rente« aufzuteilen, nehmen sie das ganze Leben über Aufgaben und Verpflichtungen wahr. Selbst zu einem

Zeitpunkt, wo sich diese Dinge nur noch auf »jeden Sonntag für meine Enkel kochen« oder »jeden Tag die Treppe fegen« beschränken. Ein seltsames Beispiel dafür sind die ansteigenden Sterberaten, die unmittelbar nach der letzten Jahrtausendwende zu verzeichnen waren. Es scheint fast, als wären die Leute von ihrem Ziel, einen Blick auf das neue Jahrtausend zu werfen, am Leben gehalten worden und hätten nicht eher aufgegeben, bis sie dieses Ziel auch erreicht hatten.

***

Unsere Suche nach den Geheimnissen eines langen und gesunden Lebens hat uns um die ganze Welt geführt, von der Grönlandsee bis zu den Osterinseln und den afrikanischen Tunnelkönigreichen der Nacktmulle. Auf unserem Weg sind wir altmodischen Abenteurern, kuriosen Quacksalbern aber auch einigen der besten Wissenschaftlerinnen und Wissenschaftlern der Welt begegnet. Wer auch immer Sie sind und wo auch immer Sie dieses Buch lesen, ich hoffe, Sie haben die Reise genossen.

Die Forschung über das Altern steckt noch in den Kinderschuhen, aber wir haben bereits viele wichtige Fortschritte gemacht. In den kommenden Jahren wird der Schneeball weiter rollen. Die Frage, warum wir altern, und – noch wichtiger – was wir dagegen tun können, ist eine der ältesten Fragen überhaupt. Älter sogar als die Zivilisation selbst. Wie dieses Buch beweist, ist das Interesse nach vielen Jahrtausenden so groß wie eh und je.

Die üblichen Pessimisten mögen es als vergebliche Liebesmüh abtun, aber das Streben nach einem längerem Leben verdient allen Einsatz. Es gibt so vieles in dieser Welt, das uns auseinandertreibt. Wir haben auf die harte Tour gelernt, dass einer der besten Wege, Menschen zu vereinen, ein gemeinsamer Gegner ist. Hier haben wir die Chance, dies in etwas Gutes zu verwandeln. Alle werden alt, unabhängig von ihrer ethnischen Zugehörigkeit, ihrer Nationalität, ihrem Geschlecht, ihrem Einkommensniveau oder ihrer Bildung. Wir sitzen alle im selben Boot, und das bedeutet auch, dass jeder Fortschritt für uns alle gilt.

Vorausgesetzt wir können unsere Erkenntnisse in der medizinischen Wissenschaft fortsetzen, besteht kein Zweifel daran, dass wir das Altern schließlich besiegen werden. Die Frage ist nur, wann. Ich hoffe, dass jemand in 50 Jahren dieses Buch findet, über die simplen Annahmen und Theorien lächelt und dankbar ist, für die vielen Entdeckungen, die danach gekommen sind. Aber ob der Kampf gegen das Altern nun 50, 500 oder 5 000 Jahre dauern wird, weiß niemand. Irgendwann wird eine Generation geboren werden, die die letzte ist, die vom Altern heimgesucht wird. Wir können hoffen, dass wir es sein werden, aber so glücklich sind wir dann vielleicht doch nicht.

QUELLEN

Einleitung

The Fountain of Youth: A tale of parabiosis, stem cells, and rejuvenation, Conese, M., Carbone, A., Beccia, E., Angiolillo, A., *Open Medicine* (2017) 12 (1), S. 376–383

The True Story of Dr. Voronoff's Plan to Use Monkey Testicles to Make Us Immortal, Grundhauser, E., *Atlas Obscura* (2015), https://www.atlasobscura.com/articles/the-true-story-of-dr-voronoffs-plan-to-use-monkey-testicles-to-make-us-immortal

Altersrekorde

Eye lens radiocarbon reveals centuries of longevity in the Greenland shark (Somniosus microcephalus), Nielsen, J., et al., *Science* (2016) 353(6300), S. 702–704

Insights into the evolution of longevity from the bowhead whale genome, Keane, M., et al., *Cell Reports* (2015) 10(1), S. 112–122

Pinus Longaeva, The Gymnosperm Database (2021), https://www.conifers.org/pi/Pinus_longaeva.php

Mule deer impede Pando's recovery: Implications for aspen resilience from a single-genotype forest, Rogers, P., McAvoy, D., *PLOS ONE* (2018) 13(10): e0203619

Tu'i Malila, »Cook's Tortoise«, Robb, J., Turbott, E., *Records of the Auckland Institute and Museum* Vol. 8 (December 17th, 1971), S. 229–233

Rapid Senescence in Pacific Salmon, Morbey, Y., Brassil, C., Hendry, A., *The American Naturalist* (2005) 166 (5), S. 556–568

Multiple optic gland signaling pathways implicated in octopus maternal behaviors and death, Wang, Z., Ragsdale, C., *Journal of Experimental Biology* (2018) 221(19): jeb185751

Stress and mortality in a small marsupial (Antechinus stuartii, Macleay), Bradley, A., McDonald, I., Lee, A., *General and Comparative Endocrinology* (1980) 40(2), S. 188–200

Retarded senescence in an insular population of Virginia opossums (Didelphis virginiana), Austad, S., *Journal of Zoology* (1993) 229(4), S. 695–708

The Naked Mole-Rat: A Resilient Rodent Model of Aging, Longevity, and Healthspan, Lewis, K., Buffenstein, R., *Handbook of the Biology of Aging* (2015), S. 179–204

Naked mole-rat (Heterocephalus glaber) Lifespan, ageing, and relevant traits, Buffenstein, R., *AnAge: The Animal and Longevity Database*, https://genomics.senescence.info/species/entry.php?species=Heterocephalus_glaber

Long-lived rodents reveal signatures of positive selection in genes associated with lifespan, Sahm, A., et al., *PLoS Genetics* (2018) 14(3): e1007272

17-Year Cicadas Emerging After 18 Years: A New Brood? White, J., Lloyd, M., *Evolution* (1979) 33(4), S. 1193–1199

Population Synchrony in Mayflies: A Predator Satiation Hypothesis, Sweeney, B., Vannote, R., *Evolution* (1982) 36(4), S. 810–821

Century plant, The Editors of Encyclopaedia, *Encyclopedia Britannica*, https://www.britannica.com/plant/century-plant-Agave-genus

Bi-directional conversion in Turritopsis nutricula (Hydrozoa), Bavestrello, G., Sommer, C., Sarà, M., *Scientia Marina* (1992) 56(2–3), S. 137–140

Morphological and ultrastructural analysis of Turritopsis nutricula during life cycle reversal, Carla', E., Pagliara, P., Piraino, S., Boero, F., Dini, L., *Tissue and Cell* (2003) 35(3), S. 213–222

Repeating rejuvenation in Turritopsis, an immortal hydrozoan (Cnidaria, Hydrozoa), Kubota, S., *Biogeography* (2011), 13, S. 101–103

The effects of starvation on the planarian worm Polycelis tenuis iijima, Bowen, I., Ryder, T., Dark, C., *Cell and Tissue Research* (1976) 169(2), S. 193–209

Mammalian Aging, Metabolism, and Ecology: Evidence From the Bats and Marsupials, Austad, S., Fischer, K., *Journal of Gerontology* (1991) 46(2), S. B47-B53

Hormonal inhibition of feeding and death in Octopus: Control by optic gland secretion, Wodinsky, J., *Science* (1977) 198(4320), S. 948–951

Fossil genes and microbes in the oldest ice on Earth, Bidle, K., Lee, S., Marchant, D., Falkowski, P., *Proceedings of the National Academy of Sciences of the United States of America* (2007) 104(33), S. 13455–13460

Todesursachenstatistik 2020, Statistisches Bundesamt (2021), https://www.destatis.de/DE/Presse/Pressemitteilungen/2021/11/PD21_505_23211.html;jsessionid=45AFE5E9BADC211EA8BE173DFD5D9914.live732

Sonne, Palmen und ewiges Leben

The Blue Zones: Lessons for Living Longer From the People Who've Lived the Longest, Buettner, D., *National Geographic Books* (2008)

The Blue Zones: areas of exceptional longevity around the world, Poulain, M., Herm, A., Pes, G., *Vienna Yearbook of Population Research* (2013) 11(1), S. 87–108

The Nicoya region of costa Rica: A high longevity Island for elderly males, Rosero-Bixby, L., Dow, W., Rehkopf, D., *Vienna Yearbook of Population Research* (2013) 11(1), S. 109–136

Declining longevity advantage and low birthweight in Okinawa, Hokama, T., Binns, C., *Asia-Pacific Journal of Public Health* (2008) 20(Suppl.), S. 95–101

The heritability of human longevity: A population-based study of 2872 Danish twin pairs born 1870–1900, Herskind, A., McGue, M., Holm, N., Sørensen, T., Harvald, B., Vaupel, J., *Human Genetics* (1996) 97(3), S. 319–323

Heritability of life span in the Old Order Amish, Mitchell, B., Hsueh, W., King, T., Pollin, T., Sorkin, J., Agarwala, R., Schäffer, A., Shuldiner, A., *American Journal of Medical Genetics* (2001) 102(4), S. 346–352

Familial excess longevity in Utah genealogies, Kerber, R., O'Brien, E., Smith, K., Cawthon, R., *The Journals of Gerontology. Series, A., Biological sciences and medical sciences* (2001) 56 (3), S. B130-B139

The effect of genetic factors for longevity: A comparison of identical and fraternal twins in the Swedish Twin Registry, Ljungquist, B., Berg, S., Lanke, J., McClearn, G., Pedersen, N., *The Journals of Gerontology. Series, A., Biological sciences and medical sciences* (1998) 53A(6), S. M441-M446

Estimates of the heritability of human longevity are substantially inflated due

to assortative mating, Graham, Ruby J., et al., *Genetics* (2018) 210(3), S. 1109–1124
Do Conscientious Individuals Live Longer? A Quantitative Review, Kern, M., Friedman, H., *Health Psychology* (2008) 27(5), S. 505–512
Dorsolateral prefrontal and orbitofrontal cortex interactions during self-control of cigarette craving, Hayashi, T., Ko, J., Strafella, A., Dagher, A., *Proceedings of the National Academy of Sciences of the United States of America* (2013) 110(11), S. 4422–4427
Twins: A window into human nature, Segal, N., *TEDxManhattanBeach* (2017), https://www.ted.com/talks/nancy_segal_twins_a_window_into_human_nature/transcript
Psychological Predictors of Long Life, Fish, J., *Psychology Today* (2012), https://www.psychologytoday.com/us/blog/looking-in-the-cultural-mirror/201206/psychological-predictors-long-life
Human Development Report 2020, United Nations Development Program (2020), http://hdr.undp.org/en/2020-report
Life expectancy at birth, total (years), The World Bank (2019), https://data.worldbank.org/indicator/SP.DYN.LE00.IN
Cancer Today, Estimated age-standardized incidence rates (World) in 2018, all cancers excl. non-melanoma skin cancer, both sexes, all ages, International Agency for Research on Cancer, World Health Organization (2018), https://gco.iarc.fr/today/home
Cigarette consumption per year per person aged ≥ 15, Tobacco Atlas (2018), https://tobaccoatlas.org/topic/consumption/
Global status report on alcohol and health 2014, World Health Organization (2014)
Vegetable consumption per capita, 2013, UN Food and Agriculture Organization (2013), https://ourworldindata.org/grapher/vegetable-consumption-per-capita?time=2013
Obesity – adult prevalence rate, Central Intelligence Agency, The World Factbook (2020)
Global status report on noncommunicable diseases 2014, World Health Organization (2014)

Wieso Gene überschätzt werden

Genomics of 1 million parent lifespans implicates novel pathways and common diseases and distinguishes survival chances, Timmers, P., et al., eLife (2019) 8: e39856

Association between apolipoprotein E polymorphism and Alzheimer disease in Tehran, Iran, Raygani, A., Zahrai, M., Raygani, A., Doosti, M., Javadi, E., Rezaei, M., Pourmotabbed, T., *Neuroscience Letters* (2005) 375(1), S. 1–6

Apolipoprotein E gene polymorphism and the risk of cardiovascular disease and type 2 diabetes, Liu, S., Liu, J., Weng, R., Gu, X., Zhong, Z., *BMC Cardiovascular Disorders* (2019) 19(1), 213

DAF-16/FOXO transcription factor in aging and longevity, Sun, X., Chen, W., Wang, Y., *Frontiers in Pharmacology* (2017)

Association between the HLA-DR alleles and longevity: A study in Sardinian population, Lio, D., Pes, G., Carru, C., Listì, F., Ferlazzo, V., Candore, G., Colonna-Romano, G., Ferrucci, L., Deiana, L., Baggio, G., Franceschi, C., Caruso, C., *Experimental Gerontology* (2003) 38(3), S. 313–318

The genetics of human ageing, Melzer, D., Pilling LC, Ferrucci, L., *Nature Reviews Genetics* (2020) 21, S. 88–101

Twelve Largest Amish Settlements 2017, Young Center for Anabaptist and Pietist Studies, Elizabethtown College (2017), https://groups.etown.edu/amishstudies/statistics/largest-settlements/

A null mutation in SERPINE1 protects against biological aging in humans, Khan, S., Shah, S., Klyachko, E., Baldridge, A., Eren, M., Place, A., Aviv, A., Puterman, E., Lloyd-Jones, D., Heiman, M., Miyata, T., Gupta, S., Shapiro, A., Vaughan, D., *Science Advances* (2017) 3(11): eaao1617

Die Nachteile eines ewigen Lebens

A simple derivation of the Gompertz law for human mortality, Shklovskii, B., *Theory in Biosciences* (2005) 123, S. 431–433

Altern, Duden Online, https://www.duden.de/rechtschreibung/Altern

Todesursachen: Anzahl der Gestorbenen nach Kapiteln der ICD-10 und nach Geschlecht für 2020, Statistisches Bundesamt (2021), https://www.destatis.de/DE/Themen/Gesellschaft-Umwelt/Gesundheit/Todesursachen/Tabellen/gestorbene_anzahl.html

United States Life Tables Eliminating Certain Causes of Death, 1999–2001, Arias, E., Heron, M., Tejada-Vera, B., *National Vital Statistics Reports* (2013) 61(9)
An unsolved problem of Biology, Medawar, P., London: H.K. Lewis (1952)
The evolution of aging, Fabian, D., Flatt, T., *Nature Education Knowledge* (2011) 3(10), 9
Age specific survival in five populations of ungulates: evidence of senescence, Loison, A., et al., *Ecology* (1999) 80(8), S. 2539–2554
Pleiotropy, Natural Selection, and the Evolution of Senescence, Williams, G., *Evolution* (1957) 11(4), S. 398–411
Long-term laboratory evolution of a genetic life-history trade-off in Drosophila Melanogaster, Leroi, A., Chippindale, A., Rose, M., *Evolution* (1994) 48(4), S. 1244–1257
A mutation in the age-1 gene in Caenorhabditis elegans lengthens life and reduces hermaphrodite fertility, Friedman, D., Johnson, T., *Genetics* (1988) 118(1), S. 75–86
Epigenetic Involvement in Hutchinson-Gilford Progeria Syndrome: A Mini-Review, Arancio, W., Pizzolanti, G., Genovese, S., Pitrone, M., Giordano, C., *Gerontology* (2014) 60(3), S. 197–203
Clinical and genetic analysis of a rare syndrome associated with neoteny, Walker, R., et al., *Genetics in Medicine* (2018) 20(5), S. 495–502

Eine Todesuhr

Liz Parrish Wants to Live Forever, Funk, M., *Outside Online* (2018), https://www.outsideonline.com/health/wellness/liz-parrish-live-forever/
Telomere Length in the Newborn, Okuda, K., et al., *Pediatric Research* (2002) 52(3), S. 377–381
Inflammation, But Not Telomere Length, Predicts Successful Ageing at Extreme Old Age: A Longitudinal Study of Semi-supercentenarians, Arai, Y., et al., *EBioMedicine* (2015) 2(10), S. 1549–1558
The serial cultivation of human diploid cell strains, Hayflick, L., Moorhead, P., *Experimental Cell Research* (1961) 25(3), S. 585–621
The Nobel Prize in Physiology or Medicine 2009, NobelPrize.org, Nobel Prize Outreach AB (2021), https://www.nobelprize.org/prizes/medicine/2009/summary/

Association between telomere length in blood and mortality in people aged 60 years or older, Cawthon, R., Smith, K., O'Brien, E., Sivatchenko, A., Kerber, R., *Lancet* (2003) 361(9355), S. 393–395

A survey of telomerase activity in human cancer, Shay, J., Bacchetti, S., *European Journal of Cancer* (1997) 33(5), S. 787–791

Long telomeres and cancer risk among 95 568 individuals from the general population, Rode, L., Nordestgaard, B., Bojesen, S., *International Journal of Epidemiology* (2016) 45(5), S. 1634–1643

Telomere length, telomere-related genes, and breast cancer risk: The breast cancer health disparities study, Pellatt, A., et al., *Genes, Chromosomes and Cancer* (2013) 52(7), S. 595–609

Shorter telomeres associate with a reduced risk of melanoma development, Nan, H., et al., *Cancer Research* (2011) 71(21), S. 6758–6763

Telomere length and aging-related outcomes in humans: A Mendelian randomization study in 261 000 older participants, Kuo, C., Pilling, L., Kuchel, G., Ferrucci, L., Melzer, D., *Aging Cell* (2019) 18(6): e13017

The NASA twins study: A multidimensional analysis of a year-long human spaceflight, Garrett-Bakelman, F., et al., *Science* (2019) 364(6436): eaau8650

DNA methylation age of human tissues and cell types, Horvath, S., *Genome Biology* (2013) 14(10), S. 1–20

DNA methylation age is associated with mortality in a longitudinal Danish twin study, Christiansen, L., Lenart, A., Tan, Q., Vaupel, J., Aviv, A., Mcgue, M., Christensen, K., *Aging Cell* (2016) 15(1), S. 149–154

The epigenetic clock is correlated with physical and cognitive fitness in the Lothian Birth Cohort 1936, Marioni, R. et al., *International Journal of Epidemiology* (2015) 44(4), S. 1388–1396

Decreased epigenetic age of PBMCs from Italian semi-supercentenarians and their offspring, Horvath, S., et al., *Aging* (2015) 7(12), S. 1159–1170

An epigenetic clock analysis of race/ethnicity, sex, and coronary heart disease, Horvath, S., et al., *Genome Biology* (2016) 17(1), 171

DNA methylation age is elevated in breast tissue of healthy women, Sehl, M., Henry, J., Storniolo, A., Ganz, P., Horvath, S., *Breast Cancer Research and Treatment* (2017) 164(1), S. 209–219

Methylation-Based Biological Age and Breast Cancer Risk, Kresovich, J., Xu, Z., O'Brien, K., Weinberg, C., Sandler, D., Taylor, J., *Journal of the National Cancer Institute* (2019) 111(10), S. 1051–1058

The cerebellum ages slowly according to the epigenetic clock, Horvath, S., et al., *Aging* (2015) 7(5), S. 294–306
Body mass index is associated with epigenetic age acceleration in the visceral adipose tissue of subjects with severe obesity, De Toro-Martín, J., Guénard, F., Tchernof, A., Hould, F., Lebel, S., Julien, F., Marceau, S., Vohl, M., *Clinical Epigenetics* (2019) 11(1), 172
Cardiovascular disease and menopause, Dosi, R., Bhatt, N., Shah, P., Patell, R., *Journal of Clinical and Diagnostic Research* (2014) 8(2), S. 62–64
Age at menopause, cause-specific mortality and total life expectancy, Ossewaarde, M., et al., *Epidemiology* (2005) 16(4), S. 556–562

***Was uns nicht umbringt …* verlängert das Leben**

A Mitochondrial Superoxide Signal Triggers Increased Longevity in Caenorhabditis elegans, Yang, W., Hekimi, S., *PLoS Biology* (2010) 8(12): e1000556
Cancer risks in a population with prolonged low dose-rate γ-radiation exposure, in radiocontaminated buildings, 1983–2002, Hwang, S., Guo, H., Hsieh, W., Hwang, J., Lee, S., Tang, J., Chen, C., Chang, T., Wang, J., Chang, W., *International Journal of Radiation Biology* (2006) 82(12), S. 849–858
Nuclear shipyard worker study (1980–1988): a large cohort exposed to low-dose-rate gamma radiation, Sponsler, R., Cameron, J., *International Journal of Low Radiation* (2005) 1(4), S. 463–478
Background radiation impacts human longevity and cancer mortality: Reconsidering the linear no-threshold paradigm, David, E., Wolfson, M., Fraifeld, V., *Biogerontology* (2021) 22(2), S. 189–195
100 years of observation on British radiologists: Mortality from cancer and other causes 1897–1997, Berrington, A., Darby, S., Weiss, H., Doll, R., *British Journal of Radiology* (2001) 74(882), S. 507–519
Ionizing radiation activates the Nrf2 antioxidant response, McDonald, J., et al., *Cancer Research* (2010) 70(21), S. 8886–8895
Does the oxidative stress theory of aging explain longevity differences in birds? I. Mitochondrial ROS production, Montgomery, M., Hulbert, A., Buttemer, W., *Experimental Gerontology* (2012) 47(3), S. 203–210
The naked mole-rat response to oxidative stress: Just deal with it, Lewis, K., Andziak, B., Yang, T., Buffenstein, R., *Antioxidants and Redox Signaling* (2013) 19(12), S. 1388–1399

Lower mortality rates in those living at moderate altitude, Burtscher, M., *Aging* (2016) 8(10), S. 2603–2604
Lower mortality from coronary heart disease and stroke at higher altitudes in Switzerland, Faeh, D., Gutzwiller, F., Bopp, M., *Circulation* (2009) 120(6), S. 495–501
Residence in mountainous compared with lowland areas in relation to total and coronary mortality. A study in rural Greece, Baibas, N., Trichopoulou, A., Voridis, E., Trichopoulos, D., *Journal of Epidemiology and Community Health* (2005) 59(4), S. 274–278
Association between Alzheimer dementia mortality rate and altitude in California counties, Thielke, S., Slatore, C., Banks, W., *JAMA Psychiatry* (2015) 72(12), S. 1253–1254
Cardiovascular and Other Health Benefits of Sauna Bathing: A Review of the Evidence, Laukkanen, J., Laukkanen, T., Kunutsor, S., *Mayo Clinic Proceedings* (2018) 93(8), S. 1111–1121
ComBATing aging–does increased brown adipose tissue activity confer longevity?, Darcy, J., Tseng, Y., *GeroScience* (2019) 41(3), S. 285–296
Mitochondrial hormesis links low-dose arsenite exposure to lifespan extension, Schmeisser, S., et al., *Aging Cell* (2013) 12(3), S. 508–517
Isolation and characterisation of urushiol components from the Australian native cashew (Semecarpus australiensis), Oelrichs, P., MacLeod, J., Seawright, A., Ng, J., *Natural Toxins* (1998) 5(3), S. 96–98
Efficacy of reverse micellar extracted fruit bromelain in meat tenderization, Chaurasiya, R., Sakhare, P., Bhaskar, N., Hebbar, H., *Journal of Food Science and Technology* (2015) 52(6), S. 3870–3880
Significance of heat shock proteins in the skin upon UV exposure, Jonak, C., Klosner, G., Trautinger, F., *Frontiers in Bioscience* (2009) 14(12), S. 4758–4768

Davon, sich selbst zu essen

A UV-Independent Topical Small-Molecule Approach for Melanin Production in Human Skin, Mujahid, N., et al., *Cell Reports* (2017) 19(11), S. 2177–2184
The Nobel Prize in Physiology or Medicine 2016, NobelPrize.org, Nobel Prize Outreach AB (2021), https://www.nobelprize.org/prizes/medicine/2016/summary/

Hormetic heat stress and HSF-1 induce autophagy to improve survival and proteostasis in C. Elegans, Kumsta, C., Chang, J., Schmalz, J., Hansen, M., *Nature Communications* (2017) 8(1), S. 1–12

Walking the Oxidative Stress Tightrope:

A Perspective from the Naked Mole-Rat, the Longest-Living Rodent, Rodriguez, K., et al., *Current Pharmaceutical Design* (2011) 17(22), S. 2290–2307

A wide diversity of bacteria from the human gut produces and degrades biogenic amines, Pugin, B., et al., *Microbial Ecology in Health and Disease* (2017) 28(1): 1353881

Cardioprotection and lifespan extension by the natural polyamine spermidine, Eisenberg, T., et al., *Nature Medicine* (2016) 22(12), S. 1428–1438

Higher spermidine intake is linked to lower mortality: A prospective population-based study, Kiechl, S., et al., *American Journal of Clinical Nutrition* (2018) 108(2), S. 371–380

Decrease in Polyamines with Aging and Their Ingestion from Food and Drink, Nishimura, K., Shiina, R., Kashiwagi, K., Igarashi, K., *The Journal of Biochemistry* (2006) 139(1), S. 81–90

Zombiezellen und wie man sie loswird

Transplanted Senescent Cells Induce an Osteoarthritis-Like Condition in Mice, Xu, M., et al., *The Journals of Gerontology. Series, A., Biological sciences and medical sciences* (2017) 72(6), S. 780–785

Naturally occurring p16 Ink4a-positive cells shorten healthy lifespan, Baker, D., et al., *Nature* (2016) 530(7589), S. 184–189

Senolytics improve physical function and increase lifespan in old age, Xu M et al, *Nature Medicine* (2018) 24(8), S. 1246–1256

Senescence-associated secretory phenotypes reveal cell-nonautonomous functions of oncogenic RAS and the p53 tumor suppressor, Coppé, J., Patil, C., Rodier, F., Sun, Y., Muñoz, D., Goldstein, J., Nelson, P., Desprez, P., Campisi, J., *PLoS biology* (2008) 6(12), S. 2853–2868

Programmed cell senescence during mammalian embryonic development, Muñoz-Espín, D., et al., *Cell* (2013) 155(5), S. 1104–1118

An essential role for senescent cells in optimal wound healing through secretion of PDGF-AA, Demaria, M., et al., *Developmental Cell* (2014) 31(6), S. 722–733

Human physiology, biochemistry and basic medicine: Apoptosis, Growth, and Aging, Cole, L., Kramer, P., Amsterdam: Elsevier (2016), S. 63–66
Influence on Longevity of Blueberry, Cinnamon, Green and Black Tea, Pomegranate, Sesame, Curcumin, Morin, Pycnogenol, Quercetin, and Taxifolin Fed Iso-Calorically to Long-Lived, F1 Hybrid Mice, Spindler, S., Mote, P., Flegal, J., Teter, B., *Rejuvenation Research* (2013) 16(2), S. 143–151
Fisetin is a senotherapeutic that extends health and lifespan, Yousefzadeh, M., et al., *EBioMedicine* (2018) 36, S. 18–28
Mitochondria-targeted hydrogen sulfide attenuates endothelial senescence by selective induction of splicing factors HNRNPD and SRSF2, Latorre, E., Torregrossa, R., Wood, M., Whiteman, M., Harries, L., *Aging* (2018) 10(7), S. 1666–1681
Quercetin as an Antiviral Agent Inhibits Influenza A Virus (IAV) Entry, Wu, W., Li, R., Li, X., He, J., Jiang, S., Liu, S., Yang, J., *Viruses* (2015) 8(1), 6

Die Ersatzteile der Biologie

The Nobel Prize in Physiology or Medicine 2012, NobelPrize.org, Nobel Prize Outreach AB (2021), https://www.nobelprize.org/prizes/medicine/2012/summary/
Induction of Pluripotent Stem Cells from Mouse Embryonic and Adult Fibroblast Cultures by Defined Factors, Takahashi, K., Yamanaka, S., *Cell* (2006) 126(4), S. 663–676
In Vivo Amelioration of Age-Associated Hallmarks by Partial Reprogramming, Ocampo, A., et al., *Cell* (2016) 167(7), S. 1719–1733
Transplantation of mesenchymal stem cells from young donors delays aging in mice, Shen, J., Tsai, Y., Dimarco, N., Long, M., Sun, X., Tang, L., *Scientific Reports* (2011) 1(1), 67
Photoaged Skin Therapy with Adipose-Derived Stem Cells, Charles-de-Sá, L., et al., *Plastic & Reconstructive Surgery* (2020) 145(6), S. 1037e-1049e

Aus zwei wird eins

The effect of aging on human skeletal muscle mitochondrial and intramyocellular lipid ultrastructure, Crane, J., Devries, M., Safdar, A., Hamadeh,

M., Tarnopolsky, M., *The Journals of Gerontology. Series, A., Biological sciences and medical sciences* (2010) 65(2), S. 119–128
Oxidative capacity and ageing in human muscle, Conley, K., Jubrias, S., Esselman, P., *Journal of Physiology* (2000) 526(1), S. 203–210
Update on mitochondria and muscle aging: All wrong roads lead to sarcopenia, Picca, A., et al., *Biological Chemistry* (2018) 399 (5), S. 421–436
Measuring In Vivo Mitophagy, Sun, N., et al., *Molecular Cell* (2015) 60(4), S. 685–696
Exercise is mitochondrial medicine for muscle, Oliveira, A., Hood, D., *Sports Medicine and Health Science* (2019) 1(1), S. 11–18
Life-long reduction in MnSOD activity results in increased DNA damage and higher incidence of cancer but does not accelerate aging, Van Remmen, H., et al., *Physiological Genomics* (2004) 16(1), S. 29–37
Mice deficient in both Mn superoxide dismutase and glutathione peroxidase-1 have increased oxidative damage and a greater incidence of pathology but no reduction in longevity, Zhang, Y., et al., *The Journals of Gerontology. Series, A., Biological sciences and medical sciences* (2009) 64(12), S. 1212–1220
The mitophagy activator urolithin A is safe and induces a molecular signature of improved mitochondrial and cellular health in humans, Andreux, P., et al., *Nature Metabolism* (2019) 1(6), S. 595–603

Die Größten sterben zuerst

Growth curves for Laron syndrome, Laron, Z., Lilos, P., Klinger, B., *Archives of Disease in Childhood* (1993) 68(6), S. 768–770
Growth hormone receptor deficiency is associated with a major reduction in pro-aging signaling, cancer, and diabetes in humans, Guevara-Aguirre, J., et al., *Science Translational Medicine* (2011) 3(70): 70ra13
Life Extension in the Dwarf Mouse, Bartke, A., Brown-Borg, H., *Current Topics in Developmental Biology* (2004) 63, S. 189–225
Height and survival at older ages among men born in an inland village in Sardinia (Italy), 1866–2006, Salaris, L., Poulain, M., Samaras, T., *Biodemography and Social Biology* (2012) 58(1), S. 1–13
Height: evolution over time, NCD Risk Factor Collaboration (2019), https://www.ncdrisc.org/height-mean-line-from-map.html

Is height related to longevity?, Samaras, T., Elrick, H., Storms, L., *Life Sciences* (2003) 72(16), S. 1781–1802
Physiology: Suppression of aging in mice by the hormone Klotho, Kurosu, H., et al, *Science* (2005) 309(5742), S. 1829–1833
Low circulating IGF-I bioactivity is associated with human longevity: Findings in centenarians' offspring, Vitale, G., et al., *Aging* (2012) 4(9), S. 580–589
Impaired insulin/IGF1 signaling extends life span by promoting mitochondrial L-proline catabolism to induce a transient ROS signal, Zarse, K., et al., *Cell Metabolism* (2012) 15(4), S. 451–465
Height-reducing variants and selection for short stature in Sardinia, Zoledziewska, M., et al., *Nature Genetics* (2015) 47(11), S. 1352–1356
Regulation of C. elegans life-span by insulinlike signaling in the nervous system, Wolkow, C., Kimura, K., Lee, M., Ruvkun, G., *Science* (2000) 290(5489), S. 147–150

Das Geheimnis der Osterinsel

Rapamycin's secrets unearthed, Halford, B., *C&EN Global Enterprise* (2016) 94(29), S. 26–30
Regulation of mTOR Activity in Snell Dwarf and GH Receptor Gene-Disrupted Mice, Dominick, G., et al., *Endocrinology* (2015) 156(2), S. 565–575
Evidence for Down-Regulation of Phosphoinositide 3-Kinase/Akt/Mammalian Target of Rapamycin (PI3K/Akt/mTOR)-Dependent Translation Regulatory Signaling Pathways in Ames Dwarf Mice, Sharp, Z., Bartke, A., *The Journals of Gerontology. Series, A., Biological sciences and medical sciences* (2005) 60(3), S. 293–300
Transient rapamycin treatment can increase lifespan and healthspan in middle-aged mice, Bitto, A., et al., *eLife* (2016) 5: e16351
Rapamycin Extends Life and Health in C57BL/6 Mice, Zhang, Y., et al., *The Journals of Gerontology. Series, A., Biological sciences and medical sciences* (2014) 69(2), S. 119–130
TORC1 inhibition enhances immune function and reduces infections in the elderly, Mannick, J., et al., *Science Translational Medicine* (2018) 10(449): eaaq1564
Rapamycin: An InhibiTOR of aging emerges from the soil of Easter island,

Arriola Apelo, S., Lamming, D., *The Journals of Gerontology. Series, A., Biological sciences and medical sciences* (2016) 71(7), S. 841–849
Autophagy and the cell biology of age-related disease, Leidal, A., Levine, B., Debnath, J., *Nature Cell Biology* (2018) 20(12), S. 1338–1348
Altered proteome turnover and remodeling by short-term caloric restriction or rapamycin rejuvenate the aging heart, Dai, D., et al., *Aging Cell* (2014) 13(3), S. 529–539

Blut spenden verlängert das Leben

Alexander Bogdanov: The Forgotten Pioneer of Blood Transfusion, Huestis, D., *Transfusion Medicine Reviews* (2007) 21(4), S. 337–340
Heterochronic parabiosis: Historical perspective and methodological considerations for studies of aging and longevity, Conboy, M., Conboy, I., Rando, T., *Aging Cell* (2013) 12(3), S. 525–530
Parabiosis between Old and Young Rats, McCay, C., Pope, F., Lunsford, W., Sperling, G., Sambhavaphol, P., *Gerontology* (1957) 1(1), S. 7–17
Rejuvenation of aged progenitor cells by exposure to a young systemic environment, Conboy, I., Conboy, M., Wagers, A., Girma, E., Weismann, I., Rando, T., *Nature* (2005) 433(7027), S. 760–764
The ageing systemic milieu negatively regulates neurogenesis and cognitive function, Villeda, S., et al., *Nature* (2011) 477(7362), S. 90–96
Rejuvenation of three germ layers tissues by exchanging old blood plasma with saline-albumin, Mehdipour, M., et al., *Aging* (2020) 12(10), S. 8790–8819
Blood donation and blood donor mortality after adjustment for a healthy donor effect, Ullum, H., et al., *Transfusion* (2015) 55(10), S. 2479–2485
Multivariate genomic scan implicates novel loci and haem metabolism in human ageing, Timmers, P., et al., *Nature Communication* (2020) 11(1), 3570
Genetically predicted iron status and life expectancy, Daghlas, I., Gill, D., *Clinical Nutrition* (2021) 40(4), S. 2456–2459
The association of ferritin with cardiovascular and all-cause mortality in community-dwellers: The English longitudinal study of ageing, Kadoglou, N., Biddulph, J., Rafnsson, S., Trivella, M., Nihoyannopoulos, P., Demakakos, P., *PLoS ONE* (2017) 12(6): e0178994

Metals in plasma of nonagenarians and centenarians living in a key area of longevity, Forte, G., et al., *Experimental Gerontology* (2014) 60, S. 197–206

Diabetes and serum ferritin concentration among U.S. adults, Ford, E., Cogswell, M., *Diabetes Care* (1999) 22(12), S. 1978–1983

Body iron stores are associated with serum insulin and blood glucose concentrations: Population study in 1013 eastern Finnish men, Tuomainen, T., et al., *Diabetes Care* (1997) 20(3), S. 426–428

Fasting serum levels of ferritin are associated with impaired pancreatic beta cell function and decreased insulin sensitivity: a population-based study, Bonfils, L., et al., *Diabetologia* (2015) 58(3), S. 523–533

Decreased cancer risk after iron reduction in patients with peripheral arterial disease: Results from a randomized trial, Zacharski, L., et al., *Journal of the National Cancer Institute* (2008) 100(14), S. 996–1002

Dietary supplements and mortality rate in older women: The Iowa women's health study, Mursu, J., Robien, K., Harnack, L., Park, K., Jacobs, D., *Archives of Internal Medicine* (2011) 171(18), S. 1625–1633

No effects without causes: the Iron Dysregulation and Dormant Microbes hypothesis for chronic, inflammatory diseases, Kell, D., Pretorius, E., *Biological Reviews* (2018) 93(3), S. 1518–1557

A decrease in iron availability to human gut microbiome reduces the growth of potentially pathogenic gut bacteria; an in vitro colonic fermentation study, Parmanand, B., Kellingray, L., Le Gall, G., Basit, A., Fairweather-Tait, S., Narbad, A., *Journal of Nutritional Biochemistry* (2019) 67, S. 20–27

Brain iron is associated with accelerated cognitive decline in people with Alzheimer pathology, Ayton, S., et al., *Molecular Psychiatry* (2020) 25(11), S. 2932–2941

Eine historische Perspektive aufs Händewaschen

Ignaz Semmelweis, Zoltán, I., *Encyclopedia Britannica*, https://www.britannica.com/biography/Ignaz-Semmelweis

De nyeste Forsög i Födselsstiftelsen i Wien til Oplysning om Barselsfeberens Ætiologie, Levy, C., Hospitals-Meddelelser, *Tidskrift for praktisk Lægevidenskab* (1848) 1, S. 199–211

A Century of Helicobacter pylori: paradigms lost – paradigms regained, Kidd, M., Modlin, I., *Digestion* (1998) 59(1), S. 1–15

John Lykoudis and peptic ulcer disease, Phillips, M., *Lancet* (2000) 355(9198), p. 150
The Nobel Prize in Physiology or Medicine 2005, NobelPrize.org, Nobel Prize Outreach AB (2021), https://www.nobelprize.org/prizes/medicine/2005/summary/
Are we really outnumbered? Revisiting the ratio of bacterial to host cells in humans, Sender, R., Fuchs, S., Milo, R., *Cell* (2016) 164(3), S. 337–340
Meta-omics analysis of elite athletes identifies a performance-enhancing microbe that functions via lactate metabolism, Scheiman, J., et al., *Nature Medicine* (2019) 25(7), S. 1104–1109
Viable bacteria associated with red blood cells and plasma in freshly drawn blood donations, Damgaard, C., et al., *PLoS ONE* (2015) 10(3): e0120826
Do gut bacteria make a second home in our brains?, Servick, K., *Science* (2018), https://www.science.org/content/article/do-gut-bacteria-make-second-home-our-brains
Infectious Disease Mortality, Mina, M., Metcalf, C., De Swart, R., Osterhaus, A., Grenfell, B., *Science* (2015) 348(6235), S. 694–699
Opportunistic infections in HIV-infected patients differ strongly in frequencies and spectra between patients with low CD4+ cell counts examined post-mortem and compensated patients examined antemortem irrespective of the HAART Era, Powell, M., et al., *PLoS ONE* (2016) 11(9): e0162704
HIV-1 Infection Accelerates Age According to the Epigenetic Clock, Horvath, S., Levine, A., *Journal of Infectious Diseases* (2015) 212(10), S. 1563–1573
Human T cell aging and the impact of persistent viral infections, Fülöp, T., Larbi, A., Pawelec, G., *Frontiers in Immunology* (2013) 4, 271
Broadly targeted human cytomegalovirus-specific CD4+ and CD8+ T cells dominate the memory compartments of exposed subjects, Sylwester, A., et al., *Journal of Experimental Medicine* (2005) 202(5), S. 673–685
Cytomegalovirus infection causes an increase of arterial blood pressure, Cheng, J., Ke, Q., Jin, Z., Wang, H., Kocher, O., Morgan, J., Zhang, J., Crumpacker, C., *PLoS Pathogens* (2009) 5(5): e1000427
Cell death suppression by cytomegaloviruses, Goldmacher, V., *Apoptosis* (2005) 10(2), S. 251–265
Chronic Infections: A Possible Scenario for Autophagy and Senescence Cross-Talk, Aguilera, M., Delgui, L., Romano, P., Colombo, M., *Cells* (2018) 7(10), 162
Diagnosis and management of human cytomegalovirus infection in the mother,

fetus, and newborn infant, Revello, M., Gerna, G., *Clinical Microbiology Reviews* (2002) 15(4), S. 680–715

Fieber und Erkältungen können uns lebenslang verfolgen

The Alzheimer's Disease-Associated Amyloid β-Protein Is an Antimicrobial Peptide, Soscia, S., et al., *PLoS ONE* (2010) 5(3): e9505

Amyloid-β peptide protects against microbial infection in mouse and worm models of Alzheimer's disease, Kumar, D., et al., *Science Translational Medicine* (2016) 8(340): 340ra72

Meta-analysis of 74 046 individuals identifies 11 new susceptibility loci for Alzheimer's disease, Lambert, J., et al., *Nature Genetics* (2013) 45(12), S. 1452–1458

Corroboration of a Major Role for Herpes Simplex Virus Type 1 in Alzheimer's Disease, Itzhaki, R., *Frontiers in Aging Neuroscience* (2018) 10, 324

Anti-herpetic Medications and Reduced Risk of Dementia in Patients with Herpes Simplex Virus Infections–a Nationwide, Population-Based Cohort Study in Taiwan, Tzeng, N., et al., *Neurotherapeutics* (2018) 15(2), S. 417–429

Herpes simplex virus infection causes cellular β-amyloid accumulation and secretase upregulation, Wozniak, M., Itzhaki, R., Shipley, S., Dobson, C., *Neuroscience Letters* (2007) 429(2–3), S. 95–100

Antivirals reduce the formation of key Alzheimer's disease molecules in cell cultures acutely infected with herpes simplex virus type 1, Wozniak, M., Frost, A., Preston, C., Itzhaki, R., *PLoS ONE* (2011) 6(10): e25152

Herpes simplex virus type 1 DNA is located within Alzheimer's disease amyloid plaques, Wozniak, M., Mee, A., Itzhaki, R., *Journal of Pathology* (2009) 217(1), S. 131–138

Porphyromonas gingivalis in Alzheimer's disease brains: Evidence for disease causation and treatment with small-molecule inhibitors, Dominy, S., et al., *Science Advances* (2019) 5(1): eaau3333

Periodontal disease and incident dementia: The Atherosclerosis Risk in Communities Study (ARIC), Demmer, R., et al., *Neurology* (2020) 95(12), S. e1660-e1671

Association between periodontal pathogens and systemic disease, Bui, F., et al., *Biomedical Journal* (2019) 42(1), S. 27–35

Chlamydophila pneumoniae and the etiology of late-onset Alzheimer's disease, Balin, B., et al., *Journal of Alzheimer's Disease* (2008) 13(4), S. 371–380

Identification and localization of Chlamydia pneumoniae in the Alzheimer's brain, Balin, B. et al., *Medical Microbiology and Immunology* (1998) 187(1), S. 23–42

Different Brain Regions are Infected with Fungi in Alzheimer's Disease, Pisa, D., Alonso, R., Rábano, A., Rodal, I., Carrasco, L., *Scientific Reports* (2015) 5(1), S. 1–13

Microglia and amyloid precursor protein coordinate control of transient Candida cerebritis with memory deficits, Wu, Y., et al., *Nature Communications* (2019) 10(1), 58

Amyloid beta and the longest-lived rodent: The naked mole-rat as a model for natural protection from Alzheimer's disease, Edrey, Y., Medina, D., Gaczynska, M., Osmulski, P., Oddo, S., Caccamo, A., Buffenstein, R., *Neurobiology of Aging* (2013) 34(10), S. 2352–2360

The Involution of the Ageing Human Thymic Epithelium is Independent of Puberty: A Morphometric Study, Steinmann, G., Klaus, B., Müller-Hermelink, H., *Scandinavian Journal of Immunology* (1985) 22(5), S. 563–575

The increase of the average and maximum span of life by the allogenic thymic cells transplantation in the animals' anterior chamber of eye, Kulikov, A., Arkhipova, L., Kulikov, D., Smirnova, G., Kulikova, P., *Advances in Gerontology* (2014) 4(3), S. 197–200

Thymic rejuvenation via FOXN1-reprogrammed embryonic fibroblasts (FREFs) to counteract age-related inflammation, Oh, J., Wang, W., Thomas, R., Su, D., *JCI Insight* (2020) 5(18): e140313

100 years of Rous sarcoma virus, Weiss, R., Vogt, P., *The Journal of Experimental Medicine* (2011) 208(12), S. 2351–2355

The Nobel Prize in Physiology or Medicine 1966, NobelPrize.org, Nobel Prize Outreach AB (2021), https://www.nobelprize.org/prizes/medicine/1966/summary/

Viruses and human cancers: A long road of discovery of molecular paradigms, White, M., Pagano, J., Khalili, K., *Clinical Microbiology Reviews* (2014) 27(3), S. 463–481

Human Papillomavirus-Related Diseases: Oropharynx Cancers and Potential Implications for Adolescent HPV Vaccination, Gillison, M., *Journal of Adolescent Health* (2008) 43(4 Suppl), S. S52–60

A systematic review of the prevalence of mucosal and cutaneous human papil-

lomavirus types, Bzhalava, D., Guan, P., Franceschi, S., Dillner, J., Clifford, G., *Virology* (2013) 445(1–2), S. 224–231
HPV-Impfung bei Jugendlichen, Bundeszentrale für gesundheitliche Aufklärung, https://www.impfen-info.de/impfempfehlungen/fuer-jugendliche-12-17-jahre/hpv-humane-papillomaviren/
The human tumor microbiome is composed of tumor type-specific intracellular bacteria, Nejman, D., et al., *Science* (2020) 368(6494), S. 973–980
Analysis of Fusobacterium persistence and antibiotic response in colorectal cancer, Bullman, S., et al., *Science* (2017) 358(6369), S. 1443–1448
The fungal mycobiome promotes pancreatic oncogenesis via activation of MBL, Aykut, B., et al., *Nature* (2019) 574, S. 264–267
Prostate cancer mortality among catholic priests, Michalek, A., Mettlin, C., Priore, R., *Journal of Surgical Oncology* (1981) 17(2), S. 129–133
Link between infection and atherosclerosis: Who are the culprits: Viruses, bacteria, both, or neither?, Shah, P., *Circulation* (2001) 103(1), S. 5–6
Identification of Periodontal Pathogens in Atheromatous Plaques, Haraszthy, V., Zambon, J., Trevisan, M., Zeid, M., Genco, R., *Journal of Periodontology* (2000) 71(10), S. 1554–1560
Laboratory-confirmed respiratory infections as triggers for acute myocardial infarction and stroke: A selfcontrolled case series analysis of national linked datasets from Scotland, Warren-Gash, C., Blackburn, R., Whitaker, H., McMenamin, J., Hayward, A., *European Respiratory Journal* (2018) 51(3): 1701794
Viruses as modulators of mitochondrial functions, Anand, S., Tikoo, S., *Advances in Virology* (2013): 738794
The role of mitochondria in apoptosis, Wang, C., Youle, R., *Annual Review of Genetics Volume* (2009) 43, S. 95–118
Autophagy during viral infection – a double-edged sword, Choi, Y., Bowman, J., Jung, J., *Nature Reviews Microbiology* (2018) 16(6), S. 341–354
Targeted interplay between bacterial pathogens and host autophagy, Sudhakar, P., et al., *Autophagy* (2019) 15(9), S. 1620–1633
Polyamines: Small Molecules with a Big Role in Promoting Virus Infection, Li, M., MacDonald, M., *Cell Host & Microbe* (2016) 20(2), S. 123–124
Viral insulin-like peptides activate human insulin and IGF-1 receptor signaling: A paradigm shift for host-microbe interactions, Altindis, E., et al., *Proceedings of the National Academy of Sciences of the United States of America* (2018) 115(10), S. 2461–2466

The extracellular domain of Staphylococcus aureus LtaS binds insulin and induces insulin resistance during infection, Liu, Y., et al., Nature Microbiology (2018) 3(5), S. 622–631

Association of adenovirus infection with human obesity, Dhurandhar, N., *Obesity Research* (1997) 5(5), S. 464–469

Human adenovirus-36 is associated with increased body weight and paradoxical reduction of serum lipids, Atkinson, R., et al., *International Journal of Obesity* (2005) 29(3), S. 281–286

Adenovirus 36 and Obesity: An Overview, Ponterio, E., Gnessi, L., *Viruses* (2015) 7(7), S. 3719–3740

Regulation of life span by the gut microbiota in the short-lived african turquoise killifish, Smith, P., Willemsen, D., Popkes, M., Metge, F., Gandiwa, E., Reichard, M., Valenzano, D., *eLife* (2017) 6: e27014

Neurogenesis and prolongevity signaling in young germ-free mice transplanted with the gut microbiota of old mice, Kundu, P., et al., *Science Translational Medicine* (2019) 11(518): eaau4760

Microbiome evolution during host aging, Aleman, F., Valenzano, D., *PLoS Pathogens* (2019) 15(7): e1007727

Inflammaging and anti-inflammaging: A systemic perspective on aging and longevity emerged from studies in humans, Franceschi, C., et al., *Mechanisms of Ageing and Development* (2007) 128(1), S. 92–105

Zum Spaß hungern

The effect of retarded growth upon the length of life span and upon the ultimate body size, McCay, C., Crowell, M., Maynard, L., *The Journal of Nutrition* (1935) 10(1), S. 63–79

Aging, Longevity, and Diet: Historical Remarks on Calorie Intake Reduction, Schäfer, D., *Gerontology* (2005) 51(2), S. 126–130

Honoring Clive McCay and 75 years of calorie restriction research, McDonald, R., Ramsey, J., Journal of Nutrition (2010) 140(7), S. 1205–1210

Dietary restriction in mice beginning at 1 year of age: Effect on life-span and spontaneous cancer incidence, Weindruch, R., Walford, R., *Science* (1982) 215(4538), S. 1415–1418

The retardation of aging in mice by dietary restriction: Longevity, cancer, immunity and lifetime energy intake, Weindruch, R., Walford, R., Fligiel, S., Guthrie, D., *Journal of Nutrition* (1986) 116(4), S. 641–654

Calorie restriction in biosphere 2: Alterations in physiologic, hematologic, hormonal, and biochemical parameters in humans restricted for a 2-year period, Walford, R., Mock, D., Verdery, R., MacCallum, T., *The Journals of Gerontology. Series, A., Biological sciences and medical sciences* (2002) 57(6), S. B211–224

Caloric restriction improves health and survival of rhesus monkeys, Mattison, J., et al., *Nature Communications* (2017) 8: 14063

Caloric restriction delays disease onset and mortality in rhesus monkeys, Colman, R., Anderson, R., Johnson, S., Kastman, E., Kosmatka, K., Beasley, T., Allison, D., Cruzen, C., Simmons, H., Kemnitz, J., Weindruch, R., *Science* (2009) 325(5937), S. 201–204

Impact of caloric restriction on health and survival in rhesus monkeys from the NIA study, Mattison, J., et al., *Nature* (2012) 489(7415), S. 318–321

2 years of calorie restriction and cardiometabolic risk (CALERIE): exploratory outcomes of a multicentre, phase 2, randomised controlled trial, Kraus, W., et al., *The Lancet Diabetes and Endocrinology (*2019) 7(9), S. 673–683

Autophagy is required for dietary restriction-mediated life span extension in C. elegans, Jia, K., Levine, B., *Autophagy* (2007) 3(6), S. 597–599

mTOR Signaling in Growth, Metabolism, and Disease, Saxton, R., Sabatini, D., *Cell* (2017) 168(6), S. 960–976

A time to fast, Di Francesco, A., Di Germanio, C., Bernier, M., De Cabo, R., *Science* (2018) 362(6416), S. 770–775

Intermittent fasting dissociates beneficial effects of dietary restriction on glucose metabolism and neuronal resistance to injury from calorie intake, Michael, Anson R., et al., *Proceedings of the National Academy of Sciences of the United States of America* (2003) 100(10), S. 6216–6220

Daily Fasting Improves Health and Survival in Male Mice Independent of Diet Composition and Calories, Mitchell, S., et al., *Cell Metabolism* (2019) 29(1), S. 221–228

Restricted feeding for 9 h in the active period partially abrogates the detrimental metabolic effects of a Western diet with liquid sugar consumption in mice, Woodie, L., Luo, Y., Wayne, M., Graff, E., Ahmed, B., O'Neill, A., Greene, M., *Metabolism: Clinical and Experimental* (2018) 82, S. 1–13

Apparent prolongation of the life span of rats by intermittent fasting, Carlson, A., Hoelzel, F., *The Journal of Nutrition* (1946) 31(3), S. 363–375

Fasting-mimicking diet and markers/risk factors for aging, diabetes, cancer, and cardiovascular disease, Wei, M., et al., *Science Translational Medicine* (2017) 9(377): eaai8700
Features of a successful therapeutic fast of 382 days' duration, Stewart, W., Fleming, L., *Postgraduate Medical Journal* (1973) 49(569), S. 203–209
Alternate-day fasting in nonobese subjects: effects on body weight, body composition, and energy metabolism, Heilbronn, L., Smith, S., Martin, C., Anton, S., Ravussin, E., *The American Journal of Clinical Nutrition* (2005) 81(1), S. 69–73
Time-restricted feeding in young men performing resistance training: A randomized controlled trial, Tinsley, G., Forsse, J., Butler, N., Paoli, A., Bane, A., La Bounty, P., Morgan, G., Grandjean, P., *European Journal of Sport Science* (2017) 17(2), S. 200–207
Moderate Alcohol Use and Reduced Mortality Risk: Systematic Error in Prospective Studies and New Hypotheses, Fillmore, K., Stockwell, T., Chikritzhs, T., Bostrom, A., Kerr, W., *Annals of Epidemiology (*2007) 17(5 Suppl), S. S16–23
No level of alcohol consumption improves health, Burton, R., Sheron, N., *Lancet* (2018) 392(10152), S. 987–988
Coffee consumption and all-cause and cause-specific mortality: a meta-analysis by potential modifiers, Kim, Y., Je, Y., Giovannucci, E., *European Journal of Epidemiology* (2019) 34(8), S. 731–752
Association of Coffee Drinking with Total and Cause-Specific Mortality, Freedman, N., Park, Y., Abnet, C., Hollenbeck, A., Sinha, R., *New England Journal of Medicine* (2012) 366(20), S. 1891–1904

Was wir essen, … beeinflusst unser Altern

An estimation of the number of cells in the human body, Bianconi, E., et al., *Annals of Human Biology* (2013) 40(6), S. 463–471
Low methionine ingestion by rats extends life span, Orentreich, N., Matias, J., DeFelice, A., Zimmerman, *Journal of Nutrition* (1993) 123(2), S. 269–274
Lifespan Extension by Methionine Restriction Requires Autophagy-Dependent Vacuolar Acidification, Ruckenstuhl, C., et al., *PLoS Genetics* (2014) 10(5): e1004347
Concentration-dependent linkage of dietary methionine restriction to the com-

ponents of its metabolic phenotype, Forney, L., Wanders, D., Stone, K., Pierse, A., Gettys, T., *Obesity* (2017) 25(4), S. 730–738

Dietary glycine supplementation mimics lifespan extension by dietary methionine restriction in Fisher 344 rats, Brind, J., Malloy, V., Augie, I., Caliendo, N., Vogelman, J., Zimmerman, J., Orentreich, N., *The FASEB Journal* (2011) 25(S1), p. 528.2

Glycine supplementation extends lifespan of male and female mice, Miller, R., et al., *Aging Cell* (2019) 18(3): e12953

Vegetarian diets: What do we know of their effects on common chronic diseases?, Fraser, G., *American Journal of Clinical Nutrition* (2009) 89(5), S. 1607S-1612S

Vegetarian diet and all-cause mortality: Evidence from a large population-based Australian cohort – the 45 and Up Study, Mihrshahi, S., Ding, D., Gale J, Allman-Farinelli, M., Banks, E., Bauman, A., *Preventive Medicine* (2017) 97, S. 1–7

Which countries eat the most meat?, UN Food and Agriculture Organization (2017), https://ourworldindata.org/meat-production#which-countries-eat-the-most-meat

Familial longevity is marked by enhanced insulin sensitivity, Wijsman, C., et al., *Aging Cell* (2011) 10(1), S. 114–121

Exceptional survivors have lower age trajectories of blood glucose: Lessons from longitudinal data, Yashin, A., Arbeev, K., Akushevich, I., Ukraintseva, S., Kulminski, A., Arbeeva, L., Culminskaya, *Biogerontology* (2010) 11(3), S. 257–265

Physiology: Suppression of aging in mice by the hormone Klotho, Kurosu, H., et al., *Science* (2005) 309(5742), S. 1829–1833

Low serum insulin in traditional Pacific islanders – The Kitava study, Lindeberg, S., Eliasson, M., Lindahl, B., Ahrén, B., *Metabolism: Clinical and Experimental* (1999) 48(10), S. 1216–1219

Diet and the evolution of human amylase gene copy number variation, Perry, G., et al., *Nature Genetics* (2007) 39(10), S. 1256–1260

Diet adaptation in dog reflects spread of prehistoric agriculture, Arendt, M., Cairns, K., Ballard, J., Savolainen, P., Axelsson, E., *Heredity* (2016) 117(5), S. 301–306

Sodium butyrate stimulates expression of fibroblast growth factor 21 in liver by inhibition of histone deacetylase 3, Li, H., Gao, Z., Zhang, J., Ye, X., Xu, A., Ye, J., Jia, W., *Diabetes* (2012) 61(4), S. 797–806

The starvation hormone, fibroblast growth factor-21, extends lifespan in mice, Zhang, Y., et al., *eLife* (2012) 1: e00065
Carbohydrate quality and human health: a series of systematic reviews and meta-analyses, Reynolds, A., Mann, J., Cummings, J., Winter, N., Mete, E., Te Morenga, L., *The Lancet* (2019) 393(10170), S. 434–445
The effect of diet on microfaunal population and function in the caecum, of a subterranean naked mole-rat, Heterocephalus glaber, Buffenstein, R., Yahav, S., *British Journal of Nutrition* (1991) 65(2), S. 249–258
Long-Lived Growth Hormone Receptor Knockout Mice: Interaction of Reduced Insulin-Like Growth Factor I/Insulin Signaling and Caloric Restriction, Al-Regaiey, K., Masternak, M., Bonkowski, M., Sun, L., Bartke, A., *Endocrinology* (2005) 146(2), S. 851–860
Can people with type 2 diabetes live longer than those without? A comparison of mortality in people initiated with metformin or sulphonylurea monotherapy and matched, non-diabetic controls, Bannister, C., et al., *Diabetes, Obesity and Metabolism* (2014) 16(11), S. 1165–1173
Metformin inhibits mitochondrial adaptations to aerobic exercise training in older adults, Konopka, A., et al., *Aging Cell* (2019) 18(1): e12880
Metformin blunts muscle hypertrophy in response to progressive resistance exercise training in older adults: A randomized, double-blind, placebo-controlled, multicenter trial: The MASTERS trial, Walton, R., et al., *Aging Cell* (2019) 18(6): e13039
Nikolai N. Anitschkow and the lipid hypothesis of atherosclerosis, Buja, L., *Cardiovascular Pathology* (2014) 23(3), S. 183–184
Seven Countries: A multivariate analysis of death and coronary heart disease, Keys, A., Cambridge/London: Harvard University Press (1980)
Dietary cholesterol and cardiovascular disease: A systematic review and meta-analysis, Berger, S., Raman, G., Vishwanathan, R., Jacques, P., Johnson, E., *American Journal of Clinical Nutrition* (2015) 102(2), S. 276–294
Dietary cholesterol feeding suppresses human cholesterol synthesis measured by deuterium incorporation and urinary mevalonic acid levels, Jones, P., Pappu, A., Hatcher, L., Li, Z., Illingworth, D., Connor, W., *Arteriosclerosis, Thrombosis, and Vascular Biology* (1996) 16(10), S. 1222–1228
Men classified as hypo- or hyperresponders to dietary cholesterol feeding exhibit differences in lipoprotein metabolism, Herron, K., Vega-Lopez, S., Conde, K., Ramjiganesh, T., Shachter, N., Fernandez, M., *Journal of Nutrition* (2003) 133(4), S. 1036–1042

Low-fat dietary pattern and risk of cardiovascular disease: The Women's Health Initiative randomized controlled dietary modification trial, Howard, B., et al., *Journal of the American Medical Association* (2006) 295(6), S. 655–666

Meta-analysis of prospective cohort studies evaluating the association of saturated fat with cardiovascular disease, Siri-Tarino, P., Sun, Q., Hu, F., Krauss, R., *American Journal of Clinical Nutrition* (2010) 91(3), S. 535–546

A Ketogenic Diet Extends Longevity and Healthspan in Adult Mice, Roberts, M., et al., *Cell Metabolism* (2017) 26(3), S. 539–546.e5

Ketone bodies mimic the life span extending properties of caloric restriction, Veech, R., Bradshaw, P., Clarke, K., Curtis, W., Pawlosky, R., King, M., *IUBMB Life* (2017) 69(5), S. 305–314

Animal models of the ketogenic diet: what have we learned, what can we learn?, Stafstrom, C., *Epilepsy Research* (1999) 37(3), S. 241–259

Lang laufen, länger leben

Blood pressure in adulthood and life expectancy with cardiovascular disease in men and women: Life course analysis, Franco, O., Peeters, A., Bonneux, L., De Laet, C., *Hypertension* (2005) 46(2), S. 280–286

Variations of the angiotensin II type 1 receptor gene are associated with extreme human longevity, Benigni, A., et al., *Age* (2013) 35(3), S. 993–1005

Disruption of the Ang II type 1 receptor promotes longevity in mice, Benigni, A., et al., *Journal of Clinical Investigation* (2009) 119(3), S. 524–530

Protective effect of long-term angiotensin II inhibition, Basso, N., Cini, R., Pietrelli, A., Ferder, L., Terragno, N., Inserra, F., *American Journal of Physiology – Heart and Circulatory Physiology* (2007) 293(3), S. 1351–1358

Angiotensin Converting Enzyme (ACE) Inhibitor Extends Caenorhabditis elegans Life Span, Kumar, S., Dietrich, N., Kornfeld, K., *PLoS Genetics* (2016) 12(2): e1005866

Association of Age with Blood Pressure Across the Lifespan in Isolated Yanomami and Yekwana Villages, Mueller, N., Noya-Alarcon, O., Contreras, M., Appel, L., Dominguez-Bello, M., *JAMA Cardiology* (2018) 3(12), S. 1247–1249

Food and Western Disease: Health and Nutrition from an Evolutionary Perspective, Lindeberg, S., Chichester: Wiley-Blackwell (2010)

Cardiovascular Effects and Benefits of Exercise, Nystoriak, M., Bhatnagar, A., *Frontiers in Cardiovascular Medicine* (2018) 5, 135

Association of Cardiorespiratory Fitness with Long-term Mortality Among Adults Undergoing Exercise Treadmill Testing, Mandsager, K., Harb, S., Cremer, P., Phelan, D., Nissen, S., Jaber, W., *JAMA network open* (2018) 1(6): e183605

The Impact of High-Intensity Interval Training Versus Moderate-Intensity Continuous Training on Vascular Function: a Systematic Review and Meta-Analysis, Ramos, J., Dalleck, L., Tjonna, A., Beetham, K., Coombes, J., *Sports Medicine* (2015) 45(5), S. 679–692

Is interval training the magic bullet for fat loss? A systematic review and meta-analysis comparing moderate-intensity continuous training with high-intensity interval training (HIIT), Viana, R., Naves, J., Coswig, V., De Lira, C., Steele, J., Fisher, J., Gentil, P., *British Journal of Sports Medicine* (2019) 53(10), S. 655–664

Heart Rate, Life Expectancy and the Cardiovascular System: Therapeutic Considerations, Boudoulas, K., Borer, J., Boudoulas, H., *Cardiology* (2015) 132(4), S. 199–212

Recommended physical activity and all cause and cause specific mortality in US adults: Prospective cohort study, Zhao, M., Veeranki, S., Magnussen, C., Xi, B., *BMJ Clinical Research* (2020) 370: m2031

Age-related changes in the structure and function of skeletal muscles, Faulkner, J., Larkin, L., Claflin, D., Brooks, S., *Clinical and Experimental Pharmacology and Physiology* (2007) 34(11), S. 1091–1096

Muscle mass index as a predictor of longevity in older adults, Srikanthan, P., Karlamangla, A., *American Journal of Medicine* (2014) 127(6), S. 547–553

Muscle Strength and Body Mass Index as Long-Term Predictors of Mortality in Initially Healthy Men, Rantanen, T., Harris, T., Leveille, S., Visser, M., Foley, D., Masaki, K., Guralnik, J., *The Journals of Gerontology. Series, A., Biological sciences and medical sciences* (2000) 55(3), S. M168–M173

Myostatin Mutation Associated with Gross Muscle Hypertrophy in a Child, Schuelke M et al, *The New England Journal of Medicine* (2004) 350(26), S. 2682–2688

Resistance Training Alters Plasma Myostatin but not IGF-1 in Healthy Men, Walker, K., Kambadur, R., Sharma, M., Smith, H., *Medicine & Science in Sports & Exercise* (2004) 36(5), S. 787–793

Cigarette Smoking and Mortality in Adults Aged 70 Years and Older: Results

From the NIH-AARP Cohort, Nash, S., Liao, L., Harris, T., Freedman, N., *American Journal of Preventive Medicine* (2017) 52(3), S. 276–283

Das Wichtigste zum Schluss

A controlled trial of arthroscopic surgery for osteoarthritis of the knee, Moseley J et al, *The New England Journal of Medicine* (2002) 347(2), S. 81–88

Placebos without deception reduce self-report and neural measures of emotional distress, Guevarra D et al, *Nature Communications* (2020) 11(1), 3785

Placebos without deception: A randomized controlled trial in irritable bowel syndrome, Kaptchuk T et al, *PLoS ONE* (2010) 5(12): e15591

The influence of subjective aging on health and longevity: A meta-analysis of longitudinal data, Westerhof, G., Miche, M., Brothers, A., Barrett, A., Diehl, M., Montepare, J., Wahl, H., Wurm, S., *Psychology and Aging* (2014) 29(4), S. 793–802

Affective problems and decline in cognitive state in older adults: A systematic review and meta-analysis, John, A., Patel, U., Rusted, J., Richards, M., Gaysina, D., *Psychological Medicine* (2019) 49(3), S. 353–365

Learning one's genetic risk changes physiology independent of actual genetic risk, Turnwald B et al, *Nature Human Behaviour* (2019) 3(1), S. 48–56

Dog ownership and survival: A systematic review and meta-analysis, Kramer, C., Mehmood, S., Suen, R., *Circulation: Cardiovascular Quality and Outcomes* (2019) 12(10): e005554

Use of social words in autobiographies and longevity, Pressman, S., Cohen, S., *Psychosomatic Medicine* (2007) 69(3), S. 262–269

Happiness and Longevity: Unhappy People Die Young, Otherwise Happiness Probably Makes No Difference, Headey, B., Yong, J., *Social Indicators Research* (2019) 142(2), S. 713–732

Strong and consistent social bonds enhance the longevity of female baboons, Silk J et al, *Current Biology* (2010) 20(15), S. 1359–1361